Spezielle pathologische Anatomie

Ein Lehr- und Nachschlagewerk

Begründet von Wilhelm Doerr und Erwin Uehlinger

Band 20/I

D1724580

Herausgegeben von
Professor Dr. Dres. h.c. Wilhelm Doerr, Heidelberg
Professor Dr. Gerhard Seifert, Hamburg

Pathologie der weiblichen Genitalorgane I

Pathologie der Plazenta und des Abortes

Von

V. Becker und G. Röckelein

*Mit 120 zum Teil farbigen Abbildungen
in 171 Einzeldarstellungen*

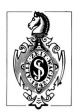

Springer-Verlag
Berlin Heidelberg New York
London Paris Tokyo Hong Kong

ISBN 3-540-50949-6 Springer-Verlag Berlin Heidelberg New York
ISBN 0-387-50949-6 Springer-Verlag New York Berlin Heidelberg

CIP-Titelaufnahme der Deutschen Bibliothek: Spezielle pathologische Anatomie:
ein Lehr- und Nachschlagewerk / begr. von Wilhelm Doerr u. Erwin Uehlinger. Hrsg. von Wilhelm Doerr;
Gerhard Seifert. – Berlin; Heidelberg; New York; London; Paris; Tokyo: Springer.
Teilw. mit d. Angabe: Begr. von Erwin Uehlinger u. Wilhelm Doerr. – Teilw. mit d. Erscheinungsorten
Berlin, Heidelberg, New York. – Teilw. mit d. Erscheinungsorten Berlin, Heidelberg, New York, Tokyo
NE: Uehlinger, Erwin [Begr.]; Doerr, Wilhelm [Hrsg.]
Bd. 20. Pathologie der weiblichen Genitalorgane. 1. Pathologie der Plazenta und des Abortes. – 1989
Pathologie der weiblichen Genitalorgane / [hrsg. von Wilhelm Doerr; Gerhard Seifert].
Berlin; Heidelberg; New York; London; Paris; Tokyo; Hong Kong: Springer.
(Spezielle pathologische Anatomie; Bd. 20) NE: Doerr, Wilhelm [Hrsg.]
1. Pathologie der Plazenta und des Abortes. – 1989
Pathologie der Plazenta und des Abortes / von V. Becker u. G. Röckelein. [Hrsg. von Wilhelm Doerr;
Gerhard Seifert]. – Berlin; Heidelberg, New York; London; Paris; Tokyo; Hong Kong: Springer, 1989
(Pathologie der weiblichen Genitalorgane; 1) (Spezielle pathologische Anatomie; Bd. 20)
ISBN 3-540-50949-6 (Berlin ...) Gb.   ISBN 0-387-50949-6 (New York ...) Gb.
NE: Becker, Volker [Mitverf.]; Röckelein, Georg [Mitverf.]; Doerr, Wilhelm [Hrsg.]

Die Wiedergabe von Gebrauchsnamen, Handelsnamen, Warenbezeichnungen usw. in diesem Werk berechtigt auch ohne besondere Kennzeichnung nicht zu der Annahme, daß solche Namen im Sinne der Warenzeichen- und Markenschutz-Gesetzgebung als frei zu betrachten wären und daher von jedermann benutzt werden dürften.

Produkthaftung: Für Angaben über Dosierungsanweisungen und Applikationsformen kann vom Verlag keine Gewähr übernommen werden. Derartige Angaben müssen vom jeweiligen Anwender im Einzelfall anhand anderer Literaturstellen auf ihre Richtigkeit überprüft werden.

Reproduktion der Abbildungen: Gustav Dreher GmbH, Stuttgart
Satz-, Druck- und Bindearbeiten: Universitätsdruckerei H. Stürtz AG, Würzburg
2122/3130-543210 – Gedruckt auf säurefreiem Papier

Anschriften der Herausgeber und Autoren

HERAUSGEBER

DOERR, W., Prof. Dr. Dres. h.c.   Pathologisches Institut der Universität
Im Neuenheimer Feld 220/221
D-6900 Heidelberg 1

SEIFERT, G., Prof. Dr.   Institut für Pathologie der Universität
Martinistraße 52
D-2000 Hamburg 20

AUTOREN

BECKER, V., Prof. Dr.   Pathologisches Institut der Universität
Krankenhausstraße 8–10
D-8520 Erlangen

RÖCKELEIN, G., Dr.   Pathologisches Institut der Universität
Krankenhausstraße 8–10
D-8520 Erlangen

Vorwort der Herausgeber

Es liegt im Individualismus des Forschers begründet, daß er die Akzente seiner wissenschaftlichen Arbeit so setzt, wie derlei den persönlichen und sachlichen Umständen nach möglich ist. Damit hängt es zusammen, daß von den Herausgebern eines so umfangreichen Gesamtwerkes, für das vor 35 Jahren der Untertitel „Lehr- und Nachschlagebuch" – *optima fide* – gewählt wurde, die Beiträge der Autoren *so* zur Veröffentlichung gebracht werden müssen, wie diese verfügbar werden. Mit anderen Worten: Die Systematik, die ein Kernstück eines didaktisch orientierten Buches darstellt, kann nur sehr bedingt gepflegt werden. So kommt es, daß wir die pathologische Anatomie des weiblichen Genitale mit einer Abhandlung zur speziellen Pathologie der Plazenta und zur morphologischen Typologie der Aborte beginnen.

Wer als Pathologe jahrelang im Dienst der morphologischen Diagnostik gestanden hatte, weiß um die Mühen, die mit der Beurteilung der Veränderungen der „Kyeme" zusammenhängen. Dabei steht die Plazenta, jenes in der Stammesgeschichte des Menschen zu einem besonderen Differenzierungsgrad getriebene Nutritionsorgan des Keimlings, das nur unter Auslösung „immunokritischer Phänomene" weiterentwickelt werden könnte, gleichsam am Ende einer denkbaren Konstruktion. Die *Placenta haemochorialis* stellt eine somatische Endstation des Menschengeschlechtes dar. Die Plazenta des *genus homo* hat keine biologische Zukunft, – sehr im Gegensatz etwa zu Gehirn und Herzmuskel. Volker BECKER hat seit mehr als 25 Jahren Plazenten planmäßig untersucht. Ihm wurde das Untersuchungsgut zahlreicher Gebärkliniken zugesandt. Er hat die Orthologie der plazentarischen Biorheuse, insbesondere die Pathologie als Ausdruck einer Heterochronie, aber auch im Sinne der großen Störungen erkannt, genau beschrieben, bildlich dokumentiert und durch morphologische Paradigmen bestimmt-charakterisierbarer klinischer Äquivalente vervollständigt. Es ist klar, daß ein Organ, das in 10 Lunarmonaten Entwicklung, Entfaltung, volle Ausreifung, aber auch „Alterung" bis zur eingeschränkten Funktionsfähigkeit erfährt, eine eigene Pathologie besitzen muß. Die vergleichsweise komplizierte Architektur der Plazenta wird durch eine sinnverwirrende Fülle pathischer Veränderungen zu einem Prüfstein diagnostischer Kunst, ja des Sachverstandes des um die Klärung klinisch relevanter Konsequenzen bemühten Pathologen.

Wer sich mit dem wohldurchdachten Beitrag von V. BECKER auseinandergesetzt hat, beschäftigt sich gern mit der ätiologisch orientierten Abhandlung von G. RÖCKELEIN. Wir glauben, daß der im diagnostischen Tagewerk eingespannte Pathologe die Dokumentation RÖCKELEINS – die reichlich beigegebenen Photogramme – gern konsultiert, d.h. auf seinem Arbeitsplatz neben seinem Mikroskop liegen hat *und* Belehrung findet.

Wir danken Volker BECKER und seinem Schüler Georg RÖCKELEIN, und wir danken, wie immer, dem Verlag, den Herren Dr. HEINZ und Professor DIETRICH GÖTZE, aber auch den Damen und Herren der Herstellungsabteilung, insbesondere Herrn W. BERGSTEDT und Frau Irmgard C. LEGNER.

Heidelberg und Hamburg   WILHELM DOERR
                                                             GERHARD SEIFERT

Inhaltsverzeichnis

Plazenta

Von V. BECKER

Aborursachen und Morphologie der Abortplazenta

Von G. Röckelein

Plazenta

V. Becker

Mit 88 Abbildungen und 8 Tabellen

1 Vorbemerkungen

Die Pathologie der Plazenta beginnt bei der Kenntnis über die Form und Funktion des Organs während der Entwicklung, während des Wachstums und der ständigen Steigerung des Bedarfs des Feten. Diese Kenntnis stellt die Konzeption dieses Buchteils dar, ohne daß eine Vollständigkeit angeboten oder angestrebt wird. Das Buch bringt deswegen längst nicht alle, nicht einmal alle morphologischen Befunde der Plazenta. Aber es will ein Konzept vorstellen der morphologischen Möglichkeiten dieses Organs. Diese sind dann auch diagnostisch auszuwerten.

Die Plazenta ist als extrakorporales fetales Organ nicht nur den fetalen, sondern auch den Einflüssen der mütterlichen Regulation unterworfen.

Die Plazenta ist in Aufbau und Funktion nur durch die Berücksichtigung der ständigen Entwicklung und Umbildung im Laufe der Schwangerschaft zu verstehen, die notwendig werden durch die Veränderung der Örtlichkeit und die Vermehrung der Anforderung während der intrauterinen Zeit.

Der Schutz, den die Plazenta für den Feten abgibt, liegt neben der Sperrwirkung – die wir vielleicht nicht so hoch ansetzen dürfen wie wir das früher meinten – vor allem in der enormen Leistungsbreite, die auch dann noch zu einem reifen Kinde führt, wenn durch physiologische, vor allem aber durch pathologische Einflüsse die Leistungsgröße eingeengt wird.

Die funktionelle Pathologie der Plazenta muß
- die Breite der normalen morphologischen Reaktionsweise,
- die große Anpassungsfähigkeit an die Umgebung und manchmal ungünstige Örtlichkeit,
- die funktionelle Ökonomie der Reifung auf begrenztem Raume,
- den Schutz des Wachstums vor physiologischen und pathologischen Einflüssen
in den Blick nehmen.

Die Plazenta ist ein Organ wie jedes andere auch, und doch ist sie *mehr* und etwas anderes.

Dies muß man sich immer wieder sagen, wenn man daran denkt, daß der Mutterkuchen aus zwei Organismen aufgebaut wird, daß er ohne Nerven funktioniert, daß zwei Kreislaufprovinzen angeglichen sein müssen, zwei Drucksysteme, daß immunologisch „eigentlich" eine Abstoßung erfolgen müßte, daß die morphologische Reaktion, z.B. gegenüber dem Fibrin eine besondere ist, daß die Plazenta ein Organ ist, das unter zwei übergeordneten Reguliersystemen steht.

2 Bauprinzipien der Plazenta

Die Plazenta bildet das Bindeglied zwischen dem Uterus der Mutter – dem Fruchthalter – und dem Feten. Das Organ hat die beiden Organismen zu *trennen*, weil zwei Individuen ihrer geweblichen „Fremdheit" wegen nicht ineinander wachsen dürfen. Die Plazenta hat die Organismen zu *verbinden*, damit Ernährung und Entsorgung des Feten durch die Mutter gewährleistet wird. Die Plazenta ist somit ein amphinomes Organ, das nicht nur die zwei Organismen verbindet, sondern auch aus zwei Organismen Baubestandteile aufweist, von zwei Organismen reguliert wird.

Die unmittelbare Grenze der Blutkreisläufe bildet die Trophoblastschicht. In der Implantationszone liegt die Grenze in der Dezidua, also in der mütterlichen Schicht.

Eine Deziduainsuffizienz oder ein Fehlen der Dezidua um die invadierte primäre Trophoblastzotte führt zu einer Erschwerung oder Verhinderung der späteren Lösung: Placenta increta, accreta oder percreta.

Trennung und Verbindung bilden das Bauprinzip der Plazenta. Dieses Prinzip wird in der Reihe der Plazentalier in vielfältigen Arten verwirklicht. Der Reiz der vergleichenden Plazentologie besteht darin, diesem Prinzip der Trennung und der Verbindung auf verschiedene Weise nachzuspüren (GROSSER 1927, 1952; STARCK 1955; SIEWING 1969). Bei Durchbrechung dieses Bauprinzips kommt es für den wachsenden Feten zur Katastrophe (Tabelle 1).

Tabelle 1. Schema der Bauprinzipien der Plazenta

	Trennung	Verbindung
Physiologie	↑ Fetaler und materner Kreislauf	↑ Stoffaustausch, O_2-Austausch
Pathologie	Blutgruppenunverträglichkeit, „Verbluten in die Mutter"	Mangelversorgung

3 Anatomische Situation

3.1 Äußere Form

Die Plazenta, der „Mutterkuchen", hat die Form einer flachen Scheibe, deren rauhe uterine Seite durch vielfältige Einsenkungen untergliedert ist. Die der Eihöhle zugewandte Seite wird vom Amnion überzogen und besitzt eine geglättete spiegelnde Oberfläche. Von der Insertion der Nabelschnur aus gehen strahlenartig die Gefäße in alle Richtungen und sind begleitet von den rückführenden Gefäßen.

Die *äußere* Form ist an die Möglichkeiten des Uteruslumens („Platzform") angepaßt und daher ungeheuer verschieden. Sie ist abhängig von der Nidationsstelle. Die Anpassung an die Örtlichkeit und die Anpassung an den stetig steigenden Bedarf des Feten, also an eine gesteigerte Leistung, bestimmen die *äußere* Form und die *innere* Ausgestaltung der Plazenta. Nach der Regel von SCHULTZE (1887) entspricht die Ansatzstelle der Nabelschnur im Mutterkuchen dem Epizentrum der Nidation (KRONE et al. 1965). Wird in der geborenen Plazenta die Nabelschnurinsertion exzentrisch oder marginal gefunden, kann man schließen, daß die Nidation in der Uteruswand an einer Kantenseite erfolgt und die Ausbreitung nicht nach allen Seiten gleichmäßig möglich war, so daß die Plazenta sich in eine Richtung besonders entwickelte. Da die Form der Plazenta vielfältig – und selten kreisrund – ist, läßt sich aus der Form der Plazenta und der Insertion die Lage des Organs in utero rekonstruieren. Durch die Ultraschall-Lagebestimmung kommt dies einer (gegenseitigen) Bestätigung von Geburtshilfe und Anatomie gleich. Daher gehört zu einer Beschreibung der Plazenta die Insertionsstelle unbedingt hinzu. Wir bedienen uns dabei des sog. Kronestempels (vgl. S. 137). Die Insertion am Rande zeigt nicht etwa eine ungünstige Situation der Entwicklung an, weil allein durch die Größe der Kontaktnahme die Leistung des Austausches bestimmt wird, während Zu- und Abfuhr von allen Seiten gleichartig ist (Gully-Prinzip). Die randständige oder gar marginale Nidation (10%), die durch die intrauterinen Fließverhältnisse zunächst ungünstig erscheinen mag, wird ausgeglichen durch die Ausbreitung des Mutterkuchens nach der größtmöglichen Flächenseite. Die innerorganisatorische Leistung des Zu- und Abflusses ist bei der reifen Plazenta bis zum Ende der Zeit gewährleistet gewesen.

Das Prinzip, daß die zunächst ungünstig erscheinende Nidation überwunden wird durch die „Landnahme", geht so weit, daß eine Placenta bipartita die Insertion auf einer Scheibe – vielleicht sogar zentral – besitzt, während die andere Scheibe („Kolonie") durch dicke Gefäßstränge verbunden ist.

Unter dem Gesichtspunkt der gelungenen oder kompensierten Anpassung an die Örtlichkeit ist die Formfülle der Plazenta ein Zeichen der biologischen Plastizität.

Die Situation ist anders zu bewerten, wenn eine velamentöse (etwa in 1%) Nabelschnurinsertion vorliegt. Obwohl für die Hämodynamik keine anderen Verhältnisse bestehen, so sind doch die zu der Nabelschnur hinführenden Gefäße durch die freie Lagerung gefährdet. Dies gilt für die Kompression der Gefäße in der Eihaut, weil hier noch keine Wharton-Sulze vorhanden ist, und für die Rißgefährdung unter den Druckverhältnissen und möglicherweise Vorlagerung unter der Geburt.

PFERSMANN et al. (1984) glauben, daß eine späte Frühgeburt typisch sei.

Eine besonders ungünstige Nidation entsteht dann, wenn das befruchtete Ei sehr weit unten, zervixnahe, implantiert wird (sog. „Rutschei" nach C. RUGE). Die Nidation ist von Seiten der Ernährung insbesondere der ersten Schwangerschaftszeit nicht ungünstig, die Plazenta vermag sich auszudehnen und genügend Spiralarterien zu überdecken. Wenn der Uterus größer und der Zervikalkanal in den Blutraum mit einbezogen wird, dann „rutscht der Boden unter den Füßen" der Plazenta weg. Es kommt zur Placenta praevia, möglicherweise zu einer großflächigen vorzeitigen Lösung. Die Mutter ist durch die Blutung, das Kind durch die mangelhafte Versorgung gefährdet. Die Placenta praevia ist ein geburtshilfliches, nicht eigentlich ein plazentarisches Problem.

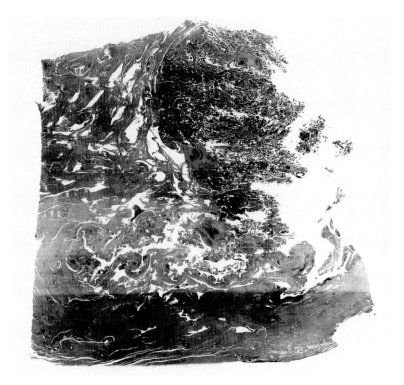

Abb. 1. Placenta increta: unten Myometrium, oben im Bild die sich einwühlende Plazenta, die Umgebung der Nidationsstelle ist durch eine besondere Ektasie der Gefäße gekennzeichnet

Anders ist es mit der Placenta increta, accreta und percreta. Bei diesen Nidationsstörungen ist weniger die Art der Nidation als die Reaktion der umgebenden Schleimhaut fehlgeleitet, so daß keine Dezidua ausgebildet wird (Deziduainsuffizienz). Damit gelangt der Trophoblast unmittelbar in den Bereich der Drüsen, eine spätere Lösung – in der Schicht der Dezidua – ist nicht möglich (Abb. 1).

Ein ursächlicher Zusammenhang zwischen der äußeren Form der Plazenta und kindlichen Mißbildungen ist aus Gründen der zeitlichen teratologischen Determination nicht gegeben.

Über die verschiedenen Formen gibt unsere Tabelle 2 Auskunft.

Tabelle 2. Einige Plazentaformen (Auswahl der häufigsten)

Herzform	Nebenplazenta	Pl. capsularis	Bipartita
Bohne, Niere	Pl. nodosa	Gürtelplazenta	duplex
Oval, Hufeisen	Bilobata	Pl. extrachorialis	bidiscoidalis
Pl. zonaria	Trilobata	Pl. circumvallata	Pl. membranacea
Schaumkellenplazenta (Kloos)	Multilobata	Pl. fenestrata	Mehrlingsplazenta

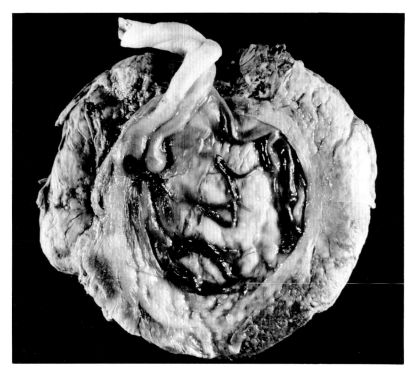

Abb. 2. Placenta circumvallata

Die Placenta circumvallata z.B. nimmt mit der Genauigkeit der Suche an Häufigkeit zu, zumal wenn schon die angedeuteten Formen mit einbezogen werden. Sie kommt in einer Häufigkeit von 5% (LIEDKE 1971; NEGELE 1985) vor. Das Chorion bildet im Randgebiet eine Duplikatur (Abb. 2).

Die Größe des Organs ist unterschiedlich und variabel. Ein „Normalgewicht" kann es nicht geben. Bezogen auf das Kind soll die Plazenta $^1/_6$–$^1/_{10}$ des Gewichts des Kindes wiegen. Dies ist ein roher Richtwert, weil das Gewicht der Plazenta durch vielerlei Faktoren eine Relativierung erfährt. Die Plazenta unmittelbar nach der Geburt hat ein anderes Gewicht als etwa im histologischen Laboratorium. Beim Liegen verliert die Plazenta an Gewicht durch den Verlust des Blutes, das durch die eigene Schwere ausgepreßt wird. Das Gewicht der Plazenta ist ein „Prozeß" (S. KOLLER). Die Gewichtsangabe muß enthalten, ob mit oder ohne Eihäute („getrimmt") gewogen wurde, ob die Nabelschnur, deren Länge angegeben werden muß, beschnitten ist, ob sie mit in das Gewicht eingeht. Ähnlich, jedoch nicht in der gleichen breiten Schwankung, liegen die Verhältnisse bei den Maßen. Ohne Wert auf die unterschiedlichen Formationen zu legen, messen wir die beiden größten Durchmesser und die Höhe. Letztere ist wieder von der Liegezeit abhängig (EMMRICH u. LÄSSKER 1970, 1981; BOUW et al. 1978). Das Produkt aus den beiden größten Durchmessern entspricht nicht exakt dem wahren Flächeninhalt, wohl aber liefert es eine Vergleichszahl, die auch in die Reifezahl eingeht (KOLLER 1981).

Tabelle 3. Einige Meßwerte der reifen Plazenta

Reife Plazenta		57% des fetalen Herzschlagvolumens → Nabelarterien	
Resorptionsfläche	14–15 m²		
Stoffwechselmembran-Oberfläche	~9,6 m²	RR fetal	48 mm Hg
		Plazenta-Kapillaren	35 mm Hg
Vaskularisationsgradient (BENDER 1974) $= \dfrac{\text{Intravillöses Blutvolumen}}{\text{Zottenvolumen}}$	0,47	Nabelvenen	25 mm Hg
		Materner Blutdruck im intervillösen Raum	
		Einstrom	10–30 mm Hg
		Dauer	~6–10 mm Hg
Gesamtlänge der fetalen Gefäß-strecke (STRAUSS 1967)	50 km	MARGOLIS et al. 1960; ORCEL et al. 1975	

Trotz vieler Versuche ist keine einheitliche Relation des Plazentagewichtes zu Größe, Gewicht, Parität, Alter der Mutter, Schwangerschaftsdauer von prognostischem oder diagnostischem Wert herauszulesen. Bei dem Vergleich von Gewicht und Flächenmaß ergibt sich, daß eine sehr hohe – etwa 4 cm hohe – Plazenta mit einem geringen Umfang genauso viel wiegt wie eine flache Plazenta mit einer großen Haftfläche. Die breitfußige Plazenta überdeckt eine größere Menge von Spiralarterien. Eine flache Plazenta enthält eine dichte Anzahl von Plazentonen nebeneinander, während eine hohe Plazenta auch mehrreihig Plazentone aufweist (vgl. Abb. 25). Uns scheint daher die Fläche das wichtigere Maß als das Gewicht zu sein.

Das Volumen der Plazenta zu bestimmen wäre manchmal förderlich. Bei dem Vergleich der Größe des Organs z.B. bei dem Hydrops und auch bei unreifen Plazenten ist die Resorptionsfläche eher in Beziehung zu setzen zu dem Volumen als zu dem Gewicht. Für wissenschaftliche Fragestellungen ist dies selbstverständlich, für den Alltag aber oft zu beschwerlich.

Die ultraschallgesteuerte Volumenbestimmung der Plazenta (WOLF et al. 1987) vermag insbesondere mit dem anschließenden anatomischen Vergleich und der Beurteilung der inneren Ausgestaltung der Resorptionszotten ein besseres Maß des Wachstums während der Schwangerschaft zu werden.

Die Messungen der Resorptionsfläche ergeben Werte zwischen 10 und 18 m². CABEZÓN et al. (1985), die mit einer stereometrischen Methode Maß genommen haben, erhalten einen Wert von 8,6–13,3 m². Das wichtigste Ergebnis dieser Anatomen besteht in der Gleichheit der Werte in allen Regionen – subchorial, Mitte, basal – so daß der Entnahmeort eine Repräsentanz für das histologische Ergebnis bietet. Dies Ergebnis steht im Gegensatz zu den Messungen von BACON et al. (1986).

Einige Zahlenwerte in annähernder Genauigkeit sind in der Tabelle 3 zusammengefaßt.

3.2 Nabelschnur

Die Nabelschnur (Funiculus umbilicalis) hat eine Länge von im Durchschnitt 60–70 cm mit einer starken Schwankung von 25–150 cm (SCHÄFER u. v. MIKULICZ-

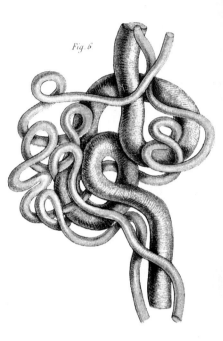

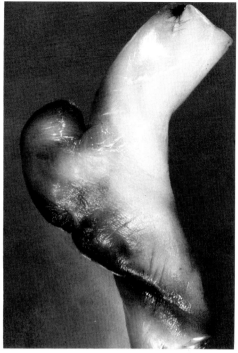

a

b

Abb. 3. a Falscher Knoten der Nabelschnur: Korrosionspräparat, Gefäßausguß. Figur aus dem klassischen Werk von J. HYRTL (1870). **b** Sog. falscher Knoten der Nabelschnur: Keine echten Knoten, sondern Auswuchtungen von Gefäßen, z.T. Schlängelung von Gefäßen, die als „Reservelänge" dienen können

RADECKI 1961; PUROLA 1968; MILLS et al. 1983). Die Länge der Nabelschnur ist nicht mit der Größe, dem Gewicht, der Parität korreliert. Der fetale Blutdruck ist von der Länge unabhängig (MALPAS 1964). Die Nabelschnur gestattet dem Kind eine große Bewegungsfreiheit. Eine zu kurze Nabelschnur kann derartige Bewegungen verhindern, so daß dabei gehäuft Beckenendlagen vorkommen.

Die Dicke beträgt im Durchschnitt 12 mm, sie wird bestimmt durch den Gehalt an Whartonscher Sulze, einer ungewöhnlichen Mukopolysaccharidmischung. „Eine dünne Nabelschnur ist gefährlich, eine dicke ist sicher" (HALL 1961). Diese Schleimstoffe umlagern die Gefäße der „Lebensleine des Feten" und erlauben zugleich als Verschiebeschicht Bewegungen, Torsionen, echte Knoten, ohne daß eine Kompression der Blutgefäße entstünde.

Nach außen ist die Nabelschnur überzogen von einem abgeflachten Amnionepithel.

In der Nabelschnur liegen zwei Arterien (die venöses Blut führen) und eine Vene mit arteriellem Blut. Die Wandung der Gefäße bildet ein den chorialen Gefäßen ähnliches muskulofibröses System mit ähnlichen Funktionen. Abgegrenzte Wandschichten gibt es nicht. Sie sind locker in die Sulze eingebaut. Beide Arterien besitzen vor der Insertion in die Chorionplatte eine Verbindung, die Hyrtlsche Anastomose. Sie dient dem Druckausgleich.

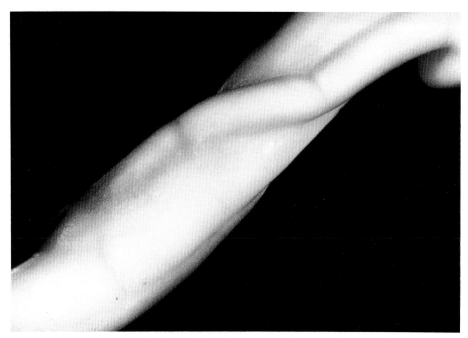

Abb. 4. Sogenannte Hobokensche Klappen: relativ dünner Nabelschnurstrang, daher sichtbare Konturen der Gefäße mit klappenartigen Einziehungen

Von der Nabelarterie zur Nabelvene beträgt der Blutdruckabfall nur etwa 50%. Der arterielle Nabelschnurblutdruck beträgt etwa 70 mm Hg, der venöse Druck 35 mm Hg. Manchmal ist die Insertionsstelle verdoppelt mit je einer Arterie: Insertio furcata. Ohne Krankheitswert sind die zahlreichen falschen Knoten, die eine „Reservekapazität" bilden (Abb. 3). Sie wulsten das Relief der Nabelschnur bizarr auf und enthalten erstaunliche Verknäuelungen der Gefäße, ohne daß damit eine Kreislaufstörung gegeben wäre.

Die Nabelschnurgefäße folgen unmittelbar nach der Geburt einem eigentümlichen Verschlußmechanismus, der einseitig und ungleichmäßig beginnt und bis zur konzentrischen Kontraktion in wenigen Minuten (!) nach der Geburt führt. Die unmittelbar nach der Geburt erscheinenden ersten Einwulstungen sehen – etwa eine Minute lang – wie Klappen aus. Tatsächlich hat vor über 300 Jahren HOBOKEN (1669) diese „Klappen" beschrieben, die über 300 Jahre hin heftig diskutiert wurden. SCHARL (1986) konnte die zeitlichen dynamischen Verhältnisse der Nabelschnurarterien fixieren und dadurch klären. Damit haben sowohl die Befürworter als auch die Gegner der Hobokenschen Klappen – allerdings nur zu Zeiten – Recht behalten (Abb. 4).

Organeigentümliche pathogenetische Ereignisse ergeben sich durch die Kompression der Gefäße, die vor allem durch eine zu starke (zu häufige) Torsion, durch echte Knoten, durch Umschlingung, aber auch – selten – durch Hämatome hervorgerufen sind.

Die *Torsion* entsteht bei vielfältiger Bewegung des Feten, man kann über 100 Drehungen an einer Nabelschnur zählen. Die Torsion ist ein gewöhnliches

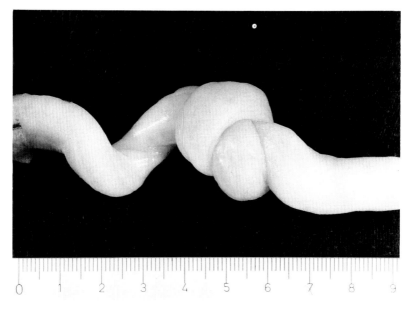

Abb. 5. Echter Nabelschnurknoten

Ereignis, das nur dann Krankheitswert besitzt, wenn bestimmte weitere Bedingungen vorliegen. Torsionen der Nabelschnur lassen sich auch durch fetale Bewegungen zurückdrehen. Eine bestimmte Art der Torsion besteht darin, daß das Aufdrehen bei dem Nabelschnuransatz am Nabel erfolgt, so daß das Kind intrauterin „abgenabelt" wird. Begünstigt ist dies durch eine zu geringe Anlage der Whartonschen Sulze ebendort, vielleicht nur an umschriebener Stelle (VIRGILIO u. SPANGLER 1978; GLANFIELD u. WATSON 1986).

Echte Knoten sind bei langen Nabelschnüren nicht selten. Sie finden sich in 0,5–1% aller Geburten (vgl. Abb. 5, 6). Sie werden gebildet durch lebhafte Kindsbewegungen und werden auffällig durch eine feste Anspannung, insbesondere wenn eine Umschlingung um den Hals dazu kommt (Abb. 7). Ein echter Knoten, der für einen intrauterinen Fruchttod angeschuldigt wird, sollte stets – tunlichst nach einer Photographie der Situation – histologisch untersucht werden, um die kritische Gefäßeinengung zu erfassen. Besteht ein solcher Knoten längere Zeit, dann kommt es durch eine umschriebene Azidose zu einer zelligen Aktivierung nur in diesem Abschnitt (Abb. 8).

Die mehrfache *Umschlingung um den Hals* wird oft bei langen Nabelschnüren beobachtet, ohne daß sie bei ausreichender Sulze eine krankmachende Rolle spielen würde. Unter einer länger dauernden Geburt, wenn der Zug an der Nabelschnur stärker wird, kann sie zu einer kritischen Versorgungsnot führen, so daß bei schlechten Herztönen mit dieser Ursache gerechnet werden muß.

Selten ist ein *Hämatom* der Nabelschnur von doch immerhin besonderer Größe in der Lage, über eine Kompression zur Mangelversorgung zu führen (Abb. 9). Dann ist das Hämatom manschettenförmig um die Gefäße angeordnet

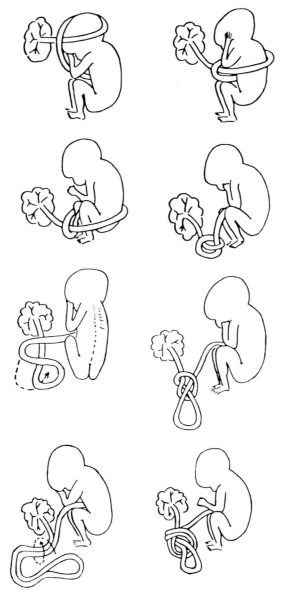

Abb. 6. Schema zum Mechanismus einer echten Nabelschnurknotenbildung (Einfädelung des Geburtsobjektes durch die Knotenschlinge). (Nach HARTGE 1979, mit freundlicher Genehmigung des Verfassers)

(CLARE et al. 1979). Dagegen findet man häufig Blutungen in der Nabelschnur, die erst unter der Geburt oder gar in der Nachgeburtsperiode entstanden sind und die nichts mit einer kritischen Versorgung zu tun haben.

Fruchtgefährdungen durch organeigentümliche Nabelschnurkompressionen kommen in etwa 5–6% aller Geburtstodesfälle vor (Torsion, Nabelschnurvorfall,

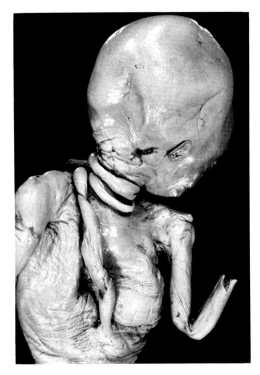

Abb. 7. Fetus der Schwangerschaftsmitte, intrauteriner Fruchttod wegen straffer Nabelschnurumschlingung um den Hals

Umschlingung, Knoten, Trauma, Abruptio, Hämatom etc.). Besonders lange und abnorm inserierte Schnüre sind disponiert zu solchen Komplikationen.

Wichtige pathologische Befunde an der Nabelschnur sind
3.2.1 die solitäre Nabelschnurarterie
3.2.2 Gewebsverschleppungen in die Nabelschnur
3.2.3 Thin cord-Syndrom

Die Gefäße geben unter Umständen einen diagnostischen Hinweis auf eine intrauterine Asphyxie (vgl. S. 85) oder auch intrauterine Infekte (DOMINICI 1911; SCHRODT u. QUOSS 1979). An der Außenseite kann am Amnionüberzug die Chorioamnionitis erkannt werden.

3.2.1 Die solitäre Nabelschnurarterie

Diese findet sich in 0,5–1% der Geburten, bei farbigen Amerikanern etwas mehr (BENIRSCHKE u. BOURNE 1960; BENIRSCHKE u. DRISCOLL 1967; KOHLER 1981). Die Aplasie einer Nabelschnurarterie ist eine Mißbildung der Plazenta. Die Blutgaswerte sind unauffällig. Sie kann nicht die Ursache für Mißbildungen des Kindes sein, da zu Zeiten der Entstehung der Organmißbildung ein mangelnder Blutzufluß durch die Nabelschnur zum Abort führt. Dagegen ist die solitäre

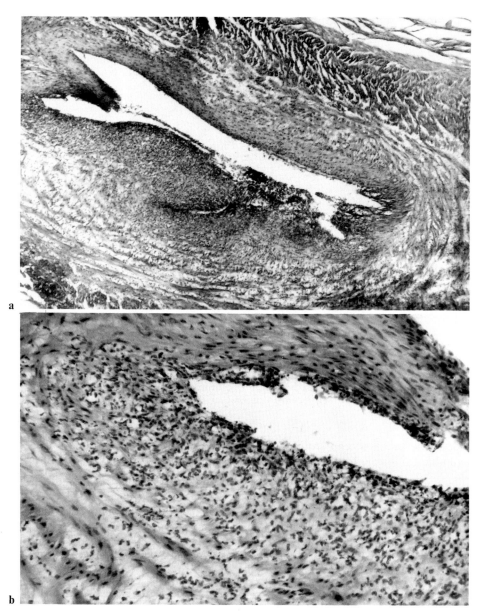

Abb. 8a, b. Die Gefäßwand bei einem echten Knoten wird durch eine massive zellige Infiltration durchsetzt. Vitale Reaktion auf die Kompression! **a** Übersicht, **b** Detailvergrößerung × 360

Nabelschnurarterie ein *Indikator* für Mißbildungen auch in den intrakorporal gelegenen Organen (DEHALLEUX et al. 1966a, b; LEMTIS 1968). In der eigenen Serie waren bei 44% aller Fälle von solitären Nabelschnurarterien kindliche Variationen (BENDER et al. 1973) und in 22% echte Mißbildungen nachzuweisen.

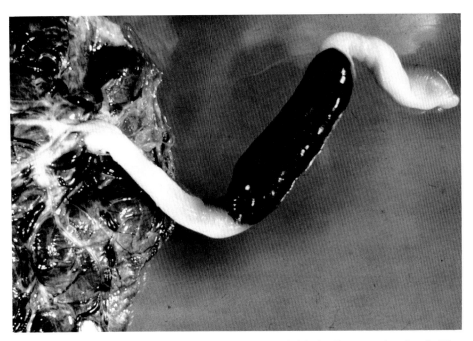

Abb. 9. 7 cm langes Hämatom der Nabelschnur, nicht kritische Kompression der Gefäße, geringgradige Asphyxie des Kindes

BENIRSCHKE u. BOURNE (1960) fordern bei Feststellung der solitären Nabelschnurarterie geradezu eine Suche nach Mißbildungen bei dem Kinde (KAJII et al. 1963).

Große Beobachtungsreihen von Kindern mit solitärer Nabelschnurarterie zeigen, daß eine geringe Gewichtsreduktion des Kindes bald postpartal ausgeglichen wird (FROEHLICH u. FUJIKURA 1966, 1973; KOHLER 1981). Umgekehrt fand BUSCH (1969) in 5% bei fetalen Mangelentwicklungen das Syndrom der solitären Nabelschnurarterie. In gleicher Häufigkeit ist das Symptom aber auch in dem Diabetesmaterial von EMMRICH (1974) zu finden.

3.2.2 Allantoisgang, Ductus omphaloentericus

Gelegentlich läßt sich in der Nabelschnur in der Nähe der Insertion ein Rest des Allantoisganges nachweisen (DRISCOLL 1985). In der Nähe des Nabels findet man seltenerweise einen Gang, der mit Drüsenepithelien ausgekleidet ist: Rest des Ductus omphaloentericus (BECKER 1981). Gelegentlich wird dieser Rest mit einem Teratom verwechselt (SMITH u. MAJMUDAR 1985; HEIFETZ 1986).

3.2.3 Thin cord-Syndrom

Das Thin cord-Syndrom (HALL 1961) bildet ein eigenes Krankheitsbild, das durch einen Mangel an Whartonscher Sulze gekennzeichnet ist. Durch das Feh-

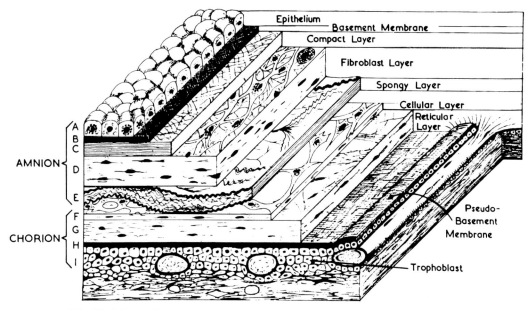

Abb. 10. Schema der Schichtung von Amnion und Chorion. (Nach Bourne 1962)

len des Widerlagers sind die Gefäße gegen Druck, Verschlingung, Torsion, Knotenbildungen nicht geschützt. Eine Sonderform dieses Thin cord-Syndrom besteht in der ungleichen Verteilung der verringerten Whartonschen Sulze. Auch dieser Sachverhalt kann zur Todesursache werden (Labarrere et al. 1985). Tavares-Fortuna u. Lourdes-Pratas (1978) sprechen von der Koarktation, die eine Torsion begünstigt (Virgilio u. Spangler 1978).

3.2.4 Eihaut

Die Eihaut besteht aus Amnion und Chorion. Zwischen diesen beiden findet man eine lockere, etwas verschleimte Bindegewebslage als Verschiebeschicht (Abb. 10).

Diagnostisch wichtig ist das Amnion nodosum: Kleine, 1–6 mm im Durchmesser haltende graugelbe Knoten durchsetzen die Eihaut, sie werden gelegentlich bei Oligohydramnion aufgefunden und stellen desquamierte Epithelschüppchen dar (Bryans et al. 1962; Salazar et al. 1974). Der äußere Aspekt hat den Namen gegeben: Amnion nodosum (Landing 1950). Außer den abgeschilferten Epithelsinterungen werden noch verödete Allantoisgefäße als Ursache angeschuldigt (Philippe 1974). Benirschke (1961) hat es bei Agenesie der Nieren des Kindes gesehen. Garcia et al. (1977) fanden es in vier Fällen von kongenitaler Ichthyosis. Es bot keine Hyperkeratosen im Epithel! Wir selbst haben bei zwei derartigen Fällen von kongenitaler Ichthyosis weder ein Amnion nodosum noch Plattenepithelmetaplasien im Amnion gefunden.

Plattenepithelmetaplasien findet man nicht selten beim reifen Kind, bizarre Zellformationen mit Mekoniumgranula sind alltägliche Befunde.

3.3 Plazenta: Organaufbau

Anatomisch wird der Mutterkuchen nach der Fruchtseite hin durch die Chorionplatte, nach der maternen Seite durch die Basalplatte abgegrenzt. Von der Chorionplatte, auf der die Gefäßverzweigungen der Nabelschnur verlaufen, reichen große Stammzotten in den mütterlichen Blutraum hinein. Der Rand der Plazenta (Margo externa) wird durch den Übergang des Chorion frondosum in das Chorion laeve gebildet. Als Margo internus bezeichnet man die letzte „Gefäßeinstichstelle" (BÜHLER 1964), also die letzte Einsenkung der chorialen Gefäße. Die Zone zwischen Margo internus und Margo externus wird als Schlußring bezeichnet. Eine „Unterwühlung" des Schlußringes unter die Duplikatur des Chorion wird als Placenta circumvallata bezeichnet (Abb. 11). Die Chorionplatte ist durch eine Art „Fachwerkkonstruktion" mit dem Chorion laeve verbunden (KRAFFT 1973).

3.3.1 Zotten

Bei der Plazenta am Ende der Schwangerschaft unterscheiden wir Zotten, deren Gefäße nur der Zu- und Ableitung dienen; es sind dies die Stammzotten erster und zweiter Ordnung, ferner die sog. Rami (Zwischenzotten). Diese dienen nicht dem Austausch. Die Bedeutung der Rami (Zwischenzotten), also der Abschnitte zwischen den Stammzotten und den peripheren Zotten, insbesondere bei dem nicht selten zu beobachtenden „interkalären Ramifikationsarrest" (KLOOS u. VOGEL 1974), ist in diesem Zusammenhang nicht ganz klar. Es erhebt sich die Frage, ob bei dem Verlust der Ramifikation diese Rami von Anfang an nicht dagewesen sind, ob es sich also um eine Hemmungsmißbildung handelt oder ob im Rahmen der forcierten Sinusoidbildung die Rami in die Austausch- und Resorptionszotten mit einbezogen sind.

Wir unterscheiden die zuführenden Zotten, wobei wir Stammzotten und Rami zusammenfassen als solche, die keine Austauschmöglichkeiten besitzen, von den eigentlichen Resorptionszotten, in denen der Austausch von Sauerstoff, Nährstoffen, aber auch von Abfallstoffen zwischen dem fetalen und maternen Blut vor sich geht.

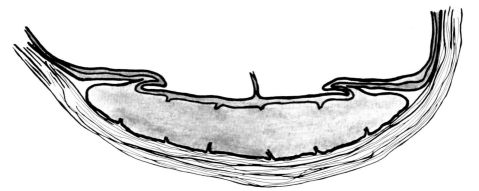

Abb. 11. Placenta circumvallata. Faltenbildung am Chorionansatz. Relativ große, sog. extrachoriale Plazentaanteile

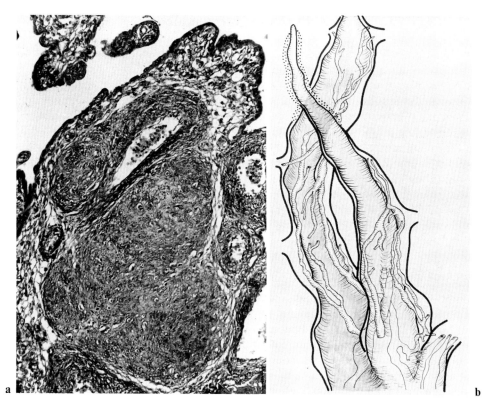

Abb. 12a, b. Sogenanntes kollagenes Gerüst der Stammzotten: Ein die Gefäße begleitender knotiger Strang bis zu den Trunci zweiter Ordnung (Tenzer)

Die Resorptionszotten bilden die eigentliche Masse, an der die Austauschvorgänge vor sich gehen.

Die Stammzotten enthalten die zu- und abführenden Gefäße, jeweils eine Vene (mit arteriellem Blut) und zwei Arterien (mit venosiertem Blut), ferner ein kollagenes Fasergerüst (Abb. 12).

In den großen Stammzotten findet sich noch der paravaskuläre Gefäßstrang (BØE 1954, 1969; ARTS 1961), der vorwiegend in der Außenzone eine lockere, geschlängelte Verbindung zwischen Arterie und Vene darstellt. Diese arteriovenöse Anastomose bildet eine Möglichkeit des Druckausgleiches. Der Strang ist mächtiger als es erscheint (und wichtiger, als es aus den spärlichen Literaturberichten hervorgeht). Die Mazerationsdarstellung von HABASHI et al. (1983) gibt von den Druckausgleichmöglichkeiten ein Bild (Abb. 13). Der paravaskuläre Gefäßstrang ist in der Regel kollabiert. Aber im Falle des Verschlusses – z.B. bei der Endarteriitis obliterans – weiten sich die arteriovenösen Verbindungen auf (s.S. 79).

Die sog. Rami – Verteilerzotten – besitzen noch Gefäße mit deutlicher Media, auch lockeres Bindegewebe, aber kein kollagenes Faserskelett.

Einige Rami und gelegentlich auch einige Resorptionszotten erreichen die Basalplatte und verbinden sich mit dieser durch mehrere Lagen von breiten

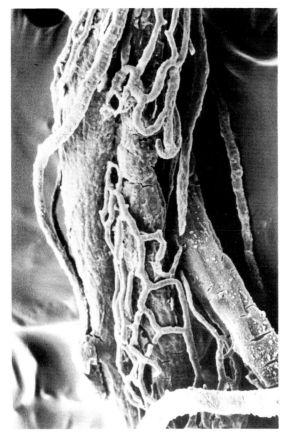

Abb. 13. Paravaskulärer Gefäßstrang. Rasteraufnahme eines Korrosionspräparates. Beachte die vielfältigen Anastomosierungen der paravaskulären Gefäße. (Aus HABASHI et al. 1983, mit dankenswerter Erlaubnis von Dr. BURTON, Cambridge)

Trophoblastbrücken: Haftzotten (vgl. Abb. 17). Sie versinken gewissermaßen in die Basalplatte und dienen (auch) der Stabilität. Sie sind mehr in dem venösen Abflußgebiet des Plazenton zu finden als um die Spiralarterienfontäne (s.S. 25).

3.3.2 Intervillöser Raum

Die Masse der Resorptionszotten, deren Reifungsvorgänge für die Ökonomie und die Organfunktion entscheidend sind und die bei der Ausreifung der Plazenta (vgl. S. 47) genauer besprochen werden, wird umspült von dem maternen Blut in dem sog. intervillösen Raum. Dieser bildet einen virtuellen Raum[1].

---

[1] Wegen der spärlichen Durchblutung des intervillösen Spaltraumes hat noch 1918 (!) Carl RUGE, der ein vorzüglicher Histologe gewesen ist (BECKER 1979), die Ansicht vertreten, es müsse in dem intervillösen Raum kein Blut, sondern eine Art „Uterinmilch" vorhanden sein.

Er entspricht in seiner Funktionsweise einem dreidimensionalen Kapillarsystem (HÖRMANN 1958), das breite venöse Abflüsse besitzt.

Das mütterliche Blut fließt von den Spiralarterien über die Zentren des Plazenton (vgl. S. 33) in einem Kapillarspalt von Erythrozytenbreite. Dieser wird beidseits begrenzt von den dicht aneinanderliegenden Resorptionszotten. Bei den mit Formalin fixierten Gewebsproben ist ein optisch größerer, jedenfalls nicht kapillärer Spaltraum nachzuweisen. Er ist leer, weil bei der Schrumpfung der Zotten kein Blut mehr nachgeflossen ist. Im Randteil sind häufig Erythrozyten mit den retrahierten Trophoblastzotten verhaftet. Lediglich in dem sog. venösen Abflußgebiet (vgl. Abb. 23) sind die Bluträume größer, sie messen bis zu 200 μm.[2]

Der physiologische Stoffaustausch erfolgt von dem kapillären Spaltraum aus, in dem die maternen Blutanteile nicht gefäßmäßig gefaßt sind, das Blut vielmehr in dünnster Schicht an dem Trophoblasten vorbeigeführt wird. Außer den venösen Abflußstellen gibt es noch wirkliche Blutseen in dem subchorialen Blutraum und in dem Randsinusgebiet. In dem subchorialen Gebiet finden sich öfter mehr oder weniger breite Fibrinablagerungen (Langhans-Fibrin), die anzeigen, daß die Stagnation des maternen Blutes eine Fibringerinnung ermöglicht hat. Im Sinne der Ökonomie zeigt dies eine substantielle Verkleinerung des subchorialen, damit des maternen Blut-Stau-Raumes schlechthin an (vgl. S. 20). Bei intakter Schwangerschaft ist der subchoriale Blutraum ebenfalls nur virtuell, da er durch den Druck auf die Chorionplatte durch die Eihöhle und andererseits durch die Uteruswand ausgepreßt wird. Bei Entlastung des Innendrucks nach der Geburt fällt diese Auspressung fort und der materne Blutraum wird gestaucht durch die Kontraktion des Uterus, die schließlich auch zu der Geburt der Plazenta führt. In der Nachgeburtsperiode läuft der Raum mit Blut voll, so daß bei der histologischen Untersuchung der geborenen Plazenta häufig ein verhältnismäßig großer Blutraum vorliegt.

Der *Randsinus* der Plazenta kann große Bluträume enthalten. Er dient dem venösen Abfluß, wenn er auch nicht als Kanal um die ganze Plazenta anzusehen ist, wie dies früher angenommen worden war. Der Randsinus ist durch das Fibringerüst starr, von fester Konsistenz. Er ist mit venösem Blut angefüllt. Klinisch kann er bei umschriebener Lösung der Plazenta durch die sog. Randsinusblutung (SCHULTZE 1968) eine Rolle spielen. Die vielfältigen Verödungsbezirke und die knorrigen Fibrinversteifungen der Randzone stellen Pfeiler in dem Fachwerk des Mutterkuchens dar. Das Gerüst hält zusammen mit dem kollagenen Skelett der Säulen und der Gefäßmanschetten den Raum für die Resorptionszotten aufrecht. Der Druck steigt mit der Vergrößerung des Uterus (Wandspannung) und mit dem Kindswachstum immer mehr. Außer der choriodeziduellen Versteifung der Säulen, der Fibrinoidknoten und der kollagenen Balken wird immer mehr Fibrinoid in die Druckversteifung, vor allem im Bereich des Randes eingearbeitet: Ein fibrinoider Ring verfestigt und überträgt den Druck auf die Seite. An der unreifen Plazenta dagegen kann der Randsinus als eine Art Überlaufventil wirken, eine Sicherung vielleicht, aber doch nicht ein essentieller Konstruktionsanteil. Aus der Basalplatte ragen Segel und Säulen

---

[2] Man kann von einem Intervillum oder auch von einem Intervillosum sprechen.

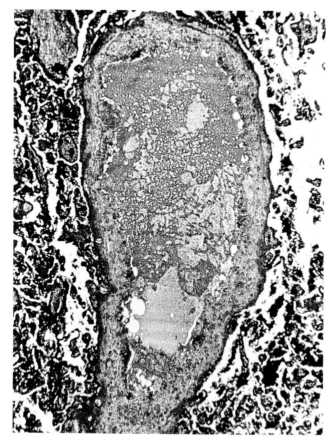

Abb. 14. Zentrale Verflüssigung eines Septums in einer reifen Plazenta. Das vorher kompakte Gebilde ist jetzt nur noch durch die schmalen Ränder repräsentativ

(BECKER u. JIPP 1963). Sie bilden ein Element der Stabilisierung der Plazenta, nicht eine Unterteilung des Organs schlechthin. Sie werden aus mütterlichen und fetalen Zellen gemeinsam gebildet (FALLER u. FERENCI 1973; STEININGER 1978). Die fetalen Zellen stülpen sich tütenförmig über die maternen Zellanteile. Bei der reifen Plazenta findet man oft Erweichungsherde bis zu großen Zysten (Abb. 14) an der Basis dieser Segel. Sie sind als Vorbereitung zur Lösung aufzufassen und stehen dem Prinzip der Stabilisierung nicht entgegen.

Der gesamte intervillöse Raum wird von den Resorptionszotten ausgefüllt. Die Zotten sind von einer Trophoblastschicht überzogen. Der fetale Trophoblast übernimmt so für den maternen Blutstrom eine Endothelfunktion.

3.3.3 Fibrin

Einen der häufigsten, regelmäßigen Befunde in der menschlichen Plazenta bildet das Fibrin (Fibrinoid). Es gehört zum normalen Aufbau und zur normalen

Entwicklung der Plazenta und besitzt gewisse statische Aufgaben im maternen Kreislaufgebiet (VOLLERTHUN 1982). Der Gehalt an Fibrin der reifen Plazenta beträgt etwa 6% der gesamten Masse (GERL u. EHRHARDT 1979).

Fibrin als Gerinnungsprodukt des maternen Blutes (MØE u. JØRGENSEN 1968; MØE 1969b) kann zunächst nicht anders in dem intervillösen Spaltraum verstanden werden als es auch in den übrigen Organen geschieht. Andersartig ist die Reaktion der Umgebung: Während sonst Fibrin den adäquaten Reiz für ein Granulationsgewebe bildet, ist dies in der Plazenta nicht möglich. Das Fibrin wird umgeben von dem Trophoblasten. Die einzige Reaktion des mütterlichen Blutes ist die einer humoralen Durchdringung des Fibrins. Dies läßt sich erkennen bei älteren Hämatomen. Das Hämoglobin wird allmählich von dem Saftstrom der Umgebung ausgewaschen oder abgebaut, es bleiben dann reine Fibrinknoten oder auch Fibrinflächen zurück. Der Mangel an Gefäßwänden, das Fehlen materner Kapillaren in dem intervillösen Bereich verhindern, daß Fibrin in irgendeiner Weise organisiert oder abgebaut wird. Fibrin und Gerinnung sind sowohl unter physiologischen als auch unter pathologischen Bedingungen anzutreffen.

Es gibt drei regelhafte Ablagerungsstätten, die in ihrer Masse unterschiedlich sind:

3.3.3.1 Der Nitabuchsche Streifen (NITABUCH 1887). Hierbei liegen elektronendichte, regellos durchflochtene Faserfilze eng verzahnt mit den umgebenden Zellen in der Basalplatte (KAUFMANN 1981). Der Nitabuchsche Streifen verläuft in unterschiedlicher Dicke in der Basalplatte und ist vielfältig perforiert. Die Chorionzotten können nicht durch das Fibrin vordringen. So sind die Deziduazellen mit Fibrinverklebungen „unangreifbar" (LUDWIG 1959). Durch diesen Befund gewinnt der Nitabuchsche Streifen eine besondere Bedeutung.

Der Nitabuchsche Streifen ist als immunologische Schutzgrenze umstritten. Er ist nicht membranös, sondern netzartig gestaltet, er läßt die maternen Gefäße hindurch. Er ist aber eine Grenze für Lymphozyten, die durch den Sialinsäuregehalt abgestoßen werden sollen (WYNN 1975; WALZ 1977).

3.3.3.2 Der Rohrsche Fibrinstreifen liegt an der Oberfläche der Basalplatte, bildet eine Auskleidung des intervillösen Raumes auf der Basalplatte. Diese Art „Teppich" wird vielfach z.B. durch die noch vorhandenen basalen Trophoblastzellen durchbrochen, ferner auch durch die Strukturen der Basalplatte wie Haftzotten, Segel und Säulen. Es gibt unmittelbar verfolgbare Übergänge des Rohrschen Fibrinstreifens in das perivillöse Fibrinoid oder auch zu dem perivaskulären Fibrin der Spiralarterien. Einzelne Ausläufer reichen weiter zu dem Nitabuchschen Streifen in die Tiefe. Wir glauben, daß der Rohrsche Streifen die Fibrinauskleidung „erodierter" Basalplattenteile darstellt. Die Fibrinabdeckung ist gewissermaßen zweckmäßig (WENTWORTH 1964b). LUDWIG u. WANNER (1964) haben im Vergleich zu den Verhältnissen bei der parietalen Thrombose menschlicher Arterien die Endothelisierung des Fibrins durch aus den Spiralarterien auswandernde materne Endothelien angenommen. Wir stimmen LUDWIG (1959) und MØE (1969a) zu, die das Fibrin vom mütterlichen Blut herleiten.

3.3.3.3 Die mächtigste Fibrinablagerung, die eine bedeutende hämodynamische Aufgabe besitzt, liegt in dem subchorialen Raum. Dieser Langhans-Fibrinstreifen – es handelt sich wie auch bei den anderen nicht um einen „Streifen", sondern um eine Platte – füllt in individuell unterschiedlicher Weise und zunehmend den Flutraum des intervillösen subchorialen Teils aus (vgl. S. 18).

Es werden zwei Schichten des Langhans-Fibrins unterschieden: eine kompakte, kontinuierliche, unmittelbar der Chorionplatte anliegende Schicht. Daran anschließend folgt eine diskontinuierliche Schicht von lamellärem Fibrin, die LANGHANS (1877) als kanalisiertes Fibrin bezeichnet hatte. Beide Schichten des Fibrins sind durch eine unterschiedlich dichte fibrilläre Struktur gekennzeichnet. Die chorialnahen Abschnitte bestehen aus lockerem, fibrillärem Material mit partiell periodischer Querstreifung. Je näher die Ablagerung dem intervillösen Raum zu liegen kommt, desto dichter werden die fibrillären Bündel, die ein dreidimensionales Netzwerk bilden (WIESE 1975; KAUFMANN 1981).

Der Sachverhalt der reaktionslosen Ablagerung von Fibrin ohne Granulationsgewebe führt dazu, daß durch den Saftstrom aus der Umgebung das Fibrin umgewandelt wird, seine Färbeeigenschaften wechselt. Dies ist die eigentliche Ursache für den jahrzehntelangen Streit zwischen „Fibrin" und „Fibrinoid" (BUSANNY-CASPARI 1952; MØE 1970).

3.3.3.4 Fibrin liegt ferner im Randgebiet und auch im Innern von alten intervillösen Hämatomen als Grenzschicht zwischen dem Verödungsherd und dem fließenden Blut,

3.3.3.5 ferner in der Randzone als Stabilisierung des Schlußringes,

3.3.3.6 außerdem im Gefolge einer Trophoblasterosion (vor allem an den Stammzotten) oder auch in der Faltung der Placenta circumvallata.

3.3.3.7 Fibrin unter pathologischen Bedingungen. Bei Mikrozirkulationsstörungen bis zur Stase in dem dreidimensionalen Kapillarsystem können leicht Fibringerinnungen eintreten (Fox 1967a). So lassen Fibrinablagerungen in plumpen Knoten (Abb. 15) oder flächenhafte Zonen zwischen den Zotten auf vorangegangene Störungen der Mikrozirkulation schließen (GELLER 1959; BLEYL 1980). Fibringerinnungen sind unter den verschiedenen Druckverhältnissen in dem intervillösen Kapillarspalt gut verständlich. Sie sind trotz ihrer Häufigkeit nicht physiologisch, aber statistisch gewöhnlich. Sie haben einen „Sinn" in dem System der Stabilisierung des sonst so instabilen Mikrozirkulationsgebietes zwischen den Zotten.

Die *vermehrte* Ablagerung des Fibrins bei der EPH-Gestose kann ganz in dem Rahmen dieser Vorstellung verstanden werden. Die verlangsamte Blutströmung in dem maternen Raum gilt als pathogenetischer Grundmechanismus der EPH-Gestose (vgl. S. 115).

Das Fibrinproblem ist dadurch gekennzeichnet, daß Fibrinablagerungen physiologischerweise vorkommen, daß ihre pathogenetische Bedeutung in einer unphysiologischen Vermehrung – in einer pathologischen Übertreibung – und damit in einer Behinderung der Resorption liegt. Somit sind zu starke Fibrinablagerungen gelegentlich die Ursache einer plazentaren Insuffizienz (s.S. 100).

Die Besonderheiten liegen in der andersartigen Reaktionsweise des Organs, in der nicht möglichen Organisation des abgelagerten Fibrins, in der Durchsaftung von der Umgebung her, dadurch auch in der veränderten Anfärbbarkeit

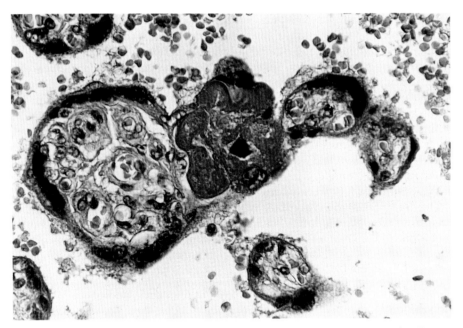

Abb. 15. Fibrinknoten zwischen zwei Resorptionszotten, äußere Abstützung der Zotten

(„Fibrinoid"). Die Art des Fibrins ist die gleiche wie in jedem anderen Organ, das Schicksal ist das besondere.

3.3.3.8 Das intravillöse subtrophoblastäre Fibrin nimmt in der reifen Plazenta immerhin 3% aller Resorptionszotten ein. Der Trophoblast geht erst sehr spät zugrunde (Fox 1968a). Der Ausgangspunkt dieses intravillösen Fibrins ist umstritten – es werden sowohl das Zottenstroma, der Raum zwischen Synzytiotrophoblast und Zytotrophoblast und die basalen Anteile des Synzytiotrophoblasten als erste Bildungsorte angegeben, es werden Immunphänomene vermutet. Die Deutung des intravillösen subtrophoblastären Fibrins geht von der Degenerationsform, Sekretionsarten „amyloidartiger Substanz" bis zur Anstauung von Antigen-Antikörperkomplexen im Stroma (vgl. KAUFMANN 1981). Immerhin ist auffällig, daß bei retinierten Abortanteilen sehr häufig Fibrin in den Zotten wohl als Kennzeichen des Zusammenbruches der trophoblastären Membran anzutreffen ist (KAKOBOVITS u. TRAUB 1972). Vielleicht ist dies ein Modell, das uns ein Verständnis für das intravillöse Fibrin der reifen Plazenta liefert.

3.3.4 Trophoblast

Der Trophoblast stammt aus dem embryonalen Ektoderm. Er ist, wie der Name sagt, *die* Zelle, die die Eizelle und den Embryo ernährt. Der Trophoblast bildet das führende Element bei der Nidation. Später, wenn die Zotten von dem maternen Blut umflossen werden, sorgt der Trophoblast für die Auswahl der Nährstoffe, er spielt die Hauptrolle in der endokrinen Regulation, er sorgt für den Transport bis zum fetalen Gefäß und auch für die Ausschleusung der Stoffwechselprodukte des Feten. Der Trophoblast hat Grenzflächenfunktion. Er übernimmt als fetales Element die Funktion des maternen Endothels, das im Laufe der physiologischen Entwicklung bei der Erreichung der Placenta haemochorialis verschwunden ist (vgl. S. 47).

So ist der Trophoblast das aktivste Element in allen Zeiten der Schwangerschaft. Im ersten Trimenon ist der Trophoblast noch überall zweischichtig. Die Oberfläche bildet der Synzytiotrophoblast als synzytiale Riesenzelle (Plasmodi-Trophoblast) mit zahlreichen Mikrovilli an der Oberfläche. Darunter liegt die zunächst geschlossene Schicht des Zytotrophoblasten, die als Kambiumzone zu verstehen ist. Hier liegen die Teilungsreserven; es handelt sich um Einzelzellen, deren Schichtdicke schon in der sechsten Schwangerschaftswoche lückenhaft wird (KAUFMANN 1981). Der Zytotrophoblast, die Langhans-Zelle, bildet im Laufe der Entwicklung mit der gewaltigen Vergrößerung der Oberfläche, insbesondere des Synzytium, die synzytiale Schicht nach. Der Synzytiotrophoblast ist eine Entwicklungsstufe, kein Degenerationsprodukt (GROSSER 1952).

Der Zytotrophoblast wird bis zu dem dritten Trimenon weitgehend aufgebraucht, so daß die Trophoblastschicht bei der reifen Plazenta überall einschichtig imponiert.

Da der Synzytiotrophoblast sich nicht mehr teilen kann, ist er auch nicht tumorfähig. Das Chorionkarzinom geht von dem Zytotrophoblasten aus.

Beide, Zytotrophoblast und Synzytiotrophoblast, werden wir als Einheit, als Trophoblastschicht betrachten. Das Synzytium wird während der endgültigen Ausreifung (vgl. S. 47) erheblich in der Fläche vermehrt mit Hilfe einer Verdünnung der Zellschicht von 15 µm beim Embryo bis zu einer Stärke von 7 µm. Die auffälligste Veränderung liegt in der Kernknotenbildung. Die Kerne werden an bestimmte Punkte verschoben, in der kernlosen Zone wird durch unmittelbare Anlagerung der Sinusoide eine dünne Schicht von bis auf 2 µm ausgezogenen Epithelplatten (BREMER 1916), die sogenannten Stoffwechselmembranen (HÖRMANN 1958), ausgebildet. Der Trophoblast bildet die Grenze zwischen den Organismen mit allen Kontrollfunktionen gegenüber humoralen, korpuskulären und antigenen Bestandteilen.

Die Oberfläche des Synzytium wird in den ersten Monaten mit dichten, später mit schütteren Mikrovilli überzogen (FOX u. AGRAFOJO-BLANCO 1974), die in der reifen Plazenta zunächst stummelförmig erscheinen und dann an Zahl abnehmen, im Gebiet der Stoffwechselmembranen gänzlich fehlen. Es ist möglich, an der Art und der Zahl der Mikrovilli, sowie an der Beschaffenheit und der Ausstattung der zugehörigen Trophoblastzellen mit Zellorganellen auf die Funktion des Trophoblasten zu schließen (SCHIEBLER u. KAUFMANN 1969; BOYD et al. 1968).

Der Trophoblast besitzt vielfältige Aufgaben, die im Laufe der Schwangerschaft wechselnd stark betont sind: Nidation, Ansatz zur Zottenverzweigung, Barrierenfunktion, endothelartige Begrenzung, Stoffwechselorgan, endokrine Aufgaben, gelegentlich korpuskuläre Ausschleusung, äußere Stabilität. Auch die Trophoblastzellen, die die Stammzotten umgeben, die also sicher keine Trans-

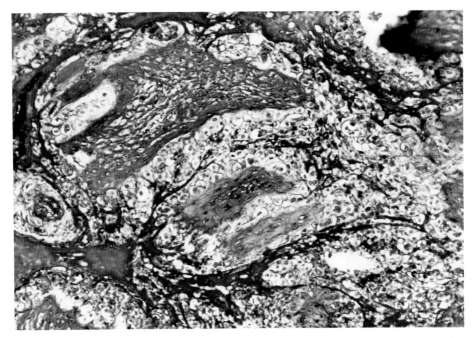

Abb. 16. Trophoblastvermehrung in einem älteren Verödungsherd: Im Zentrum straffe Stromaanteile, darumherum mehrreihige Trophoblastschichten: „endokrine Formation"

portfunktion besitzen, enthalten HPL (RÖCKELEIN 1984; BECK et al. 1986). Die Vielfalt der Trophoblastfunktion erklärt die unterschiedliche Bedeutung des Sammelbegriffes: Trophoblastinsuffizienz.

Die Reagibilität des Trophoblasten wird deutlich im Grenzbereich von Verödungsherden. Es ist sowohl in den Verödungen selbst als auch an ihrem Rande, auch wenn die Austauschfunktion nicht mehr möglich ist, doch noch gelegentlich eine Trophoblastwucherung zu erkennen (Abb. 16): dicht aneinanderliegende, große helle Trophoblastzellen, die keineswegs mehr einschichtig erscheinen, sondern geradezu rundlich auftreten und so „endokrin" wirken.

Im Randgebiet sorgt die Trophoblastschicht mit dem Fibrin zusammen für eine Abkapselung des Verödungsbezirkes bzw. für die Möglichkeit einer glatten Umfließung durch das materne Blut (vgl. S. 40). Der Verlust an Trophoblastüberzug, die Trophoblasterosion, wird durch Fibrin ersetzt (s.S. 20).

Bis zum vierten Schwangerschaftsmonat unterscheiden wir vier vorwiegend topographisch orientierte Formen des Trophoblasten (HÖRMANN u. LEMTIS 1965), die die Pluripotenz der Zellart anzeigen (STRAUSS 1964) und die Grenzfunktion, Verankerung und Ernährungsaufgaben deutlich machen:

a) Langhans-Zellschicht: Zytotrophoblast als Basis und Matrix des Synzytiotrophoblasten in allen Resorptionszotten;
b) Trophoblastsäulen: Haftzotten durch Trophoblastvermehrung (Abb. 17);
c) basale Trophoblastschale;
d) Segel, Säulen und Inseln, die z.T. von Trophoblast gebildet sind.

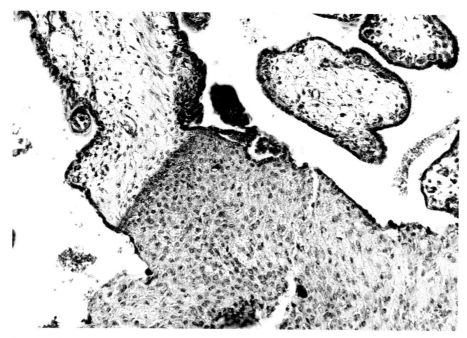

Abb. 17. Sogenannte Haftzotte: breite basale Einpflanzung des Trophoblasten in die angrenzende Dezidua, so daß nur unvollständig eine scharfe Grenze erkannt werden kann

Die besondere Plastizität, die funktionelle Adaptation und die Reaktionsfähigkeit dieser Zellart zeigt sich in der Formfülle und in den Formvarianten (HAMILTON u. BOYD 1966) (Abb. 18):

1. Synzytiale Knoten, Kernverschiebung und Vermehrung
2. Synzytiale Sprossen – Sprouts – in Richtung auf den intervillösen Raum
3. Synzytiale Buds in Richtung auf das Zottenstroma

Zu 1:
Die Kernverschiebung stellt eine normale Strukturveränderung im Laufe der Ausreifung dar (vgl. S. 54). Sie bietet die Möglichkeit der Ausdünnung der Stoffwechselmembran, sie besitzt aber auch statische Funktionen (vgl. S. 54) durch die Vermehrung von Kernknoten benachbarter Zellen und Ausbildung von Kernbrücken zum „Äußeren Skelett" (ORTMANN 1942). In der unmittelbaren Umgebung der Kernknoten ist die Zahl der Mitochondrien im Synzytium gegenüber den ausgezogenen Synzytiumanteilen erheblich vermehrt. Dieser physiologische Vorgang kann als Adaptation oder auch als pathologische Übertreibung unter dem Einfluß einer Mangeldurchblutung des intervillösen Raumes, z.B. bei der EPH-Gestose, stark vermehrt sein (vgl. S. 115) (MORRIS et al. 1956; ALADJEM 1967).

Zu 2:
Die Sprouts stellen den Übergang der verstärkten Knotenbildung in Form von fingerförmigen Erhebungen und mit knotenartiger Abschnürung dar. Sie treten

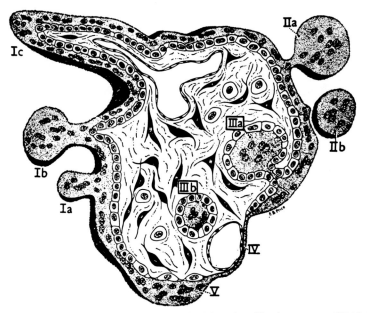

Abb. 18. Möglichkeiten der Trophoblastproliferation der Chorionzotten. (Nach HAMIL-
TON u. BOYD 1966). *Ia* Synzytiale Sprosse, *Ib* Weiterentwicklung mit angedeuteter Stroma-
spitze, *Ic* Weiterentwicklung mit Stromaausfüllung: Zottenarm! *IIa* Pendulierendes Tro-
phoblastproliferat, *IIb* Abriß (oder Ausstoßung?), *III* Invertierte Trophoblastproliferate,
IV Epithelplatte, *V* Kernverschiebung an den Rand der Epithelplatte

bei der Hypoxie und bei bestimmten Vergiftungen auf (im Experiment: Natrium-
fluorid, Monojodazetat, vgl. KAUFMANN et al. 1974). Hier ist die Möglichkeit
einer Abschnürung und einer geradezu korpuskulären Stoffwechselproduktüber-
gabe an das materne Blut gegeben.

Die Sprouts sind diagnostisch wichtig: sie lassen auf eine Mangeldurchblutung im maternen Raum – oder auf eine Anämie der Mutter – schließen. Sie
lassen nicht einen Schluß zu auf die Alterung oder auf die Übertragung (FOX
1965).

Zu 3:
Die Buds sind in ihrer Bedeutung nicht klar, sie sind auch nicht sehr häufig.
Sicher stellen sie Anfangsstadien möglicher Zottenverzweigung dar.

3.3.5 Hofbauer-Zelle

Die Hofbauer-Zelle ist fetalen Ursprunges und löst sich sehr früh, mindestens
schon in der dritten Woche, aus dem undifferenzierten Stroma und liegt – hängt
– abgerundet an den Maschen des Bindegewebsgerüstes (Abb. 19) (BOYD u.
HAMILTON 1970). Sie ist 10–40 μm groß, rund bis oval. Man unterscheidet eine
vakuolisierte große Hofbauer-Zelle von den kleinen Hofbauer-Zellen, die häufig
Granula besitzen und reich an Lysosomen sind. Sie sind ebenso wie die „ruhen-
den" Hofbauer-Zellen häufig in einer Tarnform (BLEYL 1962).

Vermutlich handelt es sich bei den Hofbauer-Zellen um fetale Makrophagen,
von denen allerdings nicht klar ist, ob sie örtlich entstehen oder aus der Blutbahn

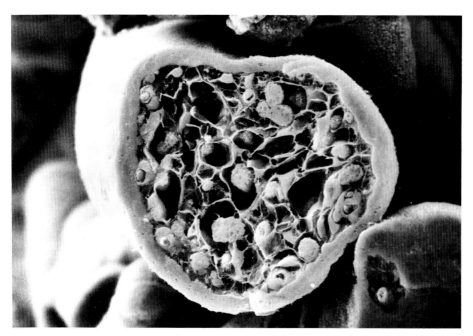

Abb. 19. Querschnitt durch eine unreife Zotte (10. Schwangerschaftswoche). Beachte die breite (doppelreihige) Trophoblastüberziehung. Die faserigen Stromaanteile begrenzen rundliche Flüssigkeitskompartimente. Anhängend (oder „schwimmend") in diesen Lükken liegen die Hofbauer-Zellen. (Aus CASTELLUCCI u. KAUFMANN 1982, mit freundlicher Erlaubnis der Autoren)

ausgetretene Monozyten darstellen. Mitosen sind nicht zu beobachten. Histochemische Untersuchungen zeigen, daß die Hofbauer-Zellen unterschiedlich fermentbestückt sind, daß es sich also um eine heterogene Zellgruppe handelt (BLEYL 1962; SCHIEBLER u. KAUFMANN 1981). HÖRMANN (1947) sowie BOYD u. HAMILTON (1970) weisen auf die hohe Stoffwechselaktivität hin und vermuten, daß sie für die fetale Ernährung, vielleicht bei dem Transport (oder der Transportlenkung) von dem Trophoblasten zu den Blutgefäßen eine Rolle spielen. Ein solcher Transport ist für materne Immunglobuline nachgewiesen. Damit können sie auch die Aufgabe einer „zweiten Barriere" für Fremdstoffe erfüllen.

Es ist ein Unterschied zwischen der tatsächlichen Vermehrung – die umstritten ist – und der Sichtmöglichkeit der Zellen, die oft durch die Umgebung bestimmt wird. Ihre absolute Zahl nimmt mit der Ausreifung der Plazenta ab. Dieser Vorgang wird bei erhaltenem Stroma offenbar retardiert. Solange faseriges Stroma deutlich wird – vor allem bei der persistierenden Diffusionsplazenta, auch bei der Maturitas retardata placentae – ist ihre Zahl nicht vermindert. So steht die Erkennung der Hofbauer-Zellen zu der Fetalisation in einem umgekehrten Verhältnis.

Gewisse pathologische (seltene) Vorgänge zeigen die Speicherungsfähigkeit dieser Form der Makrophagen. Bei den Melanophakomatosen wird in den Hofbauer-Zellen Melanin gespeichert (vgl. S. 131, Abb. 84), ebenso wie bei der cholämischen Plazentose gerade in den Hofbauer-Zellen Bilirubin enthalten ist (RÖCKELEIN et al. 1988; S. 114, Abb. 72).

4 Plazentarer Kreislauf und Kreislaufstörungen

Die Plazenta als vaskuläres Organ vereinigt zwei Kreisläufe auf engstem Raum, die einander berühren, aber nicht ineinander übergehen.

Mit der nahen Blutberührung ist die Plazentafunktion als „Lunge", „Niere", „Darm" des Feten verknüpft. Der fetale Kreislauf besitzt ein definiertes Gefäßsystem. Der materne Blutumlauf erfolgt in dem dreidimensionalen Kapillarsystem in festgelegter Richtung ohne festgelegte Blutgefäße. Der materne Blutumlauf ist daher nicht einfach zu erkennen und zu beschreiben.

4.1 Der fetale Kreislauf

Die Herzleistung des Feten ist mit der großen – riesigen! – Kreislaufprovinz der Plazenta belastet.

Vom Nabel ab laufen die arteriellen Schenkel in der 30–130 cm langen Nabelschnur in doppelt angelegten Nabelschnurarterien bis zur Chorionplatte. Der Blutdruck des Feten ist nicht abhängig von der Länge der Nabelschnur (MALPAS 1964). Auf der Chorionplatte verteilen sich die Gefäße auf der Oberfläche. Von der Chorionplatte biegen die Gefäße ab („Gefäßeinstichstellen"), gelangen in die Stammzotten und verteilen sich weiter über die Rami zu den Resorptionszotten.

Wir unterscheiden bei den fetalen Gefäßen – wie bei den Zottenarten (vgl. S. 15) – solche, die lediglich der Verteilung des Blutes dienen – Gefäße der Nabelschnur, der Chorionplatte, der Stammzotten, der Zwischenzotten (Rami) – von solchen, die der Resorption und dem Stoffaustausch dienen. Diese stellen die Kreislaufperipherie, die Masse der Resorptionszotten dar. Die Venen liegen in den Rami, Stammzotten und der Chorionplatte und sammeln sich in einer Nabelschnurvene, die arterialisiertes Blut enthält. Die arteriellen Gefäße haben anatomische Besonderheiten, die sich in ihrer Reagibilität auswirken. Die Gefäße der Nabelschnur sind eingebettet in die Whartonsche Sulze. Diese Schleimmasse bietet den Gefäßen ein solides Polster, so daß selbst ein echter Knoten in der Regel nicht zur katastrophalen Kompression der Gefäße führen muß (vgl. S. 9).

Die Gefäße der Chorionplatte sind in dem Bindegewebslager der Örtlichkeit eingebettet, während die Stammzottengefäße einerseits zur Versteifung der Plazentahöhe – z.B. unter dem Wehendruck – eine dicke Wandung besitzen, aber auch begleitet werden von dem kollagenen Gerüst, das das Organ abstützt, für die Stabilität auch der Gefäßstrecke sorgt (vgl. S. 16).

Die Arterien der Nabelschnur besitzen nur Reste einer Lamina elastica interna, die Gefäße der Chorionplatte keine elastischen Fasern. Die Stammzottengefäße sind mit ihrer Media eingebaut in das kollagene Bindegewebe der Umgebung, erst zum Ende der Schwangerschaft ist eine klare Abtrennung von Media und Adventitia auszumachen.

Das fetale Gefäßsystem ist ohne Nerven! Die Eigenregulation muß allein humoral in der Örtlichkeit gesteuert werden. Nabelschnur und Plazenta nehmen 57% des Herzschlagvolumens des Feten auf (MARGOLIS et al. 1960; MOLL 1981). Dies unterstreicht die funktionelle Bedeutung dieser Kreislaufstrecke.

Der Kreislauf durch die Plazenta kann als gebündeltes Instrument des Funktionsstoffwechsels gelten, der Lungenfunktion, Nierenfunktion, Darmfunktion. Mit einer durchfahrenen Wegstrecke ist der Austausch von Sauerstoff und Kohlensäure, Nährstoffen und Abbaustoffen, ferner die Abgabe der harnpflichtigen Substanzen erreicht. Die späteren Herzzeitvolumenpartiale von Lungen, Nieren, Darm kommen hier zentralisiert zusammengefaßt vor. Neben diesen klaren Blutflußverhältnissen – Arterien-Sinusoide-Venen – gibt es noch eine parallele Blutversorgung in Gestalt des paravaskulären Gefäßstranges (vgl. S. 16 und Abb. 13).

Das paravaskuläre Netzwerk (BØE 1969; ARTS 1961; HABASHI et al. 1983) ist in unseren Augen weniger ein Relikt der Unreife-Zeit noch dient es dem Blutaustausch (LEISER et al. 1985). Es dient vielmehr dem Druckausgleich, insbesondere schützt es die sinusoidalen Gefäßwände vor starkem arteriellem Druck nach Art von arteriovenösen Anastomosen. Die oft kapillarstarken, gelegentlich aber auch größeren Gefäße sind deutlich unter der Trophoblastrinde der Stammzotten zu erkennen. Sie werden besonders auffällig unter pathologischen Bedingungen, dann, wenn durch eine endarteriitische Obliteration die Peripherie nur durch die arteriovenösen Anastomosen befahrbar wird. Es sind dann in den Stammzottenvenen die Abschnitte durch kleinere Restkanäle mit einer Blutsäule nachzuweisen, die Anschluß an die arteriovenösen Anastomosenäste der paravaskulären Gefäße besitzen (DOLFF 1978) (vgl. S. 83 und Abb. 55).

Das periphere Gefäßsystem macht während der Reifung eine charakteristische Wandlung durch (s.S. 42). Die Kapillaren in den Resorptionszotten wandern von ihrer zentralen Einbettung im Stroma in der zweiten Hälfte der Schwangerschaft in die Mitte des Trophoblasten, sie werden randständig. Damit ist die Ausbildung der Stoffwechselmembranen vorbereitet (s.S. 50).

In dieser Lage wandeln sich die Kapillaren in Sinusoide um. Unter Sinusoiden verstehen wir Blutgefäße mit der Wandung einer Kapillare und dem Lumen einer Vene (BECKER 1962, 1981; LISTER 1964). Das Lumen der Sinusoide ist etwa fünfmal so weit als das ursprüngliche Kapillarlumen. Der dazu notwendige Raum wird durch die Verdrängung des lockeren Bindegewebes, des Platzhalterbindegewebes, geschaffen. Die Umwandlung des ursprünglichen lockeren bindegewebigen Stroma in ein sinusoidales Stroma (SCHIEBLER u. KAUFMANN 1981) ist als ein Reifevorgang aufzufassen (vgl. II. Reifezeichen, S. 53).

4.2 Der materne Blutumlauf

Die Gefäße der Uteruswand und des Endometrium sind Dauergefäße. Sie liefern nicht nur das ständig im Volumen zu steigernde Blut, sondern werden auch während der Schwangerschaft in einer großartigen Weise an Zahl und Umfang, vor allem an Lumen vermehrt. Der Uterus ist der „Motor" dieser Gefäße. Im Gegensatz dazu gehören die Gefäße der Dezidua zu der „Wegwerfstrecke", es sind „deziduelle" Gefäße im wörtlichen Sinne. Ihre Wandung ist sehr viel einfacher geworden. Sie haben eine bestimmte Form, sie sind spiralig gedreht und puffern so den arteriellen Druck der Uterusgefäße ab: Spiralarterien (Abb. 20).

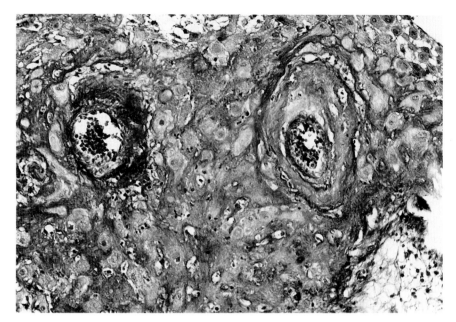

Abb. 20. Unterschiedlich dicke Wandung der Spiralarterien. Das Endothel liegt auf einer
z.T. mit der umgebenden Dezidua verbundenen Mediaschicht

Die Spiralarterien besitzen (auch) eine Sonderstellung in dem Kreislaufsystem: Sie kommen aus einem reichhaltigen, in der Schwangerschaft angereicherten Gefäßsystem des Uterus, durchsetzen in kapillärer Wandbeschaffenheit, aber
in größerer Weite des Lumens die z.T. deziduell umgewandelte Uterusschleimhaut, machen dabei ihre charakteristische spiralige Verformung durch und öffnen sich trichterförmig in der Basalplatte in den intervillösen Raum. Die Dezidua bildet die Adventitia, die Spiralarterien haben keine Elastika, wohl aber
eine zarte Muskelschicht. Die Lumenweite ändert sich während des Gefäßverlaufes nicht (NIKOLOV u. SCHIEBLER 1973a), die Angaben schwanken zwischen
200 und 1000 µm. Auch die Zahl der Öffnungen der Spiralarterien wird unterschiedlich angegeben. SCHIEBLER u. KAUFMANN (1981) sprechen von 102–488
Öffnungen. HARRIS u. RAMSEY (1966) nehmen eine Arterie pro einem cm², eine
Arterienöffnung pro zwei cm² an. Es gibt derzeit kein klares Bild von Zahl,
Lumenweite und Größe der Spiralarterien, wobei vor allem die individuelle
Schwankungsbreite ein Hemmnis für eine richtige Angabe darstellen dürfte.
Auch die unterschiedliche Größe der Haftfläche spielt bei der Unterschiedlichkeit der Angaben eine Rolle.

Die fehlende Elastika hat Rückwirkung auf die Fortleitung der Pulswelle,
die offenbar bereits vorher „gleichgerichtet" ist. Die Wand dieser Arterien enthält eine geringe Anzahl von Muskelfasern (NIKOLOV u. SCHIEBLER 1973a), die
der Basalmembran der Endothelien unmittelbar anliegen, z.T. in sie einmünden.

Die Mündungen der Spiralarterien in den intervillösen Spaltraum bilden
die Grenzzonen zwischen den Trophoblastzellen und den Endothelzellen, wobei

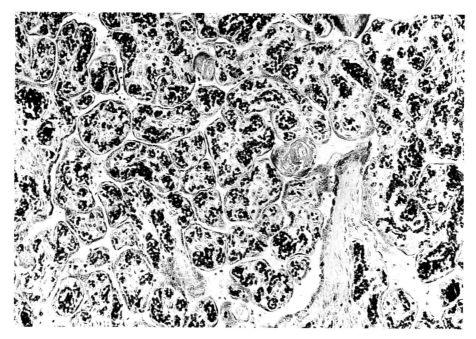

Abb. 21. Reife Plazenta. Geringe Schrumpfung, daher intervillöser Raum als Spaltraum deutlich erkennbar

erstere in den „Trichter" der Spiralarterien gegen den Strom eindringen können (HAMILTON 1966; PIJNENBORG et al. 1980, 1983), an anderen Stellen aber die Endothelien auf die Basalplatte überlappend eingreifen. Hier wird der Charakter der Trophoblasten als Endothelzellen – in örtlicher Adaptation – deutlich. Möglicherweise regeln die Trophoblastzellen im Spiralarterientrichter in mehr oder weniger großer Stärke den Blutdruck und die Blutzufuhr (BOYD u. HAMILTON 1970). Ein solcher zellulärer Regelmechanismus ist nötig, weil eine nervale Regulation nicht vorhanden ist. Die entsprechende Regulation findet in den (vorgeschalteten) Gefäßen des Myometrium statt (SCHIEBLER u. KAUFMANN 1981). Die Spiralarterien sind somit besondere Gefäße dieser Örtlichkeit, aber auch organeigentümliche Gefäße in dem gesamten Organismus.

Der Einstrom des mütterlichen Blutes in den intervillösen Raum erfolgt nicht regellos.

Die Gedanken zur „Topfplazenta" (SPANNER 1936) und zum „Eintauchen" der Resorptionszotte in das mütterliche Blut (WILKIN 1965) waren heuristisch wichtig, aber sachlich nicht berechtigt.

Das materne Blut fließt im intervillösen Raum in einem dreidimensionalen Kapillarspalt (HÖRMANN 1958), die Wandungen dieses Kapillarraumes werden von den dicht anliegenden Chorionzotten gebildet. In dem ganzen intervillösen Spaltraum ist das mütterliche Blut „frei", das heißt ohne Gefäßführung, der Trophoblast der Resorptionszotten hat Endothelfunktion.

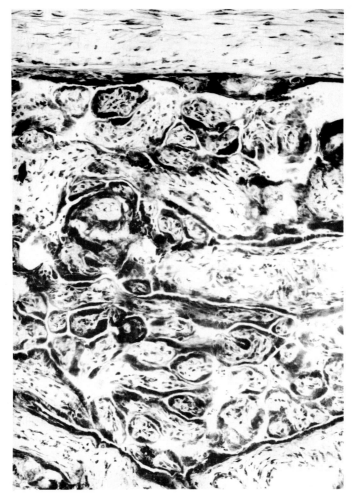

Abb. 22. Prallfüllung der fetalen Gefäße mit Milch. Gefrierfixierung: Der intervillöse
Kapillarspalt bleibt durch die Druckfüllung der Zottengefäße erhalten

Daß in unseren histologischen Präparaten der intervillöse Spalt einen echten
Raum darstellt, liegt an unserer Technik. Darüberhinaus wird – unabhängig
von der Schrumpfung – die Plazenta bei längerem Liegen auch ausgeleert, das
heißt, das Blut fließt aus den Lücken des deziduellen Abrisses aus. Dabei lösen
sich die meisten Zottenverklebungen. Die Zotten lassen sich – selbst wenn sie
kollabiert sind – zusammenschieben wie ein Puzzlespiel (Abb. 21). Der Kapillarspalt wird deutlich, wenn man die Plazenta vor der Fixierung auffüllt, tonisiert,
etwa mit Milch, wie dies die alten Geburtshelfer zur Prüfung der Vollständigkeit
empfehlen (Abb. 22). Durch die mögliche Fettfärbung entsteht ein besonders
günstiges histologisches Ergebnis (NIELSEN 1962). Eine geringe Schrumpfung
der Zotten wird bei der Zottenfibrose (s.S. 101) beobachtet. Wenn in dem nicht
tonisierten Organ große Blutmengen in dem intervillösen Raum vorliegen, die

die Zotten auseinanderdrängen, handelt es sich um materne örtliche Durchblutungsstörungen, also um ein pathologisches Ereignis (LEMTIS et al. 1970). Besonders starke Schrumpfung erfolgt bei der Kältefixierung etwa in der Kühltruhe. Die Schrumpfung ist dann so stark, daß eine histologische Beurteilung des Materials nicht mehr möglich ist (vgl. Abb. 86, S. 134).

Die Strömung des maternen Blutes geht nach bestimmten Regeln vor sich. Jeder Stammzotte ist in der Regel eine Spiralarterie zugeordnet. SCHUHMANN (1976, 1982; SCHUHMANN et al. 1986) hat diese funktionelle Einheit: Verzweigung des fetalen Zottenbaumes und die dazugehörige Spiralarterie als *Plazenton* bezeichnet (in Verwendung von Ergebnissen von WIGGLESWORTH 1969; REYNOLDS 1966; FREESE 1971; SCHUHMANN u. WYNN 1980; NOACK et al. 1981). Er hat damit eine Parallele zu dem Nephron, dem Hepaton, dem Myokardion, dem Nasion, dem Histion in anderen Organen ziehen wollen.

Das Plazenton ist weitgehend identisch mit dem „Lobulus" von GRUENWALD (1966).

5 Plazenton

Manche unterscheiden materne und fetale Kotyledonen. STRAUSS (1964) macht auf den Unterschied zwischen der „pars pro toto"-Bezeichnung Kotyledo und dem Plazenton als der fetomaternen Funktionseinheit aufmerksam. [3]

Die *materne* Kotyledo entspricht nicht der fetalen. Die materne Fläche der Plazenta ist gegliedert nach dem herkömmlichen, den Hebammen geläufigen Kotyledonenmuster. Die sog. materne Kotyledo umfaßt häufig mehrere funktionelle fetale Strömungseinheiten und besitzt daher auch mehrere Spiralarterien. Die sog. *fetale* Kotyledo bildet die Einheit des fetalen Gefäß- und Zottenbaumes. Einer fetalen Kotyledo ist eine versorgende Spiralarterie zugeordnet (WIGGLESWORTH 1969; CRAWFORD 1956; WILKIN 1965; FREESE 1971). Dies entspricht der sog. Freese-Regel (1969) „one spiral artery for each cotyledon".

Innerhalb der Strömungseinheit liegen die Strombahnen durch arterielle, kapilläre und venöse Areale – oder deren Äquivalenzstrecken – fest.

Aus dem Zusammenspiel zwischen dem fetalen Zottenbaum und der Spiralarterie ergibt sich die matern-fetale Funktionseinheit des *Plazenton* mit einer Spiralarterie.

Das Zentrum des Plazenton wird von der Spitze des Spiralarterienstrahls erreicht. Im Zentrum liegen junge und proliferationsfähige, in der Peripherie reifere Zotten. Somit liegt hier eine virtuelle mediale Achse vor (SNOECK 1962). Das Gefälle des sauerstoffreichen Blutes ist so hoch, daß eine Vaskularisierung im Zentrum „nicht nötig" ist und Diffusionsvorgänge ausreichen. Nach diesen Vorstellungen ist das Zentrum des Plazenton ein Wachstums- und Regenerationsareal, während die Plazentonperipherie den Ort des differenzierten fetomaternalen Stoffaustausches und auch der Hormonsynthese darstellt. Durch autoradiographische Untersuchungen haben GEIER et al. (1975) Wachstum im Zentrum des Plazenton festgestellt. Die Anordnung und die Stärke bestimmter Enzyme

---

[3] STRAUSS spricht von „Plazentom", bekennt sich aber später zu dem Begriff Plazenton.

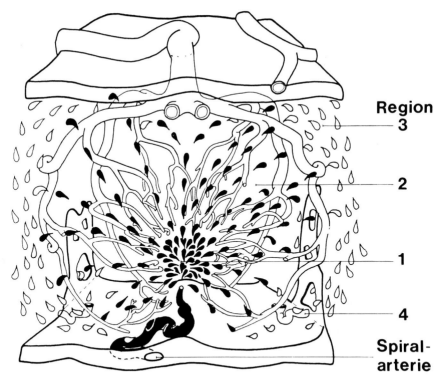

Abb. 23. Schema der Regionen im und um ein Plazenton. *1.* Zentrum des Plazenton, Rezeptakulum des arteriellen Stroms der Spiralarterie. *2.* Verteilung des Blutes aus dem Zentrum in den intervillösen Spaltraum. Berührungsflächen mit den Resorptionszotten. *3.* Subchoriale und periplazentare venöse Region. *4.* Abfluß durch die Basalplatte

– z.B. der alkalischen Phosphatase – sind unterschiedlich in den Regionen des Plazenton (Borst et al. 1973). Die Druckmessungen von Reynolds et al. (1968) zeigen am erschlafften Uterus den höchsten Druck im Zentrum des Plazenton, im kontrahierten Uterus waren alle Regionen gleichartig in den Druckverhältnissen. Unterschiedliche pO_2-Werte in den einzelnen Zonen des Plazenton hat Teasdale (1978) gemessen. Die immunhistochemischen Bestimmungen des HPL und des Choriongonadotropin zeigen deutliche Unterschiede des Zentrums und der Peripherie des Plazenton (Röckelein 1984; Beck et al. 1986). Wenn auch gegen das Konzept Schuhmanns (1976) einiger Widerspruch laut geworden ist (Schubert 1977), so haben die Untersuchungen von Beck (1982a, b) eindeutig die Berechtigung der funktionellen maternen Strömungseinheit, eben des Plazenton, erwiesen. Beck (1982a, b) hat mit histologisch schneidbarer, also auch in Serien aufarbeitbarer Röntgenkontrastmasse (Microfil) gezeigt, daß das materne Blut aus den Spiralarterien die zentrale Konkavität des Plazenton („Region 1") mit arteriellem Blut anfüllt (Bøe 1954; Reynolds et al. 1968; Schuhmann 1976, 1982) (Abb. 23). Von hier aus verteilt sich das Blut strahlenartig kugelförmig zwischen die Resorptionszotten in dem intervillösen Kapillarspalt radiär nach außen (entsprechend „Region 2"). In dieser Region ist die Strecke des bevorzugten Austausches von Sauerstoff, Nährstoffen und Stoffwechselprodukten, auch die größte Hormonproduktion. Das Blut wird – nunmehr weitgehend venös – gesammelt in dem subchorialen Raum und in den „Zwickeln" zwischen den Plazentonen („Region 3").

Das Kontrastmittel liegt hier in dichteren Massen vor. Von der subchorialen Region tropft das Kontrastmittel an der „Außenseite" des Plazenton grobflockig in Richtung auf die Basalplatte („Region 4").

Von dort fließt das Kontrastmittel in die Sinus der Basalplatte gullyartig ab.

Entsprechend den von dem Kontrastmittel gekennzeichneten Wegen finden sich in dem Plazenton:

1. Die zentrale Konkavität der Plazenta („Region 1"). Die Zotten liegen hier locker, unverbunden, sie enthalten relativ viel Bindegewebe, weniger Sinusoide, sind also „jugendlich".
2. Die „Region 2" entspricht dem intervillösen Kapillarspalt in dem Zottenbereich. Am Termin sind diese Zotten reich vaskularisiert und durch zahlreiche Kernbrücken fest verbunden, dazwischen reichlich Stoffwechselmembranen.
3. Die „Region 3" befindet sich im subchorialen Raum und zwischen den Plazentonen. Sie enthält venöses Blut, der subchoriale Raum ist je nach den Druckverhältnissen (der Eiblase) mehr oder weniger breit. Es handelt sich um einen Blutraum, der z.B. durch den Eiblasendruck nach der Basalplatte hin verkleinert werden kann (vgl. S. 121).
4. Die „Region 4" entspricht dem venösen Abfluß an der Basalplatte. Hier fand FREESE (1966) die häufigsten Fibrinthromben.

Die Untersuchungen von BECK (1982 a, b) zeigten bei „großen" Kotyledonen entsprechend den Lobi von GRUENWALD (1966), daß mehrere Spiralarterien fast ungeordnet parazentral, lateral oder marginal das Plazenton versorgen. Die Bedeutung dieser mehr lateral gelegenen Spiralarterien in Bezug auf das Plazenton ergab sich bei Großflächenschnitten (Abb. 24). Bei der reifen Plazenta erreicht nicht jedes Plazenton die Basalplatte, vielmehr liegen solche Plazentone in Zweier- oder gar Dreierreihen hintereinander (Abb. 25). Ob aus der Anzahl der Plazentone, auch aus deren Größe, ein Rückschluß auf das Ausmaß der inneren Ausgestaltung, auf die bessere Ökonomie und dadurch auf die Ausreifung gezogen werden kann, ist noch nicht klar. Wird dieses Modell in mehreren Schnitten nebeneinander gestellt, dann versteht man auch den Borellschen Strahl (1958), der ja in gleicher Weise die Chorionplatte – allerdings schneller – erreicht und von dort aus sich auf die Regionen verteilt.

Alle diese Vorstellungen wurden von RAMSEY u. DONNER (1980) zusammenfassend aufgeführt. Das bestechende an unserem Modell, das mit Röntgenkontrastmittel einerseits und histologischer Serienschnitt-Technik andererseits erarbeitet ist, besteht darin, daß es die klassischen und weiterführenden Befunde früherer Untersucher (RAMSEY 1956; RAMSEY u. DONNER 1980; BORELL et al. 1958; FREESE 1966, 1968 a, b; FREESE u. MACIOLEK 1969; GRUENWALD 1966; LEMTIS 1970; LEMTIS et al. 1970) zu erklären in der Lage ist, aber auch zu den Vorstellungen der Plazentastruktur von WILKIN u.a. paßt. Diese Beobachtungen gehen ein in den Versuch, ein gültiges Schema der funktionellen Morpho-

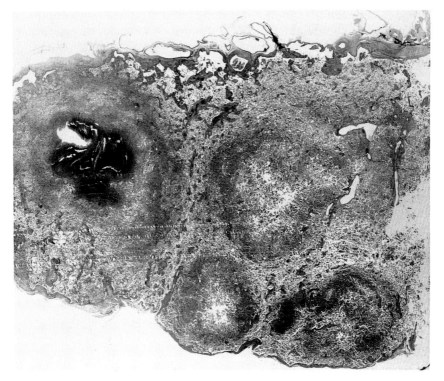

Abb. 24. Querschnitt durch die Plazenta: mehrere Plazentone übereinander. (Präparat von Thomas Beck, Mainz)

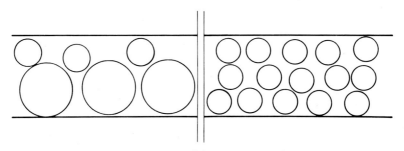

Abb. 25. Schema der möglichen Lage von Plazentonen

logie der Plazenta zu entwerfen. Ein für das Verständnis des maternen Blutumlaufes und des störungsfreien (störungsarmen) Funktionierens wesentlicher Sachverhalt besteht in der Austauschmöglichkeit von einem Plazenton zu dem anderen.

Die sog. Septen stellen nur „Bodenwellen" dar, die vielleicht für die Richtungsweisung des Blutstromes, auch als Platzhalterstruktur zwischen den Plazentonen an der Basis eine Rolle spielen, die aber keine Septierung des Stromes im Sinne einer Kammerung darstellen. Mit anderen Worten: Der Strom einer

Spiralarterie kann, falls eine Nachbarspiralarterie ausgefallen ist, diesen Bereich mit abdecken. Es besteht also eine „seitliche Kompensationsmöglichkeit". Auch die Druckverhältnisse innerhalb des intervillösen Raumes können ausgeglichen werden. Wenn etwa der Druck eines fetalen Teiles (Fuß) auf die Chorionplatte im Rahmen einer Vorwehe besonders ungleichmäßig erfolgt, dann ist ein Druckausgleich nach der Seite möglich (BECKER 1980a). Dies wird besonders deutlich dadurch, daß benachbarte Plazentone gemeinsame venöse Abflüsse besitzen. Der Druckausgleich bezeichnet einen phylogenetischen Zugewinn vor den gekammerten Plazenten, z.B. des Rindes.

6 Schema

Die Erfassung eines Organisationsschemas dieses Organes (Abb. 26) hat alle Generationen von Anatomen, Physiologen, Frauenheilkundlern und Pathologen beschäftigt (BUMM, VON SPEE, SPANNER, FRANKEN, WILKIN, SNOECK, RAMSEY, BORELL, LEMTIS, CRAWFORD, GRUENWALD und viele andere mehr). Dabei ist der fetale Blutstrom relativ einfach und frühzeitig richtig erkannt, wenn man von der vorübergehenden These von STIEVE mit der Vorstellung eines anastomosierenden Schwamm- und Raumgitters absieht.

Dagegen machte die Auffindung des Durchblutungsschemas im maternen Bereich erhebliche Schwierigkeiten. Der entscheidende Schritt zur Erfassung des maternen Blutstromes als ein dreidimensionales kapillares System ist durch HÖRMANN (1958, 1965) erfolgt. Die Besonderheiten des Plazenton (SCHUHMANN 1976; SCHUHMANN et al. 1986; BECK 1982a, b) haben die derzeit gültige Vor-

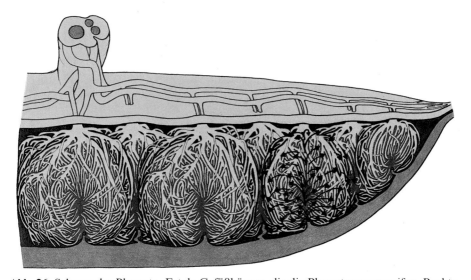

Abb. 26. Schema der Plazenta. Fetale Gefäßbäume, die die Plazentone umgreifen. Rechts außen Einzeichnung des Blutstroms im maternen Bereich: Zentralarterielle Blutzufuhr mit Verteilung des Blutes in dem Plazenton (vgl. Abb. 23). Venöser Abfluß zwischen den Plazentonen

stellung des maternen Blutstromes und damit der Organisation mit der Möglichkeit des Druckausgleiches ergeben. Auf diesen Vorstellungen beruht unser
Schema.

7 Regulation des Kreislaufes

Die Plazenta ist ein Organ ohne Nerven. Dadurch erhebt sich die Frage,
wie die beiden Kreisläufe geregelt sind und wie sie auch zueinander passend
angeglichen werden. Über diese Frage ist praktisch nichts bekannt.

Es bleibt – im Ausschlußverfahren – für die beiden Kreisläufe nur die periphere humorale Regulation, wobei Rezeptoren wie auch die Überträgersubstan-
zen unbekannt sind. Die Rezeptordarstellung ist von unmittelbar praktischer
Bedeutung.

Der *materne* Blutstrom wird in der Uteruswand und im Endometrium reguliert wie in allen anderen Organen auch. Nach Übertritt des Blutes in die Spiralarterien, die nervenfrei sind, ist eine weitere Regulation – auch humoraler Art
– erschwert, da die in Dezidua eingebettete Spiralarterie kaum noch Verengungs-
möglichkeiten besitzt. Die Regulation des „mehr" kann allein durch die Erhöhung der vis a tergo, also durch Erhöhung des mütterlichen Blutdruckes erfolgen. Ein Regulationsmechanismus des maternen Blutumlaufes ist der Druck
an sich. Daher ist die mütterliche Hypertonie eine so allgemeine Reaktionsweise
in der Gravidität.

Ein ungeklärtes Problem ist die Adaptation der Blutumlaufsysteme, vor
allem unter der Einwirkung des Druckes der Eiblase einerseits und der Uteruswand andererseits. Die Eiblase ist inkompressibel. Die Stelle, die einer begrenzten Druckwirkung im gesamten Kyema ausweichen kann, ist lediglich die
schwammartig aufgebaute, aber doch pralle Plazenta. Die Druckverschiebung
innerhalb des fetalen Systems ist begrenzt. Die Druckverschiebung innerhalb
des mütterlichen Blutes kann durch Entleerung der subchorialen und marginalen
Blutzone einen gewissen Ausgleich herbeiführen. Wird der Druck – etwa unter
der Wirkung einer Wehe oder eines Wehentetanus – konstant gesteigert, könnte
es zu einem völligen Blutstillstand in dem intervillösen Raum kommen.

Diese Faktoren – Druck, Druckausgleich, Blutfluß und Blutflußangleichung
– müssen örtlich geregelt und aufeinander abgestimmt sein (MOLL u. KÜNZEL
1974; MOLL 1981, 1985). Beide aneinander angepaßten Kreisläufe müssen
sowohl die Eigenregulation – die regional verschieden sein muß – als auch die
Anpassung ohne eine nervale Übertragung bewerkstelligen. Die fetale Regulation ist in der Druckschwankung begrenzt. Sie kann primär nur durch das
kindliche Herz und die Kreislaufmechanismen des Feten erfolgen. Als Instrument einer fetalen Regulation ist die arteriovenöse Anastomosenumleitung über
das paravaskuläre Gefäßsystem ein peripheres Hilfsmittel. Es ist denkbar, daß
mit den Nährstoffen auch kreislaufaktive Substanzen in die Zotte übergehen.
Ob sie dann unmittelbar ihre Wirkung auf die Gefäße oder erst über das Kreis-
laufzentrum des Feten ausüben, also sekundär induziert durch die fetale Kreislaufregulation wirksam werden, ist nicht bekannt. Der mittelbare Weg ist aber
wahrscheinlich, weil die Herzleistung des Feten über pharmakologische Wirkung
auf die Mutter erreicht und gemessen werden kann (z.B. der Einfluß vom Rau-

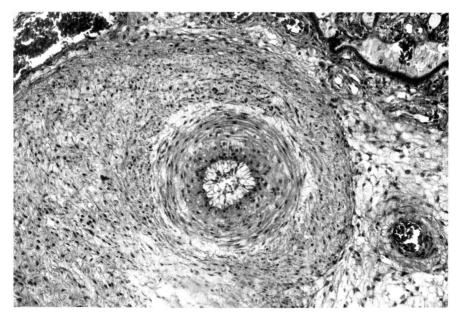

Abb. 27. Aufquellung der subendothelialen Muskelschicht mit weiterer Einengung des Lumens: Regulationsmechanismus

chen der Mutter). Gestaltlich ist nichts charakteristisches nachzuweisen. Oft wird erwartet, daß Hypertoniezeichen mütterlicher Art auch im fetalen Bereiche, vor allem in den Stammzotten vorhanden sein müßten. Dann müßten auch das fetale Herz und die Gefäße im fetalen Organsystem unter Hypertoniebedingungen stehen. Trotz der Messungen von LAS HERAS et al. (1985) ist eine Übertragung der Blutdruckfaktoren ohne fetale Herzhypertrophie schwer verständlich.

Eine morphologisch erkennbare Struktur könnte unter O_2-Mangel die Aufblähung der subendothelialen glatten Muskelfasern der Stammzottengefäße sein, die in unterschiedlicher Höhe (am geborenen Präparat) angetroffen werden (RÖCKELEIN u. HEY 1985). Gelegentlich verschließen sie gänzlich das Lumen (Abb. 27, vgl. Abb. 40). Das postpartale anatomische Präparat kann nur Zufallsbefunde ergeben ohne Beziehung zu den regulativen Gegebenheiten in situ. Aber die Aufquellung schlechthin als „Kunstprodukt" abzutun, ist sicher falsch (VAN DER VEEN et al. 1982a). Wir sehen diese Gefäßeinengung in der gleichen funktionellen Richtung wie die sog. Hobokenschen Klappen (s.S. 8).

8 Kreislaufstörung

Die *pathologische Reagibilität* des maternen Blutstromes wird durch die strukturellen Gegebenheiten bestimmt.

Eine *zu geringe* Blutzufuhr wird durch die Blutdruckwelle der Mutter, auch durch die Blutgefäße in Uterus und Endometrium beeinflußt. Die zu geringe

Blutzufuhr zu der Plazenta ist offenbar ein wesentlicher, wenn nicht entscheiden-der Faktor der EPH-Gestose (vgl. S. 115).

Es sei auf die Sklerose der Deziduagefäße hingewiesen, deren geringe Durch-blutung durch eine Hypertonie der Mutter ausgeglichen werden muß, bei deren Entstehung und Progression aber auch die Hypertonie im Sinne des circulus vitiosus eine Rolle spielt. Daher ist es schwierig, eine Hypertonie im Rahmen einer EPH-Gestose von einer Pfropfgestose zu unterscheiden.

Gelegentlich sind in den Spiralarterien-Trichtern, mehr noch in den basalen Venen, Thromben zu finden, die allerdings erst in größeren Mengen funktionell wirksam werden und zur Durchblutungsstörung Anlaß geben. Sie wurden früher als das Kennzeichen, vielleicht sogar als die Ursache der (Prä-)Eklampsie gewer-tet (HINSELMANN 1913). Der Fund derartiger thrombotischer Verschlüsse ist viel seltener als die EPH-Gestose selbst. Die Beobachtung ist insofern wichtig, als sie ein Argument für die Durchblutungsminderung des maternen Blutraumes darstellt.

Ein Indikator der Kreislaufstörung ist die Fibrinablagerung. Diese spielt eine entscheidende Rolle bei der *Infarktlehre* des Organes.

Infarkte sind nach den Regeln der Allgemeinen Pathologie Gebiete territoria-ler Minderversorgung. Weiße Infarkte sind Folge einer totalen Ischämie (bei funktionellen Endarterien). Rote (hämorrhagische) Infarkte können nur bei doppelter Blutversorgung *einer* Gefäßprovinz durch *zwei* Einflußbahnen ent-stehen.

Beide Sachverhalte treffen für die menschliche Plazenta *nicht* zu. Eine isch-ämische Nekrose als Definition der Plazentainsuffizienz (WALLENBURG 1971 b) ist dabei zu wenig.

Ischämische Infarkte lassen sich theoretisch denken, wenn mehrere benach-barte Spiralarterien verschlossen würden, so daß tatsächlich eine materne Ischämiezone entstünde – die zunächst aber nicht zu einer ischämischen Nekrose führen würde, da die Zotten von Seiten des Kindes noch gerade eben ernährt werden.

Hämorrhagische Infarkte sind in der Plazenta undenkbar, weil die *eine* Durchblutungszone – etwa der intervillöse Spaltraum – nur unter mit dem Leben nicht zu vereinbarenden Bedingungen von dem *zweiten* (fetalen) Blutstrom Blut erhalten könnte.

Obwohl also echte Infarkte in der Plazenta nicht vorkommen, spielen sie in der Literatur eine große Rolle. Bei makroskopischer Betrachtung zeigen sich knotige weiße oder rote Herde, die oft die ganze Breite der Plazenta einnehmen und häufig in der Vielzahl vorkommen (Abb. 28).

Große Teile der Plazenta sind davon besetzt und fallen damit für die Aus-tauschfunktion aus. Solche Herde sollten besser und ohne pathogenetische Prä-tention als *Verödungsherde* bezeichnet werden (BECKER 1963, 1981; WALLEN-BURG et al. 1973). Die Verödungsherde bestehen – bei ganz unterschiedlicher Entstehungsweise – im wesentlichen aus Fibrin, das „liegen bleibt", ohne daß es organisiert werden kann (s.S. 100).

Verödungsherde entstehen auf verschiedene Weise. Ein entscheidendes Krite-rium besteht in dem Verhalten gegenüber den Zotten der Umgebung (Tabelle 4).

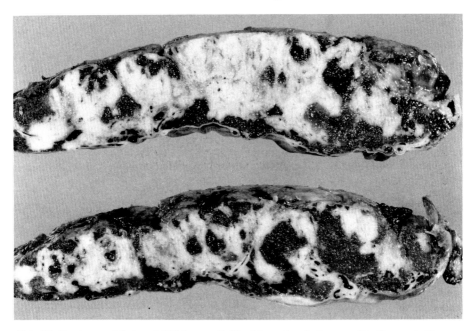

Abb. 28. Stark entwickelte vielfältige große Verödungsherde (sog. weiße Knoten). Plazentainsuffizienz

Tabelle 4. Schema über die formale Genese der Verödungsherde

Blutsee (Hämatom)		Fibringerinnung im intervillösen Spalt	
↓		↓	
Gerinnung (ausgelaugtes Hämatom)		Gitterinfarkt	
Zottenverdrängung	Weißer Knoten	Zotten umflossen, engverklebt	
	Verödungsherd		

Zwei Grundformen sind abzugrenzen:
1. Verödungsherde mit *Verdrängung* der Zotten (Abb. 29). Die Resorptionszotten werden auseinandergedrängt, komprimiert. Aus dem Spaltraum wird ein echter dreidimensionaler, meist kugeliger Raum.
2. Die Zotten werden durch Fibrin verklebt. Die Zotten sind noch schattenhaft zu erkennen, hierbei sprechen wir von sog. Gitterinfarkten.

Zu 1: Hämatom
Die Verödungsherde mit Verdrängung der Zotten stellen im wesentlichen unterschiedlich alte Hämatome dar. Man kann Hämatome in jedem Stadium der Entwicklung und der Auslaugung erkennen. Eine frische Blutung in dem intervillösen Spaltraum drängt die Zotten auseinander. Geschieht sie kurz vor oder unter der Geburt, dann läuft das ungeronnene Blut aus der Höhlung, es entsteht ein „Loch" (sog. „Lochplazenta") (vgl. Abb. 29).

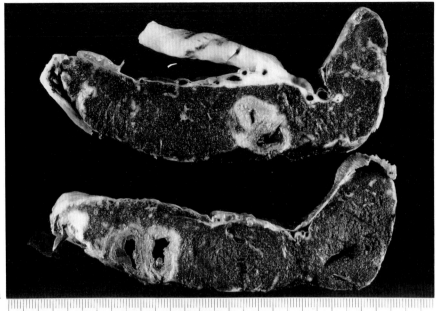

Abb. 29a, b. Alte Verödungsherde, alte Hämatome. Verödungen einzelner Plazentone mit Lockerungen im Zentrum, z.T. frische Hämatome, sog. Lochplazenta

Auffällig ist stets die Rundform dieser Blutungen entsprechend der Form des Plazenton. Erfolgt die Blutung früher – also nicht unmittelbar vor dem Partus – dann wird das Hämatom ausgelaugt, es blaßt aus, es wird „weiß". Auf der Schnittfläche der geborenen Plazenta lassen sich verschieden große, vielleicht auch verschieden alte „weiße Knoten" ausmachen (vgl. Abb. 28).

Das Problem dieser Hämatome liegt in ihrer *Entstehung*, in ihrem *Schicksal* und in der *Abgrenzung* gegen die Umgebung.

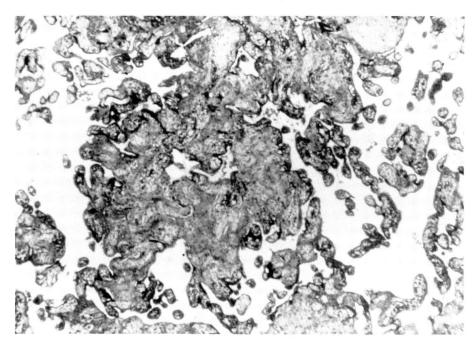

Abb. 30. Kleine Gitterinfarkte: Fibrinverklebte Resorptionszotten, z.T. Untergang des Trophoblasten

Über die *Entstehung* wissen wir wenig. Bei dem Hämatom kann es sich um geronnenes maternes Blut handeln, aber auch um fetale Blutungen, die von Fibrin gegen den umgebenden intervillösen Raum abgeschottet werden. Durch Verschluß einer oder mehrerer benachbarter Spiralarterien kann es zu einem Unterdruck in dieser Region kommen, so daß von der venösen Seite in diese Zone Blut einfließen kann. Die fehlende vis a tergo verhindert den weiteren Abfluß. Dies entspricht dem Vorgang einer hämorrhagischen Infarzierung. Es scheint aber, daß eine solche Entstehung nicht häufig ist. Viel häufiger entstehen offensichtlich wegen der Druckverhältnisse die Hämatome durch den arteriellen Blutstrom. Dann nimmt ein solches Hämatom zunächst einmal den Raum eines Plazenton ein, vielleicht zunächst nur das Zentrum des Plazenton. Mit aller Vorsicht kann man folgern, daß rundliche Hämatome aus Druckerwägungen arteriellen Ursprungs zu sein scheinen, kantige und eckige Hämatome entsprechen mehr dem venösen Abschnitt des maternen Blutumlaufes entsprechend den Verhältnissen des Plazenton (Region 3 bis 4) (vgl. Abb. 23). Ein Verschluß der Venen in der Basalplatte ist möglich und kommt häufig vor. Daß ein venöser Verschluß zu einem Hämatom führt, ist unwahrscheinlich, weil der venöse Abfluß über vielerlei Wege erfolgen kann: Die basalen Venen sind relativ dicht angelegt, den venösen Abflüssen stehen noch der subchoriale Blutraum und der marginale Raum zur Verfügung.

Die Abgrenzung nach der Umgebung erfolgt durch eine Fibrinverklebung der abgedrängten und komprimierten Zotten (Abb. 31). Das Hämatom wird umgeben von einer mehr oder weniger breiten Schicht von Fibrin im Zottensaum in ganz ähnlicher Weise wie dies bei den Gitterinfarkten insgesamt der Fall ist.

Der Saum grenzt nicht so undurchdringlich von der Umgebung ab, daß nicht von dort aus, möglicherweise auch von den fetalen Gefäßen der verdrängten Zotten, noch ein (zellfreier) Saftstrom in das Hämatom gelangt, das Hämoglobin abbaut und auf diese Weise die Auslaugung ähnlich wie bei einem alternden Thrombus erfolgt. So wird das zuerst rote Hämatom („roter Infarkt") je nach Größe in schätzungsweise vier Wochen zu einem weißen Knoten („weißer Infarkt"). Es unterscheiden sich rote und weiße Knoten nur durch ihr Entstehungsalter.

Zu 2: Gitterinfarkte
Wenn die Chorionzotten nicht verdrängt, sondern zusammengeklebt werden, dann werden die Resorptionsflächen besetzt und funktionell ausgeschaltet. Pathogenetisch können hierbei mehrere Faktoren eine Rolle spielen, ohne daß im Einzelfall die Pathogenese erschlossen werden kann (Abb. 31).

Die Verlangsamung des maternen Blutstromes kann zur Stagnation und dadurch zu Fibringerinnung führen. Dies ist offensichtlich die häufigste Ursache. Die Trophoblasterosion wird stets von Fibrinverklebungen begleitet (vgl. S. 20). So läßt sich schließen, daß dieser Vorgang sowohl von der Trophoblastseite als auch von dem maternen Blutstrom her eingeleitet werden kann. Eine Trophoblastdegeneration kann eine solche Fibrinablagerung auslösen, ohne daß eine Nekrose oder eine Desquamation, also eine wirkliche Erosion erkannt werden muß.

Die in der Literatur viel diskutierte Möglichkeit, daß ein Gitterinfarkt auch entsteht, wenn im fetalen Zottenbaum die Gefäße veröden und dort das Blut stagniert, etwa bei einer fetalen Herzinsuffizienz bis zum Herzstillstand, wird widerlegt durch die fehlende Fibringerinnung beim Verschluß der Stammzottengefäße im Falle der Endarteriitis obliterans (vgl. S. 79). Hierbei sind die Zotten avaskulär, die Trophoblastschicht wird aber weiter von dem maternen Blut erhalten und ernährt, sie kann über die Diffusion auch das angrenzende Bindegewebe ernähren, ohne daß ein fetaler Blutstrom vorhanden wäre. Ganz ähnlich liegen die Verhältnisse bei abgestorbenem Fetus: Obwohl keine Zirkulation mehr in den fetalen Gefäßen erfolgt, veröden die intervillösen Kapillarspalten erst mit dem Nachlassen der maternen Zirkulation (die tagelang noch bestehen bleibt). Wir sind der Meinung, daß auch der Gitterinfarkt im wesentlichen durch eine Zirkulationsminderung – bis zur Stagnation – im maternen Blutkreislauf entsteht. Allerdings können kleine Gitterinfarkte, die relativ häufig sind, im Beginn auch durch Trophoblasterosionen entstehen. Die Begrenzung des Gitterinfarktes ist unregelmäßig, nicht so glatt wie bei den älteren Hämatomen, auch ist der Gitterinfarkt selten kugelförmig.

Für die Funktion der Plazenta bedeutet der Verödungsherd einen örtlichen Ausfall der Resorptionsfläche. Die Menge bestimmt, wie stark sich jeweils ein solcher Resorptionsausfall auf die Gesamtleistung der Plazenta auswirkt. Es besteht kein Zweifel, daß eine Vielzahl kleiner oder wenige sehr große Verödungsherde zu einer Plazentainsuffizienz führen können („zu klein gewordene

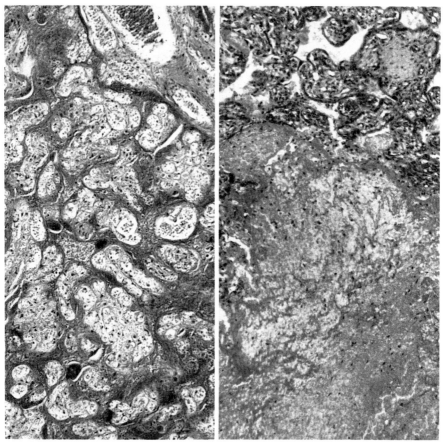

Abb. 31. *Links* im Bild: Sogenannter Gitterinfarkt. Schattenhaft erkennbare Zottenareale, der Trophoblast ist verschwunden, die Zotten sind zusammengeklebt durch intervillöses Fibrin. *Rechts* im Bild: Altes Hämatom, Verdrängung der Zotten, Abgrenzung gegenüber den Resorptionszotten durch Fibrin „Weißer Knoten"

Plazenta", s.S. 100). Außer der Ausdehnung spielt aber auch noch der Zeitpunkt der Entstehung eine Rolle.

Frühzeitig entstehende Verödungsherde können zum Abort und zur Fehlgeburt fühen. Frühzeitig entstehende und immer wieder neue Verödungen können partiell kompensiert werden. Die restlichen Zotten „reifen schneller", d.h., sie sind eher in ihrer Funktion zu einer gesteigerten Ökonomie gelangt, sie erreichen früher ihr funktionelles Endziel. Dabei kommt es vor, daß das Kind klein, manchmal kritisch klein bleibt, die Plazenta wiegt nicht weniger (Verödungsherde wiegen mit). Die Resorptionsfläche – nicht die Basalfläche – ist durch die Verödungsherde drastisch verringert. Die Chorionzotten sind in ihrer inneren Ausgestaltung am Ende: „geburtsnotwendig". Ein großer Teil der Fälle mit Maturitas praecox (vgl. S. 59) ist auf eine derartige durch zu große Verödungen provozierte vorzeitige Ausreifung zurückzuführen. Das sehr kleine Kind holt relativ rasch extrauterin seine Ernährung nach, insbesondere kommt es rasch zu einem guten Gewicht. Man kann von einem „plazentaren Zwerg" sprechen (SCHUHMANN 1969).

Die Plazentainsuffizienz ist eine Funktion der verbleibenden Zotten mit ihrer Kompensiermöglichkeit. Die histologische Untersuchung eines solchen Verödungsherdes kann Auskunft geben über die Art (Hämatom, Gitterinfarkt) oder annäherungsweise auch über die Zeit durch die Randbeziehung. Die Beurteilung, ob die Verödung kritisch gewesen ist und zu einer plazentaren Insuffizienz geführt hat, läßt sich nur aus den funktionierenden Zotten und ihrer Ausreifung in Bezug auf die Kindsreifung, also durch die Beschaffenheit der Zotten zwischen den Verödungen einordnen. *Einzelne große* Verödungen sind im allgemeinen nicht in der Lage, eine plazentare Insuffizienz herbeizuführen. Viele kleinere Verödungsherde dagegen sind eher geeignet, die Resorption zu stören.

9 Permeabilität

Die Plazenta ist ein Permeationsorgan schlechthin. Alle Stoffe, die zum Aufbau und zur Entwicklung des Feten benötigt werden, treten durch den Trophoblasten in die Zotte und werden auf dem venösen Schenkel der Resorptionszottenbäume in den Feten transportiert, ebenso wie alle Stoffwechselprodukte vom Feten über die Trophoblastbarriere der Mutter zugeführt werden. Dies ist banal. Eine Bedeutung für die Pathogenese gewinnt die Permeation von „unphysiologischen Stoffen", das heißt vor allem von Arzneistoffen, Drogen und Stoffwechselprodukten.

Es gibt Übersichten über die „Plazentagängigkeit" von Arzneistoffen und über ihre regelhafte Bedingung (HÜTER 1981; REINHARDT u. RICHTER 1981). Ein solcher Übertritt kann zur Ernährungsstörung des Kindes führen, zu funktionellen Störungen, zu Mißbildungen und Tumoren (GOERTTLER u. LOEHRKE 1976). Das bekannteste Beispiel für Entwicklungsstörungen durch Arzneistoffe liegt vor in der Thalidomidembryopathie.

Die Permeation von Arzneistoffen, Toxinen oder Metaboliten, die in die Organogenese oder in die Ausbildung der Organe eingreifen, hinterläßt in der Trophoblastschicht keine Veränderung. Es liegt nicht ein Versagen des Trophoblasten vor, wenn ein solcher Stoffaustausch erfolgt. Eine Stoffwechselstörung durch derartige Metabolite stellt kein Versagen, sondern ein Zeichen für die physiologische unselektierte Durchlässigkeit dar. Anatomische Besonderheiten sind nicht zu erwarten.

Bei den *Schäden durch Rauchen* der Mutter in der Schwangerschaft ist die Frage des Überganges besonders wichtig. Die fetalen Blutgefäße werden nicht nerval gesteuert. Die Beeinflussung des kindlichen Herzrhythmus zeigt, daß die Stoffe (ob Nikotin oder auch andere sei dahingestellt) auf das Kind übergehen. Die Annahme, man könne an den Stammzottengefäßen der Plazenta etwa bei während der Schwangerschaft viel rauchender Mutter Veränderungen erkennen (LÖHR et al. 1972), geht daher offensichtlich von der unmittelbaren Nikotineinwirkung auf die Gefäßendothelien aus. Kleinere Zottendurchmesser, weniger Stoffwechselmembranen, Verdickung der Basalmembranen haben VAN DER

VELDE et al. (1983, 1985) bei während der Schwangerschaft rauchenden Müttern morphometrisch nachgewiesen und halten es für möglich, daß dies durch eine Kadmiumwirkung erklärt werden muß.

Wir halten es eher für eine Suggestion, wenn ASMUSSEN (1979) Gefäßunterschiede von rauchenden und nicht rauchenden Müttern derart herausstellt, daß er die „Raucherplazenta" schon makroskopisch erkennt („sie fühlt sich derb und wenig flexibel an").

Dagegen ist eine Beeinflussung der fetalen Blutgefäßregulation in dem embryonalen nervalen Bereich denkbar und nachgewiesen (BÖGER u. MAU 1982). Die augenscheinlichen funktionellen Befunde bei rauchenden Müttern lassen sich auf die Mangeldurchblutung von Seiten der Uteringefäße zurückführen (VAN DER VEEN u. FOX 1982). Dazu paßt auch, daß es oft bei Raucherinnen eben keine faßbaren gestaltlichen Veränderungen gibt.

Wenn eine Wirkung des Rauchens auf die Gefäße des uterinen Plazentabettes erfolgt, dann kann die Durchblutung des intervillösen Raumes verringert sein, dann kann eine Hypotrophie des Kindes als Folge eintreten, vielleicht mit einer besonderen Hyperplasie des Trophoblasten (vgl. S. 118).

Die Kombination von Koffein und Zigaretten (300 mg Koffein täglich und mehr sowie 15 Zigaretten pro Tag und mehr) während der Schwangerschaft erbrachte ein signifikant geringeres Geburtsgewicht als bei nicht rauchenden und nicht Kaffee trinkenden Müttern (BEAULAC-BAILLARGEON u. DESROSIERS 1987).

Ähnlich liegen die Verhältnisse bei der Alkoholfetopathie, die am Kinde charakteristische Dysplasiebilder und Hypotrophie hervorruft, an der Plazenta aber keine gesicherten (etwa diagnostisch verwertbaren) Kennzeichen hinterläßt.

Der Sachverhalt ist zu vergleichen mit dem einer belebten Straße, die selbst keine Veränderungen erfährt, wenn unter den vielfältigen Menschen ein Pferd, eine Katze oder ein Mörder sich befinden.

10 Reifung und Reifungsstörung

Reifung ist Entwicklung zur funktionellen Verbesserung und besseren Ausnutzung der Struktur in der Zeit, oft auch in Verbindung mit dem Abbau von nicht mehr benötigten Strukturen.

Das Prinzip der Ausreifung besteht in der – zweckentsprechenden – Verbesserung der Ernährung des Feten durch die Mutter unter Annäherung der Kreisläufe von Mutter und Kind. Dieses Prinzip ist in der Phylogenese vorgezeigt. Es ist von GROSSER (1927, 1952) an verschiedenen Plazenten aufgezeigt und kann in seiner vereinfachten Form – nach dem modifizierten Schema von Kurt GOERTTLER (1950) – erörtert werden (Abb. 32).

Durch die Reihe der Plazentalier rücken die Blutgefäße der Mutter aus dem Endometrium näher an die fetalen Gefäße des Zottenbaumes heran, bis die Schichten gerade noch unkritisch reduziert sind. Bei der Placenta haemochorialis grenzt die Trophoblastschicht unmittelbar an das Blut der Mutter, die materne Gefäßwand ist völlig geschwunden. Mit der Verringerung der Permeationsschichten zwischen den beiden Kreisläufen ist in der Placenta haemochorialis

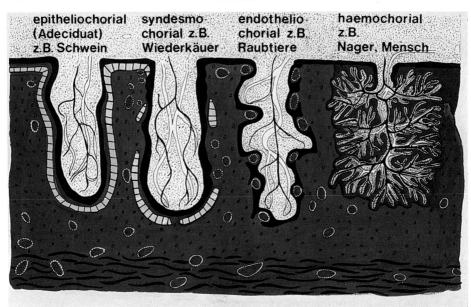

Abb. 32. Vergleichende Plazentation bei verschiedenen Tieren: Verringerung des Abstandes zwischen dem maternen Blut (rot) und den fetalen Gefäßen (schwarz). (Verändert nach GOERTTLER 1950)

ein Ende dieses Prinzipes erreicht. Es kann jetzt keine Trennwand weiter verschwinden, weil sonst eine korpuskuläre Blutmischung erfolgen würde.

Dieses Prinzip – Verringerung der Trennwände – wird in der Ontogenese mit anderen Mechanismen auf der *fetalen* Seite fortgesetzt.

Die innere Ausgestaltung, die dieses Prinzip weiterträgt, ist nicht weniger plastisch als die Anpassung der äußeren Form. Es werden alle „Reserveräume" von Blutgefäßen ausgefüllt. Wenn dies vollständig geschehen ist, ist die Plazenta „geburtsnotwendig".

Während in der embryonalen Phase das Ei mit der lytischen Fähigkeit des Trophoblasten in engen Kontakt mit der Dezidua und den mütterlichen Blutgefäßen tritt, ist eine nutritive Durchsaftung von der deziduellen Seite über die doppelte Trophoblastlage zu der relativ breiten Zotte und dem faserreichen Zottenstroma durch eine Diffusion möglich, um den nötigen, vergleichsweise geringen, Bedarf an Nährstoffen auszutauschen.

Die länger werdenden Zotten drücken zugleich die Retraktion der Dezidua aus. Die Haftzotten halten die Verbindung zu der Dezidua. Sie haben eine mechanische, weniger eine nutritive Aufgabe. Der Aufbruch der Basalplatte durch die Spiralarterien und deren Ausfluß in den intervillösen Spaltraum zeigt die Verbesserung der Durchblutung und Annäherung der Kreisläufe an. Die doppelte Trophoblastzellschicht ist damit unmittelbar an den mütterlichen Blutstrom angelegt, der durch den intervillösen Spalt läuft. Der fetale Trophoblast übernimmt die materne Endothelfunktion. Auch jetzt noch erfolgt die Ernährung des Embryo allein durch eine Diffusion durch die Trophoblastschicht in das spärlich kapillarisierte Zottenstroma (KAUFMANN 1981).

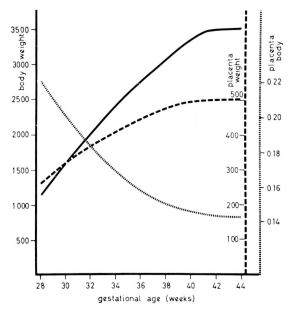

Abb. 33. Wachstums- und Gewichtskurve der Plazenta im Vergleich zu dem Wachstum des Kindes: Plazentagewicht erhöht sich nicht im gleichen Verhältnis, die relative Größe nimmt ab. Folge: Die innere Ausgestaltung („Rationalisierung") der Plazenta ist eine funktionelle Notwendigkeit. (Nach GRUENWALD 1963)

Von der Wende des ersten zu dem zweiten Trimenon an wird der Bedarf so groß, daß die ausschließliche Diffusion – etwa bis zu den Stammzottengefäßen – nicht mehr ausreicht. Eine ständig zunehmende Vaskularisation der Resorptionszotten nimmt den Saftstrom auf. Der Durchfluß wird durch verkleinerte Zottendurchmesser zunächst mit mehreren intravillösen Kapillaren, dann mit randständigen Kapillaren bis hin zu den Sinusoiden ermöglicht: Das Ökonomieprinzip wird deutlich.

Im letzten Trimenon der Schwangerschaft bleibt das Gewicht der Plazenta im Verhältnis zum Kindswachstum (Abb. 33) trotz gesteigerten Nahrungsbedarfs zurück. Daraus ergibt sich die Notwendigkeit einer „Rationalisierung".

Es erfolgt der Übergang der (embryonalen) Diffusionsplazenta in die (fetale) Vaskularisationsplazenta. HÖRMANN (1958) nennt diesen Vorgang *Fetalisation.*

Die Ausbildung und die Verbesserung des fetalen Kreislaufes bringen eine verbesserte Ausnutzung, eine beschleunigte Permeation und verlangen damit auch eine verstärkte Perfusion des maternen intervillösen Raumes. Die logische Weiterentwicklung der Verbesserung dieses Blutumlaufes – „Rationalisierung der fetalen Versorgung" – erfolgt durch die Zottenreife mittels einer *Verringerung der Permeationsstrecke und einer Vergrößerung der Austauschfläche.* Diese beiden Größen sind die Standardbezugspunkte bei der Bestimmung einer plazentaren Insuffizienz.

Die zunächst großen plumpen Zotten (Abb. 34) werden in viele schlanke, mit kleinem Durchmesser versehene Zotten umgewandelt. Sie bieten so eine

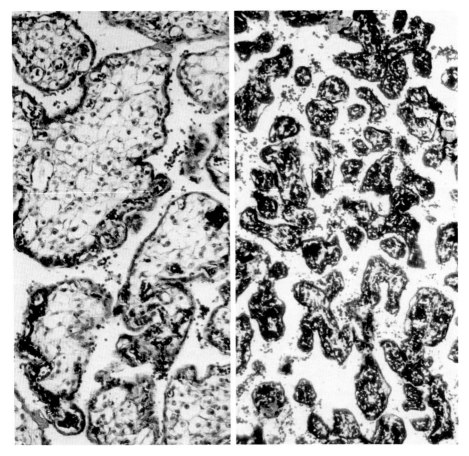

Abb. 34. *Linkes* Bild: Große plumpe Zotten mit einreihigem Trophoblastüberzug, 5. Schwangerschaftsmonat. Nur kapillare Blutversorgung. *Rechts:* Reife Plazenta (10. Schwangerschaftsmonat). Das Stroma ist sinusoidal geworden, die Zottendurchmesser sind erheblich verkleinert. Gleiche Vergrößerung beider Abbildungen

große Oberfläche. Während dieses Vorganges wird der doppelte Trophoblast der Resorptionszotten durch Reduktion der Langhans-Zellschicht unter Vermehrung der Synzytiotrophoblastschicht in eine einschichtige Lage umgewandelt. In dem Maße, wie die Kapillaren im fetalen Gebiet sich in Sinusoide umgestalten, werden auch die Trophoblastkerne von den Diffusionsstellen auf bestimmte Randbezirke verschoben. Dadurch werden die Stoffwechselmembranen (HÖRMANN 1958), die Epithelplatten (BREMER 1916; AMSTUTZ 1960; KEMNITZ 1970), die vaskulosynzytialen Membranen (GETZOWA u. SADOWSKY 1950) dünn ausgezogen und liegen unmittelbar den Sinusoiden an (Abb. 35). Diese Membranen können geradezu ausgebeult sein. FOX u. AGRAFOJO-BLANCO (1974) sprechen von „dome like"-Erhebungen. Jetzt besteht die Permeationsstrecke aus der Sinusoidwand und deren Basalmembran und dem ausgezogenen Synzytiotrophoblasten, dessen Basalmembran an der Stelle der Gefäßanlagen

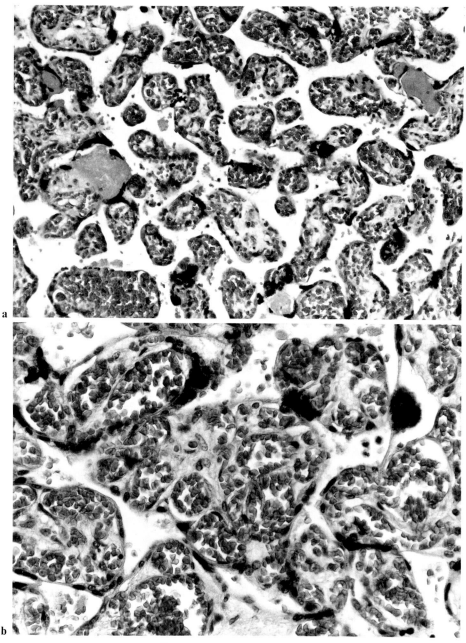

Abb. 35a, b. Reife Plazenta. **a** Übersicht: präpartale Verkleinerung der Zottendurchmesser (I. Reifezeichen). **b** Detail: Umwandlung der intravillösen Kapillaren in Sinusoide mit Verdrängung des Bindegewebes (II. Reifezeichen), Kernbrückenbildung (III. Reifezeichen) unter Ausbildung von Stoffwechselmembranen

mit derjenigen des Gefäßes verschmilzt. Die Permeationsstrecke ist an optimalen Stellen auf 6 μm Dicke herabgemindert. Eine weitere Verringerung der Permeationsstrecke ist nicht mehr möglich. Das Ende dieses Entwicklungsprozesses ist erreicht.

Nach der groben Skizzierung der Prinzipien der Plazentaausreifung weniger unter deskriptiven Aspekten als vielmehr im Hinblick auf die gesteigerte Funktion durch und während der inneren Ausgestaltung (= Ausreifung) sollen jetzt die einzelnen Stadien behandelt werden. Diese führen dazu, daß

a) die Permeationsstrecke verkürzt,
b) die Resorptionsfläche (die Austauschfläche) vergrößert wird.

In der *Behinderung* dieser beiden Faktoren liegt die Ursache der Plazentainsuffizienz.

10.1 Reifestadien der Plazenta

Die Aufzweigung des Zottenbaumes in zahlreiche Äste in der Peripherie, also die Zahl der Resorptionszotten – die Verdichtung des Laubes an den Bäumen – wird im Laufe der Schwangerschaft in stärkerem Maße vermehrt als es dem Größenwachstum des Organes entspricht.

Die *Zotten* sind in dem ersten Schwangerschaftsdrittel plump, groß, aneinandergeschmiegt und durch einen doppelreihigen Trophoblasten umgeben (Abb. 36).

Die Form der Zottenquerschnitte ist nicht ideal rund, sie ist der Umgebung angepaßt an die ganze Zottenfamilie – wie ein Puzzlespiel – und doch überwiegen die großen runden Formen. Die entscheidenden Veränderungen der Zottenform in der zweiten Schwangerschaftshälfte bestehen in der Aufteilung der Zotten mit einer Verkleinerung der Zottendurchmesser von 150 μm bis etwa auf 30–60 μm (FOX u. AGRAFOJO-BLANCO 1974). Durch eine feinere, lumenschwächere Verästelung wird die Oberfläche vergrößert, auf die es für die Funktion des Organs ankommt: die Resorptionsfläche.

„Die dünne Resorptionszotte ist das Ziel des Bauplanes der Plazenta" (KNOPP 1955).

Wir bezeichnen dieses Phänomen, die Verkleinerung der Zottendurchmesser und die Vergrößerung der Resorptionsfläche als das *I. Reifezeichen* (vgl. Abb. 35).

Die Umspülung der vergrößerten Oberfläche der Zotten mit dem maternen Blut kann funktionell nur einen Sinn haben, wenn die angebotenen Nährstoffe auch von der fetalen Seite abtransportiert werden. Die Entwicklung des Gefäßsystems in den Resorptionszotten zu einem raschen Transportsystem gibt uns die Möglichkeit, den weiteren Fortschritt der funktionellen Verbesserung morphologisch zu beobachten. In dem ersten Trimenon liegen die Kapillaren in Zottenmitte. Sie treten im zweiten Trimenon an den Zottenrand heran, also an den Trophoblasten. In dem letzten Trimenon wird in dem Zotteninneren der Blutstrom drastisch absolut und relativ vermehrt. Die Zahl der Kapillaren wird vervielfacht, der Umfang der Gefäße wird größer, gleichzeitig wird der

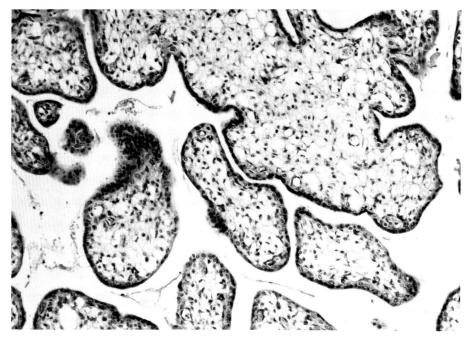

Abb. 36. Unreife Plazenta, fünfter Schwangerschaftsmonat. Plumpe große Zotten, spärliche Vaskularisation, breites retikuläres Bindegewebe, einschichtige Trophoblastüberziehung

Zottenbinnenraum durch die Verkleinerung der Zottendurchmesser kleiner. Hierbei geht die Vergrößerung des Blutraumes auf Kosten des stromalen Bindegewebes. Die erweiterten Gefäße stellen Sinusoide dar, unter denen wir Gefäße mit der Wandung einer Kapillare und dem Kaliber einer Vene verstehen (Abb. 37).

Die Vergrößerung des Blutraumes mit Verdrängung des stromalen Bindegewebes zeigt die Platzhalterfunktion dieser Fasern an. Die reife Zotte besitzt ein sinusoidales Stroma (SCHIEBLER u. KAUFMANN 1981).

Mit der Vergrößerung des intravillösen Blutraumes ist zugleich der limitierende Faktor der Ausreifung gegeben: Wenn das sinusoidale Stroma fast das ganze faserige Material verdrängt hat, kann dieser Prozeß sich nicht mehr weiter entwickeln: Das Endziel der Ausgestaltung der Resorptionszotte ist erreicht, die Plazenta ist „geburtsnotwendig", weil sie den weiter gesteigerten Bedarf der wachsenden Frucht nicht mehr erfüllen kann.

Die Verhältnisse der Vaskularisation *in* den Zotten, die Umwandlung der Kapillaren in Sinusoide unter Verdrängung des faserigen Bindegewebes fassen wir als das *II. Reifezeichen* auf.

Die Verkleinerung der Zottendurchmesser (I. Reifezeichen) und die vermehrte intravillöse Vaskularisation (II. Reifezeichen) tragen zur Vergrößerung der Austauschfläche und der Beschleunigung der Austauschvorgänge bei.

Beiden dient ein weiterer morphologisch erkennbarer Vorgang, den wir als das *III. Reifezeichen* definieren: Die Anlage der Kapillaren und der Sinusoide

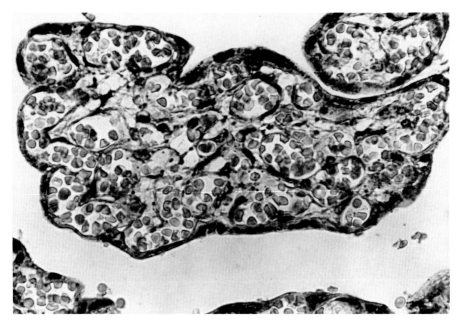

Abb. 37. Reife Plazenta. Ausbildung von Stoffwechselmembranen, Verdrängung des faserigen Stroma: „Sinusoidales Stroma"

an die Trophoblastschicht wird begleitet von einer Verschiebung der Kerne in
dem Synzytium zu besonderen Stellen. Sie „treten zur Seite" – wie die Luftblase
in der Wasserwaage – und machen so eine Trophoblastschicht kernfrei. Diese
wird noch zusätzlich ausgezogen, so daß der Zytoplasmaanteil wesentlich dünner
als die Kerndicke ist. Hier bilden sich die synzytiosinusoidalen Stoffwechselmembranen aus (HÖRMANN 1958; BECKER 1981) als extreme Verringerung der Permeationsstrecke.

In dieser Schichtverdünnung liegt der weitere limitierende Faktor der Ausreifung, der die „Geburtsnotwendige Plazenta" auszeichnet.

Die Kernknoten der Synzytien von Nachbarschaftszotten verkleben mit ihren
oberflächlichen Mikrovilli und bilden so Kernbrücken über den intervillösen
Kapillarspalt hinweg (Abb. 38). Es gibt keine echte Verbindung, wohl aber eine
Verschmelzung der Mikrovilli (GELLER 1962). Die Ausbildung der Stoffwechselmembranen und die damit verbundenen Kernverschiebungen mit Kernbrücken-
bildungen sind normale Ausreifungsvorgänge (*III. Reifezeichen*), die für die
Mechanik der Nachbarzotten ein stabilisierendes Element darstellen.

Wegen der besonderen Reaktionsfähigkeit und der plastischen Kraft des
Trophoblasten darf man die Kernbrücken nicht mit der Übersteigerung der
Kernknoten – Kernknospen, „Sprouts" – verwechseln (s.S. 25).

Die ersten drei Reifezeichen:
  I Verkleinerung des Zottendurchmessers,
 II Vergrößerung der Vaskularisation unter Verdrängung des bindegewebigen
     Stroma,

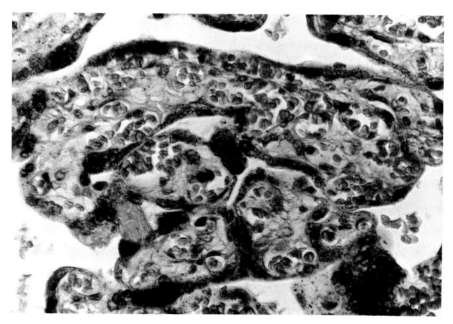

Abb. 38. Reife Plazenta. Deutliche Ausprägung der Kernbrücken von Zotte zu Zotte durch Verschiebung der Kerne. Dabei Ausbildung der sog. Epithelplatten als funktionelle Stoffwechselmembran

III Ausbildung der Stoffwechselmembranen und Kernbrücken
beziehen sich auf die synchronen Umwandlungen der Resorptionszotten.

Auch im Gebiet der zuliefernden Strombahn gehen charakteristische Umbildungen vor sich.

Die Stammzottengefäße sind in der ersten Schwangerschaftshälfte in das umgebende Bindegewebe locker ohne eine besondere Abgrenzung eingebaut, die Adventitia geht ohne markanten Übergang in das Bindegewebe der Nachbarschaft über. Die Gefäße sind ihrem Kaliber entsprechend durch ein weites Lumen und eine proportionierte Wandung gekennzeichnet (NIKOLOV et al. 1973b). Die muskuläre Media wird mit kollagenen Faserzügen durchsetzt (Abb. 39). In der Schwangerschaftsmitte lassen sich die Gefäße durch diese fibromuskuläre Wandung von dem übrigen Bindegewebe abgrenzen. Die Stammzotten enthalten dann Arterien und Venen, den kollagenen Balken und den paravaskulären Gefäßstrang (s. S. 16).

In dem letzten Drittel der Schwangerschaft, vor allem in den letzten Wochen, wird das arterielle System durch eine erhebliche Lumeneinengung und durch eine Wandverdickung mit dem fibromuskulären System der Media (SCHIEBLER u. KAUFMANN 1981) kennzeichnend umgewandelt. Das stets englumige verfestigte Stammzottengefäß ist ein Normalbefund!

Im Innern sorgt eine lebhaft reagierende subendotheliale Längsmuskelschicht mit unterschiedlicher Wassereinlagerung (Abb. 40a, b) für eine noch weiter gesteigerte Einengung des Lumens (LAS HERAS et al. 1981). Der Kalziumeinfluß

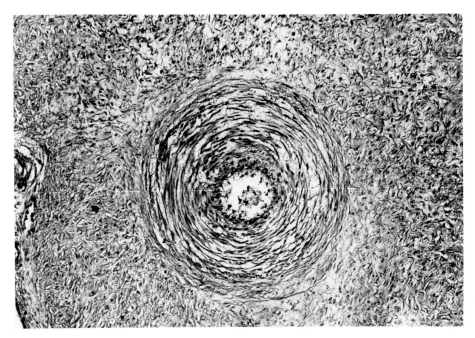

Abb. 39. Stammzottengefäß mit hochgradiger Einengung des Lumens, Verdickung der Wand, Durchflechtung der Muskulatur mit kollagenen Fasern: Fibromuskuläre Media. IV. Reifezeichen

in die Muskelfasern reguliert möglicherweise die Gefäßeinengung und die Gefäß- reagibilität. Durch Kalziumantagonisten gelang eine Behinderung des Kalzium- influxes und damit eine Verringerung des Gefäßwiderstandes. Vielleicht stellt sich hier sogar eine Therapiemöglichkeit der EPH-Gestose dar.

Durch die Einengung wirken die Stammzottengefäße – entsprechend den Arteriolen des großen Kreislaufes – als Druckvernichter, so daß die weiter peri- pheren Gefäße vor einer Druckwelle geschützt sind. Durch die weite Peripherie fließt ein Blutstrom mit geringem Druck und relativ langsamem Tempo. Die zarten Stoffwechselmembranen sind vor der fetalen arteriellen Blutdruckwelle geschützt. Die Einengung und Wandverdickung der Stammzottengefäße stehen somit funktionell im Zusammenhang mit den Ausreifungsvorgängen in der Peri- pherie. Das enge Lumen der durch die fibromuskulären Geflechte wandverstärk- ten Stammzottengefäße stellt das *IV. Reifezeichen* dar (vgl. Abb. 39).

Die Bestimmung des Reifestandes setzt uns in die Lage,
1. einen Vergleich mit der Ausreifung des Kindes zu ziehen, Reifungsasynchro- nien und damit erschwerte Ernährungsbedingungen zu erfassen,
2. die Behinderung der Ausreifung im Vergleich mit der Tragzeit und mit dem Reifestand des Kindes erkennen zu können, die für eine zu frühe Geburt oder einen intrauterinen Fruchttod verantwortlich zu machen ist.

Die Kenntnis des Reifestandes der Plazenta läßt uns die Gruppe der Schwan- gerschaftskomplikationen erkennen, die durch Reifungsstörungen oder Rei- fungsverzögerungen bedingt sind.

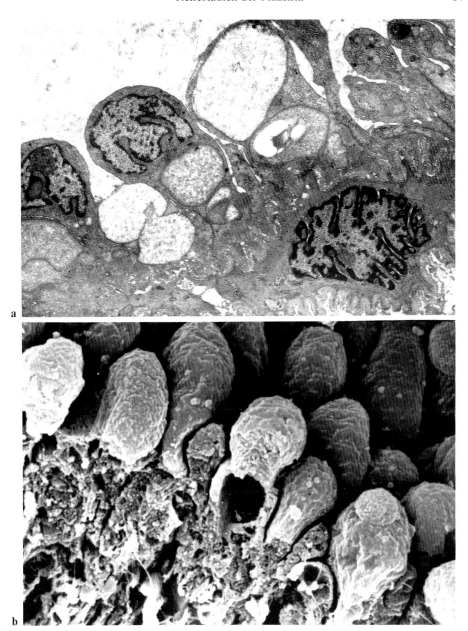

Abb. 40a, b. Subepitheliale Auftreibung der Längsmuskulatur durch Wassereinlagerung. Das Lumen wird durch hochgetriebene Endothelzellen begrenzt, in der Tiefe unmittelbar darunter die Vakuolisierung. **a** Elektronenmikroskopie der Endothel- und Muskelschicht. **b** Rasterelektronenmikroskopie, im Anschnitt die Vakuolisierung

Die Vergrößerung der Austauschfläche wird im wesentlichen durch die innere Umgestaltung – die „Rationalisierung" – der Resorptionszotten mit der Verringerung des Zottendurchmessers und der Vergrößerung des Vaskularisationsgrades gewährleistet.

Die Permeationsstrecke kann verstanden werden als die Linie zwischen dem mütterlichen und dem fetalen Erythrozyten. Die phylogenetische wie auch die ontogenetische Entwicklung strebt dem Ziel zu, diese Linie stetig zu verkürzen.

Diese Entwicklungsprozesse können gestört werden:

a) Indem die innere Ausgestaltung gehemmt, teilgehemmt werden oder stillstehen kann. Daraus ergibt sich dann eine Plazentainsuffizienz durch eine Entwicklungsverzögerung bis zum Entwicklungsstillstand durch Ausreifungsstörungen. Im Extremfall bleibt die Diffusionsplazenta erhalten, eine Vaskularisation erfolgt dann nicht (Hydrops der Plazenta bei Rh-Inkompatibilität, vgl. S. 107).

b) Pathologische Vorgänge, die zu einer Unmöglichkeit der intravillösen Entwicklung führen, sind Störfaktoren der Entwicklung. Es muß auf die speziellen Kapitel z.B. der Plakopathia diabetica (s.S. 110) und der Luesplazenta (s.S. 124) hingewiesen werden. Hier das Prinzip: Wenn durch einen pathologischen Prozeß – Beispiel angeborene, intrauterin erworbene Lues – das retikuläre verdrängbare Bindegewebe durch eine Kollagenisierung frühzeitig sklerosiert und damit nicht mehr verdrängbar wird, dann ist das Kapillarsystem nicht mehr in der Lage, randständig zu werden, dann ist auch für eine Sinusoidbildung eine mechanische Voraussetzung – nämlich die Verdrängbarkeit des faserigen Stroma – nicht mehr gegeben. Durch das straffere kollagene Bindegewebe wird ferner die Diffusionsgeschwindigkeit beeinträchtigt. Eine Plazentainsuffizienz wird durch die Verlängerung der Permeationsstrecke einerseits und durch die Erschwerung der Diffusion andererseits kritisch und führt zu dem intrauterinen Fruchttod (s.S. 98).

Ein Ausreifungsproblem besonderer Art besteht in einer fehlgesteuerten Differenzierung der chorialen Zottengefäße. Während unter normalen Bedingungen in den Zotten relativ und absolut im Laufe der Ausreifung der Blutraum durch die Sinusoidbildung zunimmt (s.S. 53), kann es bei bestimmten Differenzierungsschwierigkeiten – deren Ursache wir allerdings nicht kennen, – zu einer Vergrößerung der Bluträume durch eine *Vermehrung* der Kapillaren ohne eine Umwandlung in Sinusoide kommen. Die Kapillaren bilden dann glomeruläre Knäuel in den Zotten, die aber weder in der Hämodynamik, noch für die Stoffwechselmembranen für den Austausch günstig sind. Bei der Chorioangiose liegt trotz der reichlichen Gefäße die Möglichkeit einer Plazentainsuffizienz vor (vgl. S. 102).

10.2 Asynchronie der Ausreifung

Es ist ein eigenartiges biologisches Phänomen, bei dem sich auch die Eigenheit dieses Organs zeigt, daß das vorgeschobene, extrakorporale fetale Organ bei der inneren Ausreifung sich anders verhalten kann als die Frucht selbst.

Die Ausreifung erfolgt nicht mit absolutem Gleichschritt in dem gesamten System der Resorptionszotten. Es kann von Kotyledo zu Kotyledo z.B. die Vaskularisation unterschiedlich stark, aber doch immer in der gleichen Größenordnung ausgeprägt sein. Die Schwankungsbreite ist nicht so groß, daß man etwa ganz unreife Zotten neben ausgereiften finden würde (außer bei bestimmten örtlichen pathologischen Ereignissen, z.B. bei dem Diabetes, bei der partiellen Mole etc.).

Unabhängig davon aber gelingt es, Ungleichheiten der Ausreifung des ganzen Organes und der Reifestadien der Frucht festzustellen (NÉZELOF u. ROUSSEL 1954). Asynchrone Ausreifung von Mutterkuchen und Frucht hat klinische Bedeutung. Ohne genaue Kenntnis des Reifestadiums des Kindes, der zeitlichen Verhältnisse, der Größe, der Gewichtsparameter, des Gesamteindruckes, läßt sich eine Asynchronie naturgemäß nicht erfassen.

Asynchronien sind auch anzutreffen bei Mehrlingsplazenten. So fanden BENDER et al. (1976b) bei 46 Zwillingsplazenten 21mal unterschiedlich ausgeprägte Ausreifungen der Plazenta.

Um das Prinzip der Asynchronie erkennen zu können, muß man mit großzügigen Zeitverhältnissen (Schwangerschaftsmonaten, nicht Schwangerschaftswochen) rechnen. Die Anpassungsfähigkeit der Leistungssteigerung, die biologische Variationsbreite der Größenausbildung und der inneren Ausgestaltung sind so groß, daß die Diagnostik der Plazentainsuffizienz aus Gründen der Unreife nicht auf kleinliche Art gestellt werden kann. Wir haben für diese große Gruppe der nicht bzw. noch nicht vollständig ausgereiften, aber durchaus suffizienten und auch offenbar noch ausreifungsfähigen klinisch unauffälligen Plazenten die Bezeichnung Maturitas tarda placentae gewählt. In dieser Gruppe fassen wir alle nicht gleichmäßig ausgereiften Plazenten zusammen, deren mangelhafte Ausreifung nicht auffällig stark ist. Die eigentlichen Asynchronien der Ausreifung sind die Maturitas praecox placentae und die Maturitas retardata placentae, die biologisch im Sinne der Adaptation interessant und für die Klinik wichtig sind.

Unter der *Maturitas praecox placentae* verstehen wir den Sachverhalt der Akzeleration, so daß die vielleicht kleine Plazenta voll ausgereift erscheint (BEKKER 1960). Die kleinen Zottendurchmesser werden völlig von den Sinusoiden eingenommen, die Stoffwechselmembranen sind reichlich ausgebildet. Das von dieser Plazenta ernährte Kind aber ist klein, die Schwangerschaft besteht erst 32 Wochen. Die Diskrepanz der Ausreifung ist so offensichtlich, daß bei weiterem Verbleib das Kind in utero abstirbt.

Die Maturitas praecox ist selten. Im eigenen Material trafen wir sie in 0,5–1% an. Sie ist oft mit pathologischen Vorgängen gekoppelt, die ein vielleicht ohnehin kleines Organ in den Resorptionsflächen drastisch reduzieren. Die Zotten der nicht verödeten Bezirke werden durch Vergrößerung der Resorptionsfläche vikariierend eingesetzt, das heißt mit beschleunigter Ausreifung und rascherer Erreichung des Reifezieles („geburtsnotwendig").

Klinisch ist die Kenntnis dieses Sachverhaltes deswegen wichtig, weil durch eine pharmakologische Tokolyse die spontan etwa in der 32. Schwangerschaftswoche in Gang kommende Geburt hintangehalten wird mit dem Effekt, daß das nicht mehr ernährbare wachsende Kind abstirbt. So kann – häufig mittels der geburtshemmenden Tokolyse – die Plazenta die Ursache des intrauterinen Fruchttodes werden, obwohl (oder: weil) sie so weitgehend ausgestaltet ist. Ohne Tokolyse kommt die Geburt in Gang und die Plazenta wird zur Ursache der zu frühen Geburt.

Ganz anders liegen die Verhältnisse bei der *Maturitas retardata placentae*. Die Plazenta ist dabei häufig groß, wiegt etwa 700 g, hat also von der Größe des Organs her Reservekapazitäten. Die Ernährung des Kindes ist gewährleistet, ohne daß die innere Ausgestaltung deswegen besonders rasch vorangehen müßte. Von Seiten der Plazenta besteht auch keine Geburtsnotwendigkeit. Diese Form der asynchronen Ausreifung ist etwa zehnmal häufiger als die Maturitas praecox. In unserem Material war sie in 6–9% aller Fälle vorhanden. Interessanterweise ist sie relativ gehäuft bei den Fällen der kalendarischen Übertragung mit großen Kindern anzutreffen. Wenn die Ernährung dieser relativ großen Kinder bis zum Ende der Zeit gelingt, dann stellt die Maturitas retardata placentae klinisch einen scheinbar belanglosen Sachverhalt dar.

Die Gefahr für das Kind liegt hier weniger in der verminderten Ernährung als vielmehr in der Anpassungsunfähigkeit an die Druckverhältnisse unter der Geburt. Die Maturitas retardata bildet eine Adaptationsinsuffizienz. Ob der faserige Stromagehalt der Resorptionszotten bei der Geburt einen komprimierenden Faktor für die Zottengefäße darstellt oder die Gewebsverhältnisse keine Reservekapazität erlauben, ist nicht klar. Die Kinder werden unter der Geburt asphyktisch, erholen sich aber rasch postpartal.

Wenn ein großes, kalendarisch übertragenes Kind ohne kritische Vorsymptome mit einem Apgarwert 3-7-10 geboren wird, dann ist die Wahrscheinlichkeit einer Maturitas retardata placentae groß.

In beiden Formen der asynchronen Ausreifung von Mutterkuchen und Kind kann also aus ganz verschiedenen Ursachen das Kind gefährdet sein. Asynchronien sind ohne Kenntnis der Schwangerschaftszeit, der Kindsmaße und der Geburtskomplikationen anatomisch nicht zu erfassen.

Der gewebliche Begriff einer kalendarischen oder auch durch die Kindsgröße belegten *Übertragung* kann anatomisch nicht in dem gleichen Sinne erfaßt werden, die sogenannte Übertragungsplazenta in diesem Sinne gibt es nicht.

Mit der geburtsnotwendigen Ausreifung muß das Kind – wegen der nicht mehr zu steigernden Ernährung – geboren werden oder das Kind wird unterernährt. Bei einer noch nicht voll ausgereiften Plazenta bestehen noch Reserveräume, kann das Kind auch über die kalendarische Zeit hinaus ernährt werden.

11 Die Lösung der Plazenta

In Vorbereitung auf die Geburt wird die Plazentalösung geweblich präpariert. Dabei ergeben sich für Physiologie und Pathologie folgende Probleme:

11.1 Vorbereitung der Demarkation; günstige und ungünstige Faktoren
11.2 Lösung (Lösungszeit!)
11.3 Blutstillung der Lösungswunde
11.4 Vorzeitige Lösung, Teillösungen
11.5 Komplikationen

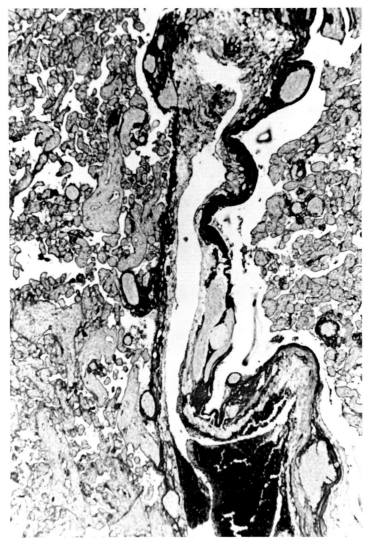

Abb. 41. Auflockerung des basalen Anteils des Septum als Vorbereitung für die Lösung. Die zunächst kompakt wirkende Struktur des Septum (Segel und Säule) wird filigranartig aufgelockert

11.1 Vorbereitung der Demarkation

Die Lösung erfolgt „in der Mutter", in der Dezidua. Daher kommt es, daß an der gelösten Plazenta die Basalplatte zu einem großen Teil aus materner Dezidua erhalten ist. Die auf der Basisseite der geborenen Plazenta erkennbaren Furchen zwischen den Kotyledonen entsprechen den Segeln und Säulen der Plazenta. Diese werden aus Bestandteilen der Basalplatte gebildet, die zipfelartige und gratartige Fortsätze zwischen die Plazentone hinein entlassen (SCHUH-

MANN 1976; BECK 1982a, b). Die sog. „Septen", eigentlich Säulen und Segel (BECKER u. JIPP 1963), sind Gebilde von beiden Organismen. Die maternen Zipfel sind tütenartig überzogen von fetalen Zellen (STEININGER 1978). Viele von ihnen sind in ihrem Inneren durch eine Art von Pseudozysten erweicht (Abb. 41). Sie entsprechen Kolliquationsnekrosen der X-Zellen (SCHWARTZ et al. 1973). Diese pseudozystischen Erweichungen sind Vorleistungen für die Lösung, weil dadurch die massive Basis der sog. Septen filigranartig verdünnt ist. Bei der Geburt reißen die schmalen Schenkel, der flüssige Inhalt ergießt sich in den subplazentaren Raum (HÖRMANN 1966; WIEGAND 1969).

Die Vorbereitung zur Lösung besteht in einer doppelten Zielsetzung: Es muß die Lösung, der Riß der Gewebsmasse, erleichtert werden – wie z.B. an der Basis der Septen. Es muß ferner der leicht gelöste, vielleicht zuerst erfolgte Abriß vor einer Blutung geschützt werden.

Im Idealfall erfolgt die Ablösung zunächst im Zentrum der Plazenta, die dann von dem retroplazentaren Hämatom mit ausgestoßen wird. Ein Schutz vor der Blutung ist vor allem im Randgebiet nötig. Dazu dient der sog. Schluß-ring (LIEDKE 1971; ARNOLD 1974, 1975), der durch die dicke knorrige Fibrinab-lagerung gegen die zarte Dezidua der Umgebung anatomisch vor allem in der Konsistenz kontrastiert und daher dort abreißt.

Scheinbar problematischer ist die Lösung bei der Placenta circumvallata mit einer breiten Placenta extrachorialis (vgl. S. 5). Da ist der Rand schmal eingelassen in die Umgebung. Die Placenta extrachorialis ist durch eine größere Deziduaverdrängung gekennzeichnet. Trotzdem ist statistisch eine solche Erschwerung nicht gesichert (NEGELE 1985).

11.2 Lösung und Lösungszeitpunkt

Der Lösungszeitpunkt ist abhängig von dem Geburtseintritt, der durch über-geordnete hormonelle Einflüsse bestimmt wird. Die Lösung ist eine Funktion der Uterusmechanik: Bei der Kontraktion trifft die gesamte Wandspannung des Uterus nach Entleerung der Eihöhle, nach dem Verlust des Gegendruckes auf die Plazentabasis. Eine verzögerte Lösung – bis zu der manuellen Lösung – ist (selten) durch eine Wehenschwäche und mehrheitlich durch eine mangel-hafte Vorbereitung, also durch eine insulär verhaftete Plazentastelle bedingt (sog. „Plazentapolyp").

11.3 Die Stillung der Blutung

des Plazentabettes erfolgt durch eine mechanische Kompression der Gefäß-stämme in der Uteruswand bis zu dem verwundeten Endometrium und zum anderen durch die Gerinnung, durch die Abdichtung der Gefäße durch Fibrin-pfröpfe.

Die „Atonie" des Uterus nach der Geburt ist die eine große Ursache der postpartalen Blutung, die Gerinnungsunfähigkeit („Afibrinogenämie") die andere.

11.4 Die vorzeitige Lösung

die schon frühzeitig während der Schwangerschaft vorkommen kann – führt bei besonderer Größe zum intrauterinen Fruchttod, der als eine Folge der dann akuten Plazentainsuffizienz anzusehen ist (s.S. 98).

Die vorzeitige Lösung kann Ursache der sog. Randsinusblutung (SCHULTZE 1968) bis zur Abruptio placentae sein. Wenn es uns auch häufig verwehrt ist, die *Ursache* der vorzeitigen Lösung etwa bei der Frühgeburt zu erfassen, so können wir doch den Mechanismus erkennen. Die vorzeitige Lösung ist oft auf eine vorzeitige Wehentätigkeit bei ungeeignetem Sitz der Plazenta im Uterus zurückzuführen, etwa zur Zeit der Einbeziehung des unteren uterinen Drittels in den Brutraum. Vielleicht ist die vermehrte Beobachtung vorzeitiger Lösungen bei der EPH-Gestose auf eine Gefäßveränderung im Plazentabett und die nachfolgende schlechte Haftung der Dezidua zurückzuführen.

Bei der geborenen Plazenta läßt sich eine zeitlich zurückliegende, ältere vorzeitige Lösung an der Verminderung der Plazentahöhe und der weitgehenden Verödung dieser Abschnitte erkennen.

Die *akute* vorzeitige Lösung kann je nach der Größe zu einer akuten Plazentainsuffizienz führen. Gelegentlich wird in dem korrespondierenden Teil der fetalen Zotten eine vielherdige Blutung gesehen.

11.5 Komplikationen

Häufige Ursachen von Komplikationen sind Implantationsschäden im engeren Sinne, Placenta praevia, Placenta adhaerens, Placenta increta, Placenta accreta, Placenta percreta. Diese stellen besondere geburtshilfliche Komplikationen vor allem bei der Lösung dar (Abb. 42).

Anatomisch ist die Haftung durch eine möglicherweise zu tiefe Nidation zu erklären. Es fehlt die das Vordringen begrenzende Dezidua. Deziduamangel führt daher zu Störungen des physiologischen Gleichgewichts zwischen der Trophoblastinvasion und dem mütterlichen Eibett (KRONE u. JOPP 1962).

Bei der *Placenta accreta* geraten die Zotten unmittelbar an das Myometrium ohne dezicuelle Trennschicht, so daß eine Ablösung nicht ohne weiteres möglich ist. Ihre Häufigkeit wird mit 0,1–0,01% angegeben (FOSTER 1960; GAUDENZ u. KAESER 1981; MINH et al. 1983; HUTTON et al. 1983). Prädilektionsstellen sind Uterushörner, unteres Uterinsegment, ältere Narben. Weiteres Vordringen der Zotten in das Myometrium wird als *Placenta increta* bezeichnet. Oft ist am manuell gelösten oder abradierten Wundbett eine scharfe Unterteilung zwischen accreta und increta nicht möglich, es ist aber eine Placenta increta nur operativ, manchmal durch Uterusentfernung zur Blutstillung zu bringen. Ist die „Nidation“ noch weiter vorgedrungen bis zur Serosa, so spricht man von der *Placenta percreta*. Hierbei handelt es sich um ein seltenes Ereignis: 1:114000 (SCHAUDE et al. 1974). Die Placenta increta und Placenta percreta können Ursache einer Uterusruptur werden.

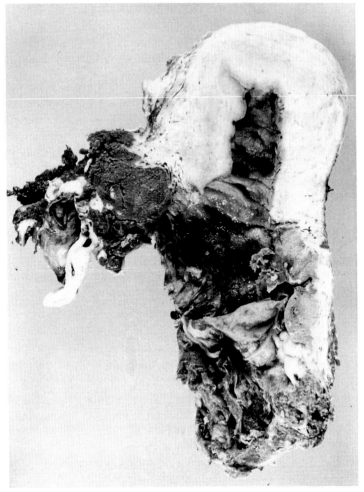

Abb. 42. Placenta percreta. Perforation des Uterus, Uterus mußte wegen akuter Blutung exstirpiert werden

12 Die Plazenta bei der Geburt

Die Vorstellung, daß bei der Geburt eines reifen, wohlgebildeten Kindes zu dem errechneten Termin eine wohl ausgereifte Plazenta zu erwarten ist, ist nur z.T. richtig. Die Variationsbreite des Mutterkuchens in Bezug auf Ausreifung, Funktion, Kompensation und vor allem Adaptation ist so weit gespannt, daß auch das morphologische Erscheinungsbild zum rechten Geburtstermin eine weite Phänomenologie aufweist (Abb. 43).

12.1 Plazenta bei Geburt

12.1.1 Bei einer rechtzeitigen Geburt liegt ein vollreifes, voll entwickeltes, geburtsnotwendiges Organ vor. Die Resorptionszotten sind voll vaskularisiert,

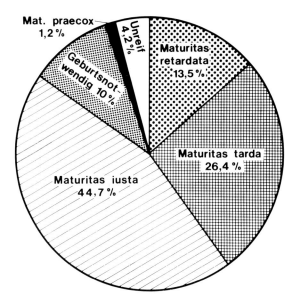

Abb. 43. Plazenta bei der Geburt

nahezu alle Kapillaren sind in Sinusoide umgewandelt, die Stoffwechselmembranen sind deutlich ausgebildet, die Stammzottengefäße sind eng und dickwandig (vgl. S. 56).

12.1.2 Es paßt auch zu dem Bilde der zeitlich und gewichtsmäßig regelrechten Geburt, daß die Plazenta nicht voll ausgebildet, nicht „geburtsnotwendig" ist. Die Plazenta hat noch kompensatorische Reserven: Maturitas tarda. Es handelt sich um einen Normalbefund.

12.1.3 Am Ende der Zeit kann die Plazenta weniger stark ausgereift und doch voll funktionsfähig sein: Maturitas retardata placentae (vgl. S. 60). Meist liegt ein besonders großes Organ vor, das eine volle Leistung erbringt, ohne daß es bis ins letzte funktionell ökonomisch ausgestattet ist. Die Gefahr besteht bei dieser Form weniger in der Minderung der Versorgungsleistung als vielmehr in der mangelnden Anpassungsfähigkeit unter der Geburt. Die Herztöne können unter der Geburt schlechter werden, das Kind kann eine akute asphyktische Phase durchmachen. Nach (möglichst rascher) Beendigung der Geburt erholt sich das reife Kind bald (Apgar 5/7/10).

Bei der morphologischen Betrachtung der Plazenta bei der rechtzeitigen Geburt müssen drei Grundsätze herausgestellt werden:
a) Die geweblichen Reifevorgänge sind bei dem großen und funktionsfähigen Organ sehr breit in ihrer Variation anzusehen. Nichts wäre falscher, als die Reifezeichen in eng restriktiver Weise auszulegen. Der Gesamteindruck wiegt mehr als Detailbefunde einer Einzelzotte.
b) Für eine nach Zeit und Entwicklung „normale Geburt" ist die Entwicklung des Kindes entscheidend. „Wenn eine gesunde Mutter nach unkomplizierter

Schwangerschaft zwischen der 36. und 44. Schwangerschaftswoche ein nor-
males, gut entwickeltes lebendes Kind gebärt, dann ist die Plazenta als normal
zu betrachten" (Fox 1964). Sollte sich an der Plazenta dann noch ein interes-
santer Befund nachweisen lassen, ist es die Aufgabe nicht des Diagnostikers,
sondern des Biologen, sich über die Leistungsfähigkeit des Organes trotz
dieses Befundes und über seine Kompensationsvorgänge klar zu werden.

c) Sonderbefunde an der Plazenta bei der Geburt müssen registriert werden,
weil sie für die nächste Schwangerschaft unter Umständen eine Rolle spielen
können.

12.2 Plazenta bei Übertragung

Die Bezugspunkte der Übertragung sind einmal der kalendarische Zeitwert
(etwa 300. Tag) und zum anderen die Übertragungszeichen des Kindes (Greisen-
haut, Minderung des Fruchtwassers, Hormonwerte etc.).

Die Plazenta gibt weder für das Zeitliche, noch für die Alterungszeichen
der Frucht einen Hinweis. Die Plazenta reift, so lange sie vollwertig arbeitet.
Während das Kind – etwa wegen zeitlicher Übertragung, d.h. hier wegen verzögerten Geburtstermins – größer wird und seinen Bedarf steigert, kann die Plazenta von einem gewissen Zeitpunkt an die innere Ausgestaltung nicht mehr
weitertreiben und den erhöhten Bedarf befriedigen. Sie wird dann insuffizient:
Reifung bis zur Geburtsnotwendigkeit.

Bei der kalendarischen Übertragung sehen wir folgende Formen:

12.2.1 Maturitas retardata placentae oder eine
12.2.2 geburtsnotwendige Plazenta oder eine
12.2.3 insuffiziente Plazenta.

12.2.1 Die Maturitas retardata placentae ist besonders bei nur kurzzeitigen
Übertragungen anzutreffen (vgl. S. 60). Die Geburt war von Seiten der Plazenta
gleichsam noch nicht notwendig, weil das Organ den funktionellen Anforderungen noch folgen konnte. Die Maturitas retardata placentae ist der häufigste
Befund bei der klinischen Diagnose einer Übertragung. Man darf aber nicht
umgekehrt schließen: Sie spricht nicht ohne weiteres für eine zeitliche Übertragung. Diese Plazenta stellt vielmehr ein leistungsfähiges Organ dar, welches
einer dauerhaften Ernährung bei besonderen Anforderungen, z.B. bei der
Geburt, nicht immer gerecht wird.

12.2.2 Der Befund der geburtsnotwendigen Plazenta bei einer eindeutigen klinischen Übertragung zeigt an, daß die Plazenta wegen der Größe des Organs
später an ihr Reifeziel gelangt ist als die Frucht. Jetzt ist die Plazenta nicht
mehr fähig, ihre Leistung weiterhin zu steigern. Die Geburt erfolgt im Sinne
der Plazenta rechtzeitig, obwohl das Kind kalendarisch übertragen ist.

12.2.3 Die Ausreifung kann verzögert sein. Dann ist die Plazenta zwar ausgestaltet, aber insuffizient wegen des gesteigerten Bedarfs, der nicht befriedigt werden

kann. Es kann sein, daß in diesen etwas verzögerten Ausreifungsvorgang weitere pathologische Ereignisse wie Blutung, Hämatom oder andere Veröndungen hineinwirken, so daß die Leistung drastisch herabgesetzt wird. Dann wird im Zustande der noch nicht voll entwickelten oder auch der geburtsnotwendigen Plazenta eine kritische Verminderung der Austauschflächen zu einer Plazentainsuffizienz führen.

12.3 Plazenta bei intrauteriner Wachstumsretardierung

12.3.1 Intrauterine Hypotrophie

Die „intrauterine Hypotrophie" bezeichnet rechtzeitig geborene Kinder – also keine Frühgeborenen – die unter einem Gewichtswert von 2500 g liegen, also gewichtsmäßig in die Gruppe der Frühgeborenen (WHO) hineingehören. Hierzu gehören auch die „plazentaren Zwerge", bei denen die Ursachen der Mangelernährung eindeutig in der Plazenta zu suchen sind (SCHUHMANN 1969). VOGEL (1975) unterscheidet den dysharmonischen Typ von dem harmonischen Typ. Bei dem dysharmonischen Typ ist das Körpergewicht vermindert, aber die Körpergröße im Normbereich. Demgegenüber ist der „harmonische Typ der fetalen Hypotrophie" proportioniert in Größe und Gewicht, aber eben insgesamt minder. Bei der intrauterinen Wachstumsretardierung wird ursächlich ganz überwiegend die Plazenta angeschuldigt. Die schleichend sich entwickelnde sogenannte nutritive Plazentainsuffizienz – z.B. durch Verminderung der Resorptionsfläche bei mehrfachen und mehrzeitig entstandenen Veröndungsherden – führt zu der nicht unbedingt katastrophal endenden Mangelversorgung.[4]

Ganz ähnliche Effekte können verursacht sein durch eine Mangeldurchblutung der Plazenta, z.B. bei der EPH-Gestose. Dann ist die Plazenta von gehörigem Gewicht, jedoch ist die Durchblutung nicht ausreichend. Die Trophoblastknospung ist dabei ein hervorstechendes Kennzeichen (s.S. 118). Die Ursache dieser Mangeldurchblutung kann vielseitig sein, z.B. können eine chronische Anämie der Mutter, eine zehrende Erkrankung der Mutter im letzten Schwangerschaftsdrittel und vieles andere mehr für ein mangelhaftes Wachstum verantwortlich gemacht werden.

Bei hypotrophen Neugeborenen ist es wichtig,
1. die Phänomene an der Plazenta festzustellen, die zu einer derartigen Hypotrophie geführt haben können,
2. den Ursachen für diese Phänomene nachzuspüren.

VOGEL (1975), von dem eine systematische Untersuchung stammt, findet:
a) im Durchschnitt ein um $^1/_3$ reduziertes Plazentavolumen, also eine auffällig kleine Plazenta;
b) die Haftfläche um etwa $^1/_4$ im Durchschnitt kleiner als bei eutrophen Neugeborenen;

---

[4] Von Mangelversorgung, Mangelernährung, Hypotrophie führt leider der Weg zu dem häßlichen, fast diskriminierenden und nicht einmal richtigen, oft gebrauchten Begriff der „Mangelgeburt".

c) in den kleinen Plazenten noch weitere Faktoren, die eine volle Ausbildung und „ökonomische Ausnutzung der Resorptionsfläche" zunichte machen. Es finden sich Ausreifungsstörungen, kleinherdige Chorioangiosen, vereinzelt Endarteriitis obliterans mit Avaskularität der Peripherie.

d) Durchblutungsstörungen örtlicher Art – Verödungen – die eine Verkleinerung der Resorptionsfläche nach sich ziehen, damit eine plazentare Insuffizienz verursachen. Geschieht dies sehr frühzeitig, dann kommt es zum Abort. Erfolgen die Verödungen in mehreren Schüben in relativ früher Zeit, dann kommt es bei dem Kind zu erheblicher Hypotrophie. Entstehen die Verödungen erst im letzten Schwangerschaftsdrittel, dann kommt es zu Asphyxien, weniger zu meßbaren Hypotrophien der Kinder als vielmehr zu Atem- und kardialen Störungen (sog. akute Plazentainsuffizienz).

e) Durchblutungsstörungen allgemeiner Art bei Blut- und Blutdruckerkrankungen der Mutter (Anämien, Blutungsschock etc.). Vor allem spielt die ungenügende Anpassung der intervillösen Durchblutung an die fetalen Bedürfnisse bei der EPH-Gestose eine Rolle (s. Inkompatibilitätskrankheiten, S. 105).

12.3.2 Ursachen

Die Ursachen für diese Phänomene lassen sich nur vermuten. Die kleine Haftfläche und das kleine Plazentavolumen sind möglicherweise durch eine ungeeignete Nidation zu erklären. Bei der Ultraschallkontrolle der intrauterinen Wachstumsretardierung sollten auch genauere Angaben über Sitz und Größe der Plazenta zu gewinnen sein. Über die Ursache der Verödung der Plazenta ist weniger sicheres zu sagen als über die pathogenetischen Verhältnisse. Ähnlich liegen die Aussagemöglichkeiten der innergeweblichen Veränderungen.

Schließlich ist die intrauterine Hypotrophie bei der EPH-Gestose ein Problem der Inkompatibilität beider Organismen. Auch immunologische Mechanismen werden für die Hypotrophie des Kindes verantwortlich gemacht (HARTGE u. WEITZEL 1978).

Aus alledem ergibt sich, daß eine früh einsetzende Plazentainsuffizienz zu einer intrauterinen Wachstumsretardierung und damit zu einer Hypotrophie des Kindes führen kann. Umgekehrt darf aber bei einer Hypotrophie des Kindes nicht unbedingt auf eine Plazentainsuffizienz geschlossen werden, weil die Ursache „übergeordnet" im Organismus der Mutter liegen kann.

Sollte bei einer small-for-date-Geburt eine Sektio gemacht werden, dann sollte unbedingt das Plazentabett abradiert werden. ALTHABE et al. (1985) haben in solchen Fällen nicht selten eine „akute Atherose" oder auch eine Vaskulitis im Plazentabett nachgewiesen.

12.4 Plazenta bei Totgeburt

Die kardinale Frage bei diesem Sachverhalt liegt in der pathogenetischen Unterscheidung:

12.4.1 Totgeburt bei/trotz funktionsfähiger Plazenta
12.4.2 Totgeburt durch die Plazenta

12.4.1 Totgeburt bei/trotz funktionstüchtiger Plazenta

Im Falle einer übergeordneten Störung – Rh-Inkompatibilität von Mutter und Kind, Diabetes mellitus, Grundkrankheit der Mutter – ist der intrauterine Fruchttod auf diese Konstellation zurückzuführen. Man kann an der Plazenta unter Umständen die Kennzeichen dieser „Schäden beider Organismen" erfassen, aber nicht die Ursache des zu einem bestimmten Zeitpunkt erfolgten, auch mit einer zusätzlichen Plazentainsuffizienz eintretenden Fruchttodes erkennen. Es ist also möglich, daß bei einem intrauterinen Fruchttod eine zeitgerecht entwickelte Plazenta ohne jeglichen pathologischen Befund vorliegt. Ist an der Plazenta eine gravierende Schädigung nicht zu sehen, muß nach maternen Faktoren weiter gesucht werden, um ein gleiches Ereignis in der nächsten Schwangerschaft nach Möglichkeit zu verhindern. Oft können an der Plazenta die Schäden – Rh-Inkompatibilität, Diabetes mellitus, Hochdruck – erkannt werden, dann ist die Plazenta nicht Ursache des Fruchttodes, sondern Indikator.

12.4.2 Totgeburt *durch* die Plazenta

Die Totgeburt erfolgt durch eine Plazentainsuffizienz (vgl. S. 98). Darin ist die akute Plazentainsuffizienz durch eine vorzeitige Lösung etwa mit einer Randsinusblutung ebenso eingeschlossen wie die Plazentainsuffizienz im Gefolge der Rh-Inkompatibilität beider Organismen (vgl. S. 105), sofern bei letzterem Ereignis die Plazenta wirklich einen limitierenden Faktor darstellt. Die pathogenetische wie diagnostische Frage ist die, ob durch die morphologische Untersuchung Gründe angegeben werden können, warum *diese* Plazenta derart insuffizient geworden ist, daß der intrauterine Fruchttod eintreten mußte.

Als häufigste plazentare Ursache des intrauterinen Fruchttodes vor allem um die Wende des II. zum III. Trimenon ist die Endarteriitis obliterans zu nennen (vgl. S. 79). In der Häufigkeit folgen dann mangelnde Ausreifung, Reifungsstillstand, die zu klein gewordene Plazenta und gewebliche, stoffwechselmäßige oder kreislaufadaptative Inkompatibilitäten. Zu den letzteren gehören die Rh-Inkompatibilitäten, der Diabetes mellitus, vor allem aber die EPH-Gestose mit der mangelhaften Angleichung der beiden Kreislaufbedingungen (vgl. S. 105). Die Schwierigkeit liegt darin, daß wir oft nicht erkennen können, was in der Plazenta eine Funktionsstörung und damit eine Ursache des intrauterinen Fruchttodes darstellt und was erst nach dem Fruchttod eingetreten ist.

Im Falle des intrauterinen Fruchttodes wird in der Regel die Plazenta weiter vital bleiben, da das mütterliche Blut die Zotten erhält. So kommt es in den Resorptionszotten zu den sog. Retentionszeichen. Wegen der verschiedenen Druckverhältnisse werden die intervillösen Spalträume breiter, blutreicher, die Zotten werden mehr oder weniger „kollabieren". Ansteigender Gehalt von sauren Mukopolysacchariden ist ein Maßstab für die Zeit des Absterbens (EMMRICH 1966).

Kennzeichnend sind die Demarkationsinfiltrate, die an der Grenze des vom mütterlichen Blut erreichten vitalen Gewebes – das ist die Chorionplatte – zu dem nicht mehr von der Sauerstoffdurchtränkung erreichten Gewebe – das ist das Stroma der Chorionplatte – aufzufinden sind (Abb. 44).

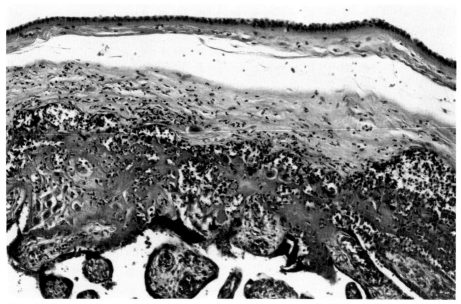

Abb. 44. Intrauterine Asphyxie. Chorionplatte: Massive entzündliche Infiltration an der dem intervillösen Raum zugekehrten Seite der Chorionplatte unabhängig von der Masse des dort gelegenen Fibrins. Chorionepitheliale Schicht völlig entzündungsfrei

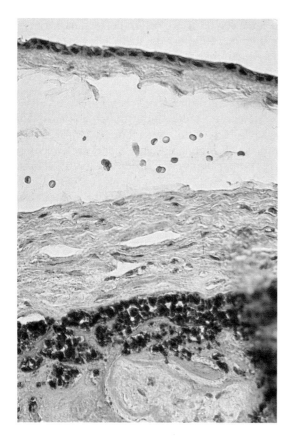

Abb. 45. Intrauterine Asphyxie, Asphyxieinfiltrate an der dem intervillösen Raum zugewandten Seite der Chorionplatte. Beachte: Infiltrate auch in dem subchorialen Fibrinband! Chlorazetatesterase-Reaktion

Die Asphyxieinfiltrate gehören zu den regelmäßigen Befunden bei intrauterinem Fruchttod. Hierbei sind vor allem materne Leukozyten anzutreffen (Abb. 44 u. 45), die sich flächenhaft, manchmal gehäuft, an der ganzen Chorionplatte anfinden. Die „morphallaktische Demarkation" (vgl. S. 85) ist als eine Art von Abstoßungsreaktion aufzufassen, die offenbar gelenkt wird durch die Gewebsazidose. Daher kommen auch bei lebendem Kind unter den Bedingungen einer Asphyxie derartige Asphyxieinfiltrate vor. Auf keinen Fall darf man sie mit den bakteriellen Infektionen im Sinne der Chorioamnionitis verwechseln (vgl. S. 90). Wenn der intrauterine Fruchttod durch eine Abruptio placentae entsteht, sind die Demarkationen an den Resten der Dezidua – nach dem morphallaktischen Prinzip – in der Basalplatte aufzufinden. Wir sprechen dann von der Kyematonekrose.

12.5 Plazenta bei Mehrlingsschwangerschaft

Bei der Mehrlingsschwangerschaft kann die Plazenta fusioniert durch mehrere Nabelschnüre abgeleitet sein. Die Plazenten können aber auch getrennt sein. Beide Formen kommen etwa in gleicher Häufigkeit vor (Abb. 46).

Bei Drillingen und weiteren Mehrlingen können fusionierte und nicht fusionierte Plazenten nebeneinander vorkommen. Bei der Sechslingsplazenta, die wir in Abb. 47 zeigen, waren vier fusionierte Plazenten und zwei getrennte Plazenten vorhanden. Die Fusionierung hat nichts mit der Eineiigkeit zu tun. Auch zwei-

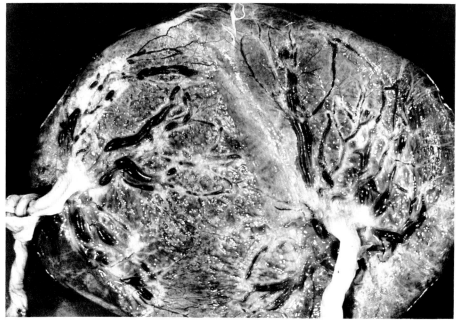

Abb. 46. Zwillingsplazenta. Auf der Chorionplatte läßt sich die Trennung der verschiedenen Einzugsgebiete („Wasserscheide") den beiden Nabelschnüren zuordnen

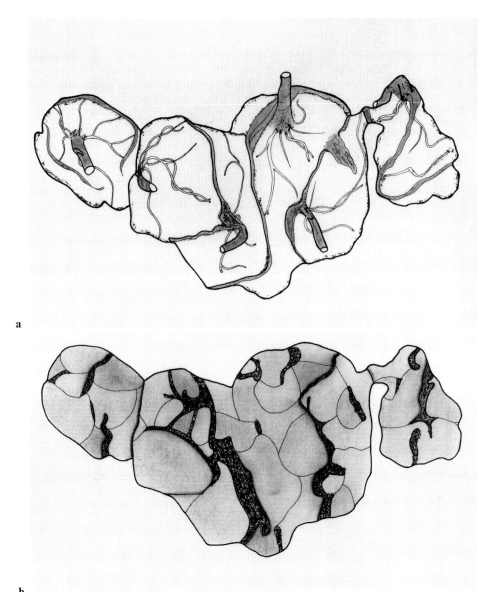

Abb. 47a, b. Sechslingsplazenta (zeichnerische Rekonstruktion). Fall von Professor Dr.
MAST in Hameln. **a** Blick von der fetalen Seite, **b** Blick von der maternen Seite

eiige (mehreiige) Mehrlinge können fusionierte Plazenten besitzen. Die verschiedenen Möglichkeiten der Eizelle unter den Bedingungen der Monozygotie und
der Dizygotie gibt das Schema nach KAUFMANN (1981) wieder, aus dem die
Möglichkeiten ablesbar sind (Abb. 48).

An der geborenen Plazenta lassen sich die Eihautverhältnisse und an der
fusionierten Plazenta die Grenzverhältnisse präparieren, um die Eineiigkeit –

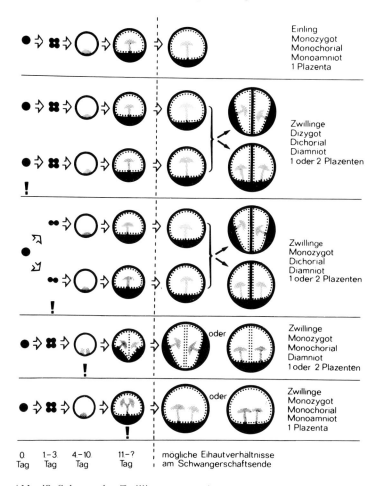

| 0. | 1–3 | 4–10 | 11–? | mögliche Eihautverhältnisse |
| Tag | Tag | Tag | Tag | am Schwangerschaftsende |

Abb. 48. Schema der Zwillingsausgestaltung. (Nach KAUFMANN 1981)

mit Vorbehalt – zu erfassen und gleichzeitig auch die intrauterine Entwicklung zu analysieren.

Man unterscheidet
1. Placenta dichorialis et diamnialis (2. und 3. Zeile im Schema KAUFMANN),
2. Placenta monochorialis und diamnialis (4. Zeile im Schema KAUFMANN),
3. Placenta monochorialis und monoamnialis (5. Zeile im Schema KAUFMANN).

Die *Grenze* der fusionierten Plazenta an der Eihautseite, also die Eisacksscheidewände, muß nicht mit den Versorgungsgrenzen des Zottenapparates zusammenfallen (BENDER u. BRANDT 1974). Diese Tatsache ist für die Beurteilung bei intrauterin unterschiedlicher Entwicklung wichtig.

Bei der Fünflingsplazenta, die BENDER u. BRANDT (1974) untersucht haben, haben sie den Zusammenhang nur nach den anatomischen Verhältnissen und den Kindsgrößen analysieren können. Bei den Sechslingen haben wir von dem Geburtshelfer (Herrn Profes-

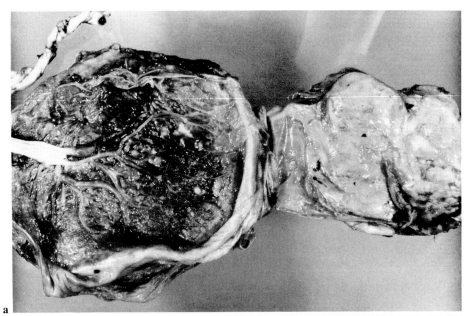

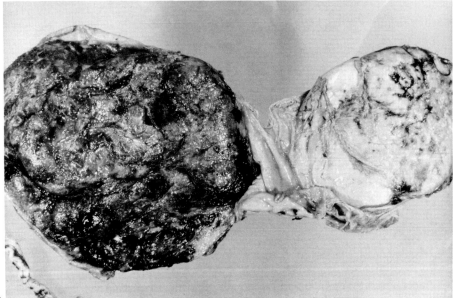

Abb. 49a, b. Zwillingsplazenta: Intrauteriner, frühzeitiger Fruchttod des einen Zwillings
mit Verdrängung des fetalen Körpers: Fetus papyraceus

sor Dr. Mast, Hameln) eine genaue Zuordnung erhalten und konnten daher eine sichere
Parallele zwischen der Plazentagröße und dem zugehörigen Kind ziehen (vgl. Abb. 47).

Die Grenzlinie ist oft ganz ungleichmäßig ausgebildet: In der Chorionplatte
lassen sich – bei besonderer Fragestellung – durch postpartale Röntgenangio-

gramme Übergriffe von Gefäßen darstellen, die gelegentlich zu einer „Aushungerung" eines Zwillings führten. Das extreme Beispiel ist der frühe intrauterine Fruchttod eines einzelnen Feten, der dann als Fetus papyraceus angesehen wird (Abb. 49).

Bei der fusionierten Zwillingsplazenta können Gefäße zu Transfusionen mit unterschiedlicher Durchblutung der beiden Plazentaanteile führen. Bei unterschiedlicher innerer Ausgestaltung der Resorptionszotten lassen sich auch in dem Parenchym die Grenzen nachweisen. So können einzelne Zwillinge unterschiedliche Reifegrade aufweisen. Auch sind einseitige solitäre Nabelschnurarterien beobachtet worden.

Eine Chancengleichheit ist also bereits intrauterin nicht gegeben, die „natürliche Ungleichheit der Menschen" (DOERR 1977) beginnt intrauterin.

13 Mißbildungen und Plazenta, Mißbildungen der Plazenta

Die „Mißbildungsplazenta" gibt es nicht. Die Plazenta als Ursache von Mißbildungen gibt es nicht, aber es muß diese Aussage differenziert gesehen werden. Die Verursachung einer Mißbildung des Kindes *durch* die Plazenta ist nicht denkbar: Eine insuffiziente Plazenta, die unvollständig eingenistet ist, die chromosomal belastet ist, verursacht den Tod des Embryos noch im Abortzeitalter. Führt das chromosomale Muster zu einer Mißbildung des Kindes, dann liegt eine chromosomale Störung auch der Plazenta vor, aber die Plazenta ist nicht die Ursache der Mißbildung, sie ist eben auch mißgebildet. Die Mißbildung betrifft das gesamte Kyema. Ist die Plazentafunktion ungenügend, dann wird die Entwicklung des Kindes mangelhaft, das Kind wird zu klein, aber vielleicht proportioniert sich entwickeln. Zu dem Zeitpunkt, an dem Mißbildungen nach dem teratologischen Determinationskalender (GÖCKE et al. 1982; Tabelle 5) entstehen, ist die Plazenta noch ein reines Diffusionsorgan, das mit den primären und sekundären Zotten die Nahrungsstoffe „aufsaugt". Gefäßbeziehungen oder Gefäßbehinderungen können für die Entstehung der Mißbildung keine Rolle spielen. Gelingt es nicht, eine regelrechte Nabelschnur auszubilden und die Plazenta mit dem Embryo zu verbinden, dann entsteht ein Windei.

Dagegen gibt es Mißbildungen an der Plazenta, Mißbildungen der Plazenta bei mißbildeten Kindern.

Die Plazenta ist dann „Mitläufer", nicht „Hauptschuldiger".

Die bekannteste Mißbildung der Plazenta ist die solitäre Nabelschnurarterie (s.S. 11). Die solitäre Nabelschnurarterie ist makroskopisch am Querschnitt nach der Abnabelung erkennbar. Es ist dann möglich, daß auch andere Mißbildungen der inneren Organe, vor allem des Herzens und der großen Gefäße, im Kinde vorliegen. Der Geburtshelfer muß darauf hingewiesen werden.

Die langjährige Nachuntersuchung der Kinder mit solitärer Nabelschnurarterie hat ergeben, daß weder Entwicklung, Wachstum, noch geistige Entfaltung durch die solitäre Nabelschnurarterie in irgendeiner Weise beeinträchtigt sind.

Tabelle 5. Schema der orthologen Trophoblastentwicklung mens I–X. (Nach GÖCKE et al. 1982)

mens	I	II	III	IV	V	VI	VII	VIII	IX	X
Mittlerer Fruchtsackdurchmesser Ende SSW in cm (n. Haller et al.)		7. 1.4 / 8. 2.4	9. 3.5 / 10. 4.5 / 11. 5.6 / 12. 6.6	13. 7.6 / 14. 8.5 / 15. 9.4 / 16. 10.4	17. 11.4 / 18. 12.3					
Chorion frondosum		Dicke 0,5 cm	Dicke 1 cm	Dicke 2 cm	Deckplatte ⌀10 cm	Weitere Dickenzunahme durch vermehrtes Wachstum in der Peripherie →				Deckplatte ⌀ ca 20 cm
Fruchtsackwand			Chorion laeve							
Nabelschnur		Amnionkontakt		Amnionverwachsung 16–18 cm		33–35 cm				
Zottendurchmesser		110–140 μm		Intervillöse Zellinseln 300–500 μm						Endzotten 20–80 μm / Reife Intermediärzotten 40–80 μm / Unreife Intermediärzotten 60–200 μm / Stammzottenäste (Ramuli chorii) 50–500 μm / Stammzotten (Rami chorii) 300–1000 μm / Haftzotten (Trunci chorii) 900–3000 μm
Zytotrophoblast (Langhans) / Chorionepithel / Trophoblast	Einnistung der Blastozyste 6. Tag p.c.	Zellsäulen am Zottenstamm 15. Tag p.c.	Vakuolisierung; Abbau der Zellsäulen; Nahezu vollständig	Große Lücken						
Synzytiotrophoblast	Lakunen 8. Tag p.c.				Kernverschiebungen	(Synzytialknoten)	Tendenz zur Bildung einer	→	Proliferationsknospen und Synzytialbrücken; synzytiokapillären Stoffwechselmembran	
Gefäße			Zentrales Gefäß im Zottenstamm (Tertiärzotte) 18./21. Tag p.c. Erythroblasten	Erythrozyten		1 Kapillare in kleinster Zotte; Beginn der Erweiterung der Stammzottenarterien			4–5 Kapillaren in Endzotte; Mesenchymale Intimapolster in Deckplattengefäßen	
Zottenstroma		Mesenchym (Sekundärzotte) 15. Tag p.c.	Retikulär	Silberfasern in allen Zotten		Fibrös; Solide kollagene Trabekel und perivasale Fasermanschette in Stammzotten Kollagenfasern in allen Zotten		Sinusoidal		
Hofbauer Zellen		+	+	+++	+		Ganz vereinzelt			

Das Schicksal hängt vielmehr von den limitierenden Faktoren der etwa außerdem vorhandenen Mißbildungen ab.

Die Persistenz des Allantoisganges stellt ebenso wie Zystenbildungen an der Chorionplatte eine gewebliche Variation ohne klinische Wertigkeit dar (DRISCOLL 1985).

Mißbildungen der Plazenta, z.B. angeborene Wandschwäche und Aneurysmata der Nabelschnurarterien (verbunden mit kindlichen Mißbildungen) führen zu intrauteriner Blutung (HOGG u. FRIESEN 1962).

Man kann die größere reifungsbehinderte Plazenta bei kongenitaler Nephrose vom finnischen Typ (AUTIO-HARMAINEN 1980) als Mißbildung auffassen (vgl. Abb. 68), die wieder parallel geht mit den Mißbildungen anderer Organe (vgl. S. 108).

Partielle Molen sind oft das Zeichen von Triploidie, so daß auch frühere Beobachtungen ein neues Gesicht gewinnen (GOECKE 1967; WUNDERLICH 1975; BECKER 1981; LAWLER u. FISHER 1987). Die Mole – Beispiel: Blasenmole – ist durch große wäßrige Zotten und durch mehrreihige, fast papilläre Trophoblastwucherungen definiert. Bei der Teilmole findet man bei reifem Kind die erhalten gebliebenen, oft besonders aufgetriebenen großen wäßrigen Zotten, gelegentlich auch geordnete Stromakanäle (DOSHI et al. 1983). Bei der Triploidie – der häufigsten Ursache der Teilmole – läßt sich in der frühen Schwangerschaft (Abbruch wegen Triploidie) die andere Komponente der Mole besser darstellen und erkennen, die Trophoblastverbreiterung und -wucherung (Abb. 50). Unmittelbar neben dieser starken ödematösen Aufquellung kommen Areale vor, die sich zeitgerecht entwickelt haben. Es werden jedoch auch gelegentlich Teilmolen bei diploiden Karyotypen beschrieben (NELSON et al. 1984). Auf jeden Fall sollte bei einer Teilmolenbildung auf den Zusammenhang mit der Triploidie hingewiesen werden. Unter günstigen Bedingungen lassen sich an dem proliferierenden Trophoblasten DNS-Messungen vornehmen, so daß dadurch ein Anhaltspunkt für eine Triploidie gewonnen werden kann, wenn eine zytogenetische Untersuchung nicht mehr möglich ist (REHDER u. GROPP 1971; GOERTTLER 1971).

13.1 Disruptionen

Die *amniogenen* Stränge oder Simonartschen Bänder können verantwortlich sein für tiefgreifende Mißbildungen des sonst gesunden Kindes (vgl. Abb. 88). Die Stränge entstehen durch eine ungleichmäßige Lösung des Amnion von dem Embryonalpol am Nabelschnuransatz, es entstehen Falten zwischen Amnion und Allantois, die beim Abrücken des Haftstieles zu einem Schnürring an den beiden Körperenden werden können. CUSTER (1943) diskutiert sechs Möglichkeiten der Strangbildung:

1. Primäre Anomalie des Amnion, dadurch primäre Amnionenge, etwa mit wenig Fruchtwasser.
2. Abnorme Falten beidseits des Amnionrandes.
3. Einengung der Amnionhöhle durch Störungen, die außerhalb der Wandung liegen.

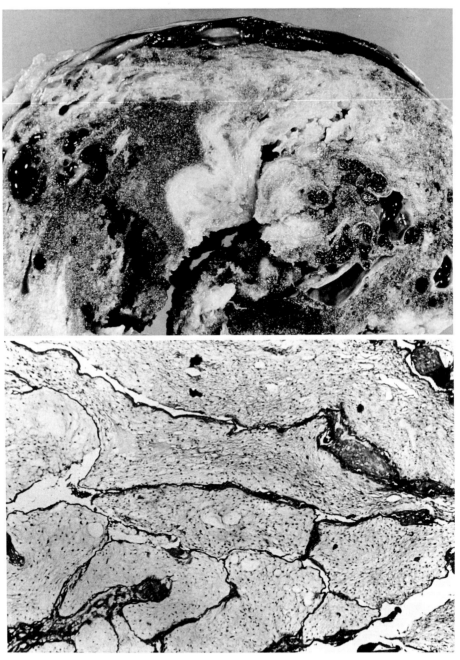

Abb. 50a, b. Teilmolenbildung bei Triploidie. Große, kaum vaskularisierte Zotten neben zeitgerecht entwickelten Resorptionszotten, Ödemseen in den Zotten

4. Sekundäre Verwachsungen von Amnion zu Amnion und vom Amnion zum Fötus.

5. Zerreißung des Amnion mit einzelnen Strängen.

6. Kombination aller dieser Möglichkeiten.

Der Autor zeigt, daß sehr früh durch abnorme Faltenbildung an der Kopf-Nackenbeuge und an dem Schwanzende eine Amnionfalte entsteht, die für die Spalten des Gesichtes unter Umständen ätiologisch in Frage kommt, während die des Schwanzendes für die Amputatio fötus spontanea heranzuziehen sind. Gerade bei den Spaltenbildungen im Gesicht, nicht minder bei den intrauterinen Amputationen, sollte ein strenger Maßstab an die Dignität der Befunde angelegt werden. Es sollten zumindest noch Stränge an den Stummeln und an den Spalten erkennbar und nachweisbar sein (GRUBER 1938; KOHLER 1962, 1964; SENKEL et al. 1979; EISENBERG u. ROBINSON 1980; HARTGE u. SCHNEIDER 1982).

Die Häufigkeit dieser Disruptionen durch amniotische Bänder wird mit 1: etwa 15000 angegeben.

14 Entzündung

Die entzündliche Reaktion der fetalen Plazentateile ist eine frühzeitig erworbene Eigenschaft, die sich nach den Verhältnissen der Örtlichkeit auch in spezieller Weise entwickelt. Während der materne Blutraum nicht in der üblichen Weise entzündlich reagieren kann – keine Kapillaren – ist der fetale Teil von der zweiten Hälfte der Schwangerschaft an entzündungsfähig (Klaus GOERTTLER 1957; DOERR 1957).

Die Entzündung als „Antwort des Gefäßbindegewebsapparates auf eine Schädigung zum Zwecke der Überwindung mit den Mitteln des Exsudates und dem Charakter der Gefahr" (RÖSSLE 1923) kann definitionsgemäß erkannt werden an dem Exsudat und an der Proliferation. Die Plazenta ist nur beschränkt exsudationsfähig, dagegen ist die Proliferation ein Kennzeichen dieses ganz auf Umgestaltung und Wachstum eingestellten Organes.[5]

Es gibt ganz charakteristische blande Entzündungsphänomene, die für die Eigenheit der Plazenta, für die Funktion und die Deutung der Folgen pathognostisch sind:

14.1 Endarteriitis obliterans der Stammzottengefäße
14.2 Morphallaxie
14.3 Besondere Entzündungszeichen
14.4 Anhang: Granulomäquivalente

14.1 Endarteriitis obliterans der Stammzottengefäße

Endarteriitis obliterans der Stammzottengefäße mit dem Totalverschluß durch eine Wandproliferation und der nachfolgenden Avaskularität der Resorptionszotten ist eine häufige Todesursache an der Wende vom zweiten zum dritten Trimenon (Abb. 51).

---

[5] Infektiöse Entzündungen werden an anderer Stelle abgehandelt werden (s.S. 89).

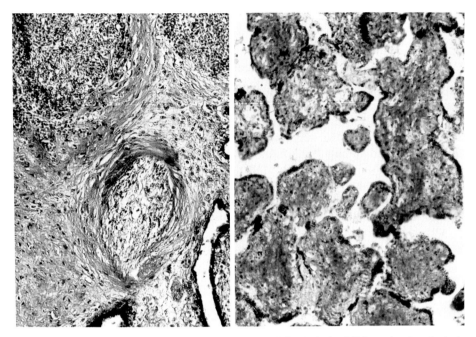

Abb. 51. Endarteriitis obliterans der Stammzottengefäße (*links* im Bild), *rechts* Avaskularität der zugehörigen peripheren Zotten, Fibrosierung. Intrauteriner Fruchttod im 6. Schwangerschaftsmonat

Das Schlagwort der alten Anatomen: „Faultote Frühgeburt im sechsten Schwangerschaftsmonat", das gleichbedeutend mit einer angeborenen Lues gesetzt worden ist, beruht auf diesem Befund. Bei der angeborenen unbehandelten Lues ist die Endarteriitis obliterans ein regelmäßiger Befund (RUSSELL u. ALTSHULER 1974).

Die Ätiologie dieser Entzündung ist häufig nicht auszumachen. Liegt eine genaue Anamnese vor, dann wird oft in dem ersten Trimenon eine „banale Grippe" oder ein passagerer Virusinfekt gefunden. Diese Erkrankung war gelegentlich so unbedeutend, daß die Mutter sie, wenn sie nicht ausführlich Tagebuch schreibt, vergessen hat. Das hat zur Annahme geführt, daß die Endarteriitis obliterans durch einen Virusinfekt in der Frühgravidität ausgelöst würde (BEKKER u. DOLLING 1965; SANDER 1980). Darin wurden wir bestärkt durch den regelmäßigen Befund der Endarteriitis obliterans in Fällen der Rötelinfektion auch bei Interruptiones. Daß diese Erklärung eine mögliche, nicht aber eine gesetzmäßige Ursache aufdeckt, zeigt sich darin, daß die Endarteriitis obliterans statistisch gehäuft bei der Embryopathia diabetica und bei der EPH-Gestose vorkommt (BURSTEIN et al. 1957; Fox 1966). Daraus ergibt sich, daß die Endarteriitis obliterans eine allgemeine Reaktion der frühen Plazenta im Stammzottenbereich darstellt, die offenbar durch verschiedene Ursachen ausgelöst werden kann.

Die Endarteriitis obliterans als Proliferationsphänomen entsteht zu einem Zeitpunkt, an dem die fetalen Gefäße noch nicht zu einem nennenswerten zelli-

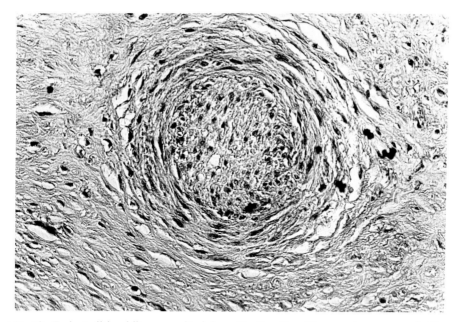

Abb. 52. Endarteriitis obliterans mit einigen Restkanälen (die aus dem paravaskulären Gefäßstrang gespeist werden)

gen Exsudat befähigt sind (GOERTTLER 1957). Bei fortgeschrittenen Fällen von generalisierter Endarteriitis obliterans in allen Stammzottengefäßen sind auch die Gefäße der Chorionplatte mit einbezogen. Solange die Plazenta über den Diffusionsmechanismus den Feten ernähren kann, sind ein Kindstod oder eine plazentare Insuffizienz nicht zu erwarten. Erst wenn die Ernährung unter Zunahme des Vaskularisationsgrades (Fetalisation) erfolgen muß, und wegen des Fehlens dieses Gefäßapparates nicht mehr erfolgen kann, kommt es zur Katastrophe (FUJIKURA u. BENSON 1964). Es ist damit ein deutlicher Hinweis gegeben auf die Bedeutung der inneren Ausgestaltung der Plazenta durch Ausbidung des Vaskularisationssystems: Verminderung der Permeationsstrecke zwischen den beiden Kreisläufen (s.S. 58).

Es muß die Endarteriitis obliterans von dem IV. Reifezeichen getrennt werden (Abb. 52). Während bei dem zur Norm gehörenden IV. Reifezeichen eine Einengung des Lumens durch das fibromuskuläre System der Gefäßmedia *konzentrisch* erfolgt und durch die Quellung der subendothelialen Muskelzellen verstärkt wird (Abb. 53) (LAS HERAS u. HAUST 1981), das Restlumen also eng ist, ist die Media bei den endarteriitisch verschlossenen Gefäßen zunächst aufgeweitet durch einen bindegewebigen Pfropf, der im Lumen weiter vordrängt und dieses verschließt. Der Verschluß der Stammzottengefäße muß genau analysiert werden. Selbst ein Kenner wie FOX macht eine solche Unterscheidung nur unvollständig (VAN DER VEEN et al. 1982; ALTEMANI 1987). Daher kommt es, daß manche die Endarteriitis obliterans als gesteigerte Kollagenisierung post mortem infantis ansehen. Dagegen ist die typische Reaktion nach dem intrauterinen Fruchttod nicht die Entzündung, sondern der Gefäßkollaps.

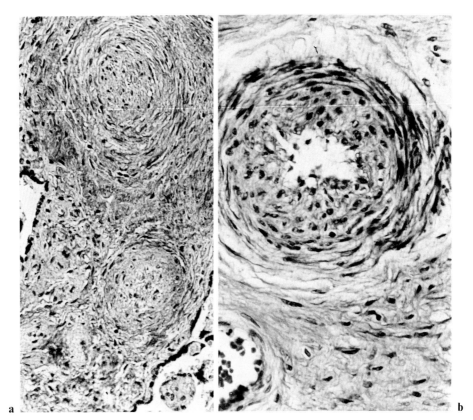

a   b

Abb. 53a, b. Gegenüberstellung einer Endarteriitis obliterans (**a**) und einer (physiologischen) Kontraktion (**b**) der Stammzottenarterie (IV. Reifezeichen). Bei der Endarteriitis ist die Außenwand der Arterie weit, das Lumen durch eine bindegewebige Plombe total oder subtotal verschlossen. Bei der physiologischen Enge der Stammzottengefäße konzentrische Einengung, minimales Restlumen

Die Reaktion der Gefäßwand erfolgt bei der Endarteriitis obliterans einheitlich, weil sie nicht nennenswert strukturell gegliedert oder durch eine Elasticaschicht unterbrochen ist: In den Anfangsstadien der Proliferation des Wandteiles wulstet sich die gesamte Wand ins Lumen vor und füllt danach dieses aus (Abb. 54).

In nahezu allen Fällen von Endarteriitis obliterans kann man in einigen Gefäßen Restkanäle erkennen. Während wir früher angenommen haben, daß hier eine Rekanalisation – etwa vergleichbar der Thromboseorganisation bei der Lungenarterienembolie – vorliegt, wissen wir jetzt, daß es sich hierbei um Restkanäle für die erst nur als Rinnsale, dann aber offenbar stärker sich auswirkenden Zuflüsse der paravaskulären Gefäßstränge handelt (DOLFF 1978). Hier fließen die arteriovenösen Kurzschlüsse, ohne daß Blut in die Peripherie gelangt (Abb. 55).

Es ist angenommen worden, daß die Endarteriitis obliterans nicht *Ursache*, sondern *Folge* des intrauterinen Fruchttodes sei. Es ist dies eine wichtige Frage, weil im Falle des Gefäßverschlusses erst nach dem Kindstod eine Ursache für

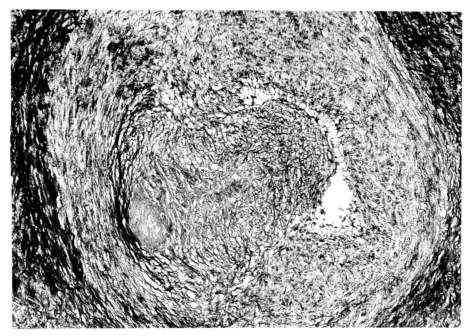

Abb. 54. Beginnende Endarteriitis obliterans: Pilzartige Vorwölbung in das Lumen eines Stammzottengefäßes

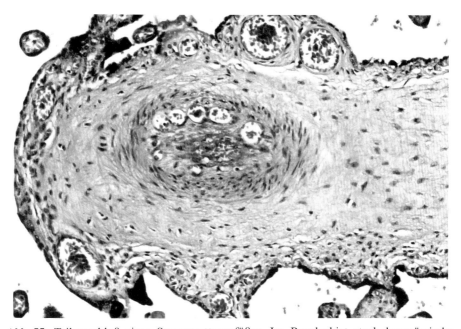

Abb. 55. Teilverschluß eines Stammzottengefäßes. Im Randgebiet stark hyperämische Gefäße des paravaskulären Gefäßstranges, Restkanäle (mit Blut gefüllt) in dem teilverschlossenen Gefäß. Die Restkanäle werden durch den paravaskulären Gefäßstrang gespeist

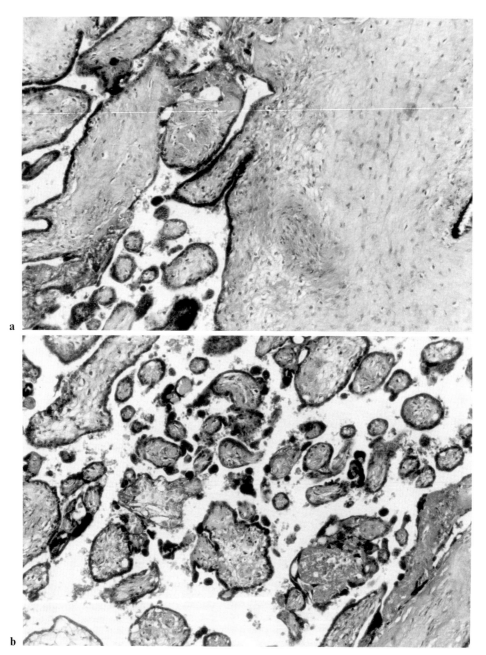

Abb. 56a, b. Röteln der Mutter. Endarteriitis obliterans der Stammzottengefäße (**a**). Avaskuläre Zotten in den von diesen Stammzottengefäßen abhängigen Gebieten (**b**)

den intrauterinen Fruchttod ausfiele, man also weiterhin nach einer solchen Ursache suchen müßte. Es gibt jedoch Hinweise, die eindeutig dafür sprechen, daß die Endarteriitis obliterans – in dieser Form – eine zu Lebzeiten des Kindes entstandene Gefäßverödung ist, daß sie als Todesursache angenommen werden muß:

1. Die Erweiterung und sekundäre Ausfüllung des Lumens mit dem proliferativen Bindegewebe, der Bindegewebsplombe, ist nur durch einen aktiven Proliferationsprozeß zu verstehen, der *nach* dem Kindstod gerade im fetalen Gefäßsystem, in dem der Blutstrom still steht, nicht denkbar ist. Die Resorptionszotten und die Trophoblastregion können vom maternen Blutstrom noch ernährt werden. Daß aber ausgerechnet in dem fetalen Stammzottengefäß eine Proliferation eintreten solle nach dem intrauterinen Fruchttod, ist schwer vorstellbar (BENDER et al. 1976a).
2. Die Avaskularität der Peripherie setzt eine fehlende Anlage aus Gründen der fehlenden vis a tergo voraus. Eine Rückbildung der peripheren Gefäße könnte nicht ohne erkennbaren Rest erfolgen, zumindest müßte man Übergänge erkennen können. Dies ist aber nie der Fall.
3. Bei genügend genauer Suche ist auch bei lebenden Kindern, vielleicht bei sog. Mangelgeburten, abschnittsweise eine Endarteriitis obliterans zu erkennen. FOX (1966) findet sie bei lebenden Kindern in 3,6% aller Plazenten. Wir empfehlen immer dann einen Stammzottenverschluß zu suchen, wenn ein avaskulärer Zottenbaum in einem sonst gut erhaltenen Resorptionsareal vorhanden ist (BENIRSCHKE u. DRISCOLL 1967).
4. Die offen bleibenden Restkanäle in einzelnen Gefäßbezirken als Folge des stärker werdenden paravaskulären Gefäßstroms (DOLFF 1978) können als Hinweis auf vitale, allmählich ablaufende Vorgänge angesehen werden.
5. Der Fund von fortgeschrittenen Gefäßverschlüssen im Falle von Interruptiones bei lebenden Früchten im ersten Trimenon (z.B. bei Röteln) zerstreut jeden Zweifel an der frühen Entstehung hier ohne Beziehung zu dem Kindstod (Abb. 56).
6. In den sog. Plazentapolypen sind offene Stammzottengefäße noch nach Wochen zu finden.

Die Beobachtungen von Obliterationen in der Plazenta von Zwillingsschwangerschaften, bei denen der eine abgestorbene Zwilling vorzeitig durch einen partiellen Kaiserschnitt entbunden worden ist (ARNHOLDT et al. 1984), sind nach den Untersuchungen von VOGEL insofern anders angelegt, als es sich nicht um klassische Obliterationen handelt, sondern vielmehr um konzentrische Einengungen der Organgefäße, offenbar durch einen Kollaps. Sie scheinen sich morphologisch zu unterscheiden und unterscheidbar zu sein.

14.2 Morphallaxie, Asphyxieinfiltrate

Eine entzündliche zellige Reaktion stellt die Ausbildung der Asphyxieinfiltrate dar. Biologisch kann man diese Infiltration zu dem Phänomen der Morphallaxie (RÖSSLE 1923) rechnen.

Der aus der Zoologie entlehnte Begriff der Morphallaxie bezeichnet die blande, „physiologische" entzündliche Demarkation bei der Häutung der Schlangen, bei dem Stangenwechsel von Reh und Hirsch, bei der Verpuppung. Um eine ähnliche Demarkation handelt es sich bei den morphallaktischen Entzündungsinfiltraten zwischen der vitalen Plazenta und dem abgestorbenen Kind.

Um diese zelligen Infiltrate zu verstehen, muß man einer Überlegung folgen, die von den Verhältnissen bei dem intrauterinen Fruchttod ausgeht.

Bei abgestorbener, sogar mazerierter Frucht ist die Plazenta noch von mütterlichem Blut umströmt und wird daher erhalten „wie in einer Gewebekultur". Das gilt besonders für den Trophoblasten, in dem fetalen Stroma allerdings kommt es zu einem inveterierten Ödem (Emmrich 1966) und zur Fibrininsudation. An einer Stelle aber muß die Grenze zwischen der „lebenden" Plazenta als dem externen fetalen Organ und dem abgestorbenen Feten sein. Die Grenze findet sich an der Chorionplatte an der dem intervillösen Raum zugekehrten Seite (vgl. Abb. 44). Oft sind diese zelligen Infiltrate zwischen der Fibrinschicht und der faserigen Chorionplatte gelegen. Bei längerer Retention breiten sich die Infiltrate in der Innenwand der chorialen Gefäße weiter in die Nabelschnurgefäße aus.

Es ist wichtig, auf die Unterscheidung dieser zelligen Infiltrate gegenüber den Verhältnissen bei der Chorioamnionitis hinzuweisen (vgl. dazu Abb. 61).

Die Chorioamnionitis (vgl. S. 90) entsteht durch Infektion der Eihöhle, sie breitet sich aus über das Amnion bzw. das Chorion, also an der Innenseite der Eihöhle oder an der Außenseite der Nabelschnur. Ihre Lage läßt sich nicht mit den Verhältnissen bei der Asphyxie verwechseln, weil die Infiltrate im Bereich der Chorionplatte ganz klar topographisch unterschieden werden können.

Der morphallaktischen Demarkation bei dem toten Kind vergleichbar ist eine zellige Aktivierung an der gleichen Stelle – Chorionplatte, Innenhaut der Nabelschnurgefäße – bei der intrauterinen Asphyxie (Dominguez et al. 1960; Widholm et al. 1963). Es hängen diese Infiltrate offensichtlich mit der Azidose bei der Asphyxie zusammen, wie dies schon vor langen Jahren Graeff (1922) gezeigt hat. Die abgestorbene Frucht führt zu einer Azidose. Mit dem Grad der Azidose nimmt die Ödemneigung der Plazenta, aber auch die zellige Aktivierung zu. Bakterien werden nicht nachgewiesen (Olding 1970). Nach unserer Schätzung kann man asphyktische Infiltrate erwarten, wenn die Asphyxie etwa 18 Stunden bestanden hat.

14.3 Besondere Entzündungsarten

Obwohl eine Entzündungsreaktion des intervillösen Raumes ungewöhnlich, „eigentlich" nicht möglich ist, gibt es einige herdförmige Entzündungsäquivalente an der Grenze zwischen dem mütterlichen und dem fetalen Gewebe. Gelegentlich – und mit der Sorgfalt der Suche häufiger – findet sich zwischen zwei oder mehreren Büscheln von zusammengelagerten Zotten ein Entzündungsherd (Altshuler u. Russell 1975; Russell 1980). Hier sind die Zotten durch das Exsudat zusammengebunden, obwohl das Exsudat *wenig* Fibrin enthält. Man hat dies zunächst mit der Listeriose in Zusammenhang gebracht, weil solche

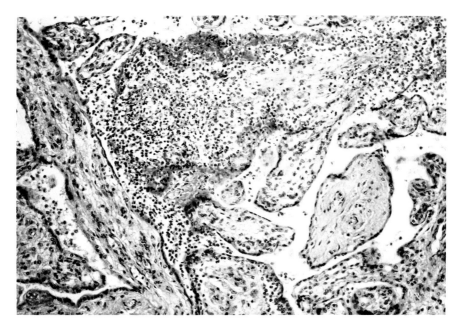

Abb. 57. Sogenannte Intervillositis. Häufiger Befund, klinisch ohne Symptomatik

Herde regelmäßig bei der Listeriose im großen Maßstab vorkommen (vgl. S. 124). Die Entzündungsherde sind aber häufiger als die Listeriose. Im Material von Fox findet man sie in 13,6% (KNOX u. Fox 1984). Sie sind in ganz überwiegendem Maße nicht mit einer bewußt gewordenen, während der Schwangerschaft durchgemachten Entzündung in Zusammenhang zu bringen. Es handelt sich um eine uncharakteristische, monotone morphologische Antwort auf vielerlei Schäden. Man kann von einer subklinischen Villositis sprechen. Die Entzündungszellen stammen zu einem Teil, aber nicht ausschließlich, vom Feten, so daß in dem Entzündungsherd ein echtes „Gemeinschaftsprodukt" vorliegt (Abb. 57). Der Trophoblast vermag bei der Abdichtung von derartigen Entzündungsherden, die auch mit Erosionen einhergehen, – wie bei den Virusinfektionen (ALTSHULER u. RUSSELL 1975) – an umschriebener Stelle insofern mitzumachen, als er durch die Ausbildung von trophoblastären Riesenzellen Verklebungen mit Nachbarzotten und Randreaktionen bewerkstelligt. Es bestehen dann von mehreren Zotten granulomähnliche Formationen mit Riesenzellen, die wir als „sarkoidlike" Granulome bezeichnet haben (aber ohne daß eine Sarkoidose oder auch nur Epitheloidzellen eine Rolle spielen würden) (Abb. 58). Sie entstehen durch die fetalen Mesenchymzellen, die Fibrinablagerungen von der maternen Seite her und durch die Randreaktionen des Trophoblasten.

Eine weitere *Demarkationsentzündung* sieht man gelegentlich um ganz frische Verödungsherde zu einem Zeitpunkt, an dem der Fibrinsaum noch nicht ausgebildet ist (Abb. 59).

Mit der Fibrinabdichtung des Verödungsbezirkes verschwindet auch der Zellwall.

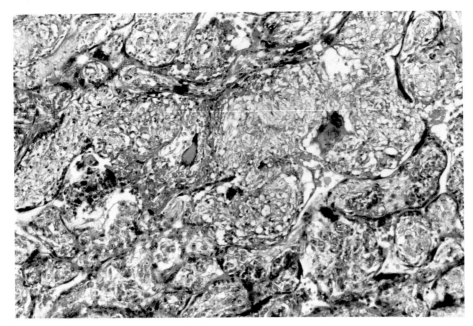

Abb. 58. Granulomatöse Reaktion in der Plazenta mit Riesenzellen. Sogenannte sarkoid-like Reaktion. Tuberkulose und Sarkoidose bei Mutter und Kind ausgeschlossen

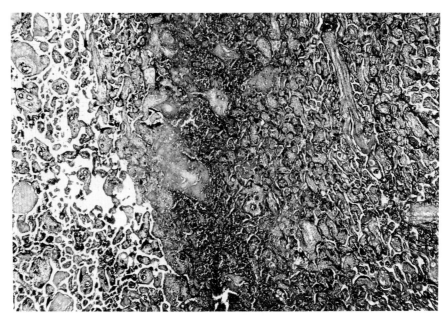

Abb. 59. Frischer Saum um eine beginnende Verödung. In dem Verödungsherd sind die individuellen Zotten noch zu erkennen, der Saum als Grenze setzt sich aus Fibrin und Leukozyten zusammen

14.4 Anhang: Granulomäquivalente

Die Plazenta ist nicht granulationsgewebsfähig. Die materne Seite besteht aus der flachen Basalplatte mit den kaum aktiv reaktionsfähigen Spiralarterien und – im wesentlichen – aus Blut ohne feste gewebliche (materne) Fassung. Hier ist eine humorale Reaktion denkbar, nicht aber eine Granulombildung.

Die Demarkation (s.S. 69) wird durch die zellige Ansammlung an der Chorionplatte von dem maternen Blut gebildet, die dort gelegentlich dicken Fibrinanteile werden nicht kapillarisiert.

Die *fetale* Seite ist proliferationstüchtig, reaktionsfähig, aber sie erhält nur „gefilterte" Fremdstoffe von der maternen Seite. Die fetalen Gefäße vermögen nicht auf Ereignisse in dem maternen Blutraum zu reagieren. Geht unter der Einwirkung unterschiedlicher Schädigungen der Trophoblast zugrunde, wird diese Trophoblasterosion durch maternes Fibrin abgedeckt.

15 Bakterielle Infektionen

Infektionen können in der Plazenta entstehen:
15.1 aszendierend
15.2 matern-hämatogen
15.3 fetal-hämatogen
Die Entzündungsreaktion kann erfolgen:
      a) matern
      b) fetal
      c) matern und fetal

Wenn man dazu noch die Dimension „Zeit" in Rechnung setzt, daß nämlich die fetale Entzündung im Laufe der Entwicklung einen Bildwandel durchmacht, dann kann man die Fülle der Möglichkeiten und der Entzündungsbilder, aber auch die Schwierigkeiten ermessen, aus dem anatomischen Bild auf Ätiologie und Pathogenese zu schließen.

15.1 Aszendierende Entzündung

Die aszendierende Entzündung kann von der Blasenrißstelle oder von der Dezidua ausgehen. Ein derartiges Ereignis findet sich z.B. bei der partiellen Placenta praevia oder bei der partiell vorzeitigen Lösung. Randständig beginnend kann sie auch ihrerseits eine vorzeitige Lösung hervorrufen oder fördern, so daß der Fund einer entzündlichen Infiltration bei vorzeitiger Plazentalösung nicht als Ursache und auch nicht ohne weiteres als Folge angesehen werden kann, man muß zur weiteren Klärung den klinischen Bericht, den klinischen Befund und die Zeitverhältnisse heranholen.

Als Ursache können alle Arten von Bakterien in Frage kommen, die instrumentell oder anderweitig nach oben gebracht werden. Selten – aber für die Örtlichkeit nicht so selten wie bei anderen Organen – können Gasbrandbazillen aszendieren, die durch die Gasbildung sehr rasch eine Lösung der Plazenta hervorrufen. Durch die Infektion der Plazenta und des Uterus ist eine ordnungsgemäße Geburt nicht möglich. Kennzeichnend für eine solche Infektion ist eine unförmige blasige Auftreibung des gesamten Uterus und des Kindes. Ganz ähnlich, wenn auch nicht so dramatisch, verlaufen die Infektionen mit Candida (BENIRSCHKE u. RAPHAEL 1958; LOPEZ u. ATERMAN 1968; BADER 1966; HOOD et al. 1983). Die Eitererreger führen zu Infektionen über die Dezidua, mehr diffus in den Deziduaverband, vielleicht deren Verbindung gitterartig lockernd, so daß bei der allmählichen vorzeitigen Ablösung die Demarkationszone eine bestimmte breite Schicht einnimmt.

15.2 Matern-hämatogene Entzündung

Der materne hämatogene Weg führt zu geringgradigen Entzündungserscheinungen in dem intervillösen Raum. Wenn man die Trophoblastschicht als spezialisierte Endothelschicht des Intervillum auffaßt, wird von hier eine Reaktion auf die Entzündungserreger – Bakterien, Pilze, Toxoplasmen – zu erwarten sein. Und dennoch ist nur selten eine geringfügige Reaktion nachzuweisen. Häufige Reaktionen stellen die Desquamation des Trophoblasten und ein Fibrinersatz der Trophoblasterosion dar.

Eine leukozytäre Reaktion ist im Sinne der Blutleukozytose in dem intervillösen Spaltraum erkennbar. Manchmal finden sich kleine Abszesse, die mehrere Zotten zusammen ergreifen und zusammenkleben. Im Gegensatz zu den kleinen Verödungsherden sind diese sehr viel zellreicher und sie erinnern an die oben beschriebene subklinische Villositis (s.S. 87). Die Masse der Herde bei einer hämatogenen maternen Infektion liegt in dem Intervillum verstreut, nur wenige in dem Gebiet der subchorialen Fibrinplatte.

Gelegentlich muß eine iatrogene Infektion bei der Amniozentese in Rechnung gestellt werden.

15.3 Fetal-hämatogene Entzündung

Eine fetale hämatogene Entzündung in der Plazenta ist nur sehr selten, aber doch in manchen Fällen denkbar. Es muß das entzündliche Agens durch die Plazenta in den Feten und von dort wieder in die Plazenta hineinstreuen (WOHLWILL u. BOCK 1929). Möglicherweise ist ein solcher Vorgang bei der Zytomegalie nachzuweisen.

15.4 Chorioamnionitis

Die Chorioamnionitis ist selten. Sie wird vom Geburtshelfer öfter angenommen und auch als Ursache des postnatalen Kindstodes angeschuldigt als sie wirklich auftritt.

Die Chorioamnionitis entsteht nach dem Blasensprung (seltene Ausnahme: Infektion durch pränatale Fruchtwasserdiagnostik). Es gibt lange bestehende

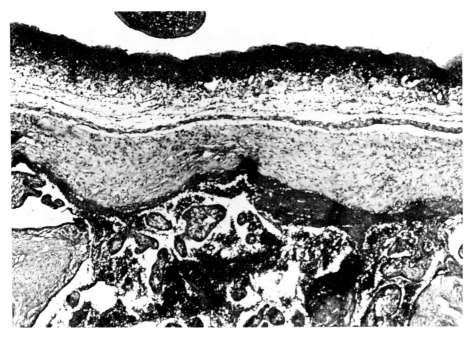

Abb. 60. Chorioamnionitis. Massive entzündliche Infiltration in der Eihaut. Beachte: Stärkste Infiltration in unmittelbarem Anschluß an die Eihöhle, Abschilferung der Amnionepithelien

Blasensprungintervalle bis 12 Wochen, ohne daß eine Chorioamnionitis entstanden wäre.

Es ist zur Beurteilung einer Chorioamnionitis nötig zu wissen, wieviel Zeit zwischen Blasensprung und Geburt verstrichen ist. Obwohl in Abhängigkeit von der Art der Bakterien eine solche Infektion relativ rasch gehen kann, müssen aber doch zur vollen Ausprägung des Krankheitsbildes der Chorioamnionitis 18–24 Stunden zwischen Blasensprung und Infektion der Eihäute verstrichen sein. Bei Verdacht sollte unmittelbar nach der Geburt eine bakterielle Untersuchung erfolgen. Das Fruchtwasser ist trüb, nicht nur „grün", sondern auch milchig bis eitrig, sofern überhaupt noch Fruchtwasser vorhanden ist.

Die Infektion leitet sich aus der Vagina her, breitet sich in der Eihöhle aus, die zelligen Infiltrate finden sich flächenhaft an den Eihäuten (Abb. 60). Im Gegensatz zu dem Asphyxieinfiltrat liegen die Infiltrate bei der Infektion in Richtung auf die Frucht zu, das Chorionepithel und das Amnionepithel sind flächenhaft desquamiert (BECKER 1980 b).

Die Infiltrate liegen, wenn auch weniger dicht, an der Außenseite der Nabelschnur.

Die Ausbreitung ist grundsätzlich von derjenigen der Asphyxieinfiltrate verschieden (Abb. 61).

Das infizierte Fruchtwasser ist für das Kind gefährlich, weil es in die Lunge gelangt und dort in wenigen Tagen nach der Geburt zu einer tödlichen, bakteriell

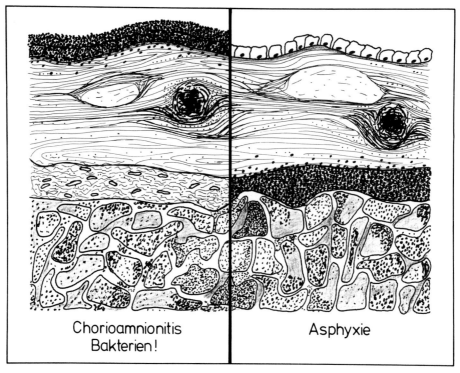

Chorioamnionitis
Bakterien!

Asphyxie

Abb. 61. Schema über die Verteilung der entzündlichen Infiltrate bei der Chorioamnionitis (in Richtung auf die Eihöhle) und der Asphyxie (in Richtung auf den intervillösen Raum)

eitrigen Pneumonie führt. Zumeist handelt es sich um Streptokokken B (ALT-SHULER u. RUSSELL 1975). Bei der Auffindung von Abszessen und Abszessäquivalenten in einer nicht voll entfalteten Lunge eines abgestorbenen Frühgeborenen sollte man die Plazenta als Hinweis auf die Quelle dieser Infektion und zugleich die Anamnese (wann Blasensprung?) heranholen. Findet sich in der Plazenta eine Chorioamnionitis, dann ist der Lungenbefund erklärt.

16 Kalk

Kalkinkrustationen, besonders an der Basalplatte, sind häufige Befunde, die dem Geburtshelfer als körnige weiße Stippchen auffallen. Häufig wird der Befund der Kalkspritzer an der Basis als Alterszeichen, womöglich als Übertragungszeichen, gewertet. Es handelt sich um eine organeigentümliche Reaktion, die diagnostisch nicht überbewertet werden darf, keineswegs mit dem Alter der Plazenta in Verbindung gebracht werden muß.

Die reife Plazenta weist 10–15 mg% Kalk auf (MISCHEL 1957a, b; JAECOCK 1963; EINBRODT et al. 1962). Die stärkeren Kalkablagerungen finden sich bei jungen Müttern und Primiparae, es soll sich um eine mangelnde Adaptation

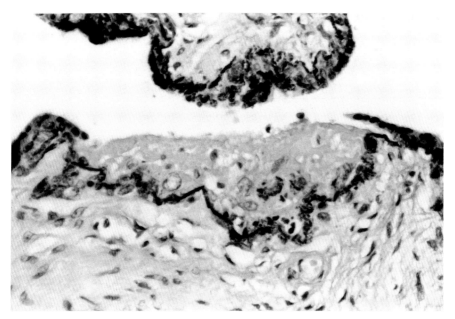

Abb. 62. Kalkinkrustation in der Basalmembran. Totgeburt in der 32. Schwangerschaftswoche. Kossafärbung

der Epithelkörperchen an das Ereignis der Schwangerschaft handeln (FUJIKURA 1963). Der Kalziumgehalt ist in der Plazenta von Totgeborenen erheblich erhöht.

Die Kalkinkrustationen in der Plazenta müssen unter den folgenden Gesichtspunkten betrachtet werden:
16.1 Topographie
16.2 Ablagerungsbedingungen
16.3 Diagnostische Bewertung

16.1 Topographie

Kalk in großen Schollen findet sich an der Basalplatte. Die Kalkschollen liegen vorwiegend in den Fibrinstellen, auch angelehnt an die Segel und Säulen, zumeist an der mütterlichen „Rißstelle". Wir wissen nicht, wieviel Kalkschollen in utero verblieben sind und an den Deziduaresten zurückbleiben, um dann mit den Lochien ausgeschieden zu werden.

Die scholligen Ablagerungen sind für die Funktion der Plazenta selbst bei größeren Ablagerungen (HÜBNER u. SEYDEL-ANSORGE 1975) unerheblich. Aus diesen scholligen Ablagerungen auf eine Plazentainsuffizienz zu schließen, geht nicht an.

Bei verschiedenen Erkrankungen – insbesondere bei der EPH-Gestose, aber auch bei ganz unreifen Früchten und bei früh zu Ende gegangenen Schwangerschaften – finden sich Kalkinkrustationen entlang der Säulen und Segel, gelegentlich bis hin zu der Chorionplatte. Sie finden sich selten in den Verödungsherden. Allein die Kalkablagerungen in den Arealen der Resorptionszotten sind in dem anatomischen Befund zu erwähnen, ohne daß sich Konsequenzen aus diesem Befund ergeben.

Die röntgenanatomischen Untersuchungen von BECK (1982 a, b) zeigen, daß die Kalkablagerungen in dem Plazentakörper Basalplatte und Chorionplatte – dem venösen Abfluß – zugeordnet sind, also den Stellen, die sowohl ein azidotisches Milieu als auch einen Spüleffekt erbringen. Dies haben HÖRMANN u. LEMTIS (1965) schon früher vermutet.

Die *scholligen* Ablagerungen sind sowohl in ihrer Entstehung als auch in ihrer Bewertung ohne Beziehung zu der Funktion des Organes.

Ganz anders sind die kalkigen Imprägnationen der Basalmembran zu bewerten. Sie bilden eine Behinderung der Barrierenfunktion und finden sich – allerdings nicht häufig – bei Totgeburten. Es erhebt sich dann die Frage, ob der intrauterine Fruchttod wegen der Kalkimprägnation der Basalmembran eingetreten ist. Diese Frage ist nur durch Ausschluß anderer Todesursachen – und oft im Einzelfall nicht – zu klären (Abb. 62). Die Membranimprägnation ist auf jeden Fall ernst zu nehmen und diagnostisch mit in die Summenformel des intrauterinen Fruchttodes einzubeziehen.

16.2 Ablagerungsbedingungen

Kalksalze sind in saurem Milieu löslich. Man stellt sich vor, daß in azidotischem Milieu, z.B. bei beginnender Nekrose, gelöste Kalksalze angereichert werden, die dann bei der Umstellung in alkalisches Milieu unter dem Einfluß des Spüleffektes der Umgebung in Form von Karbonat- und Phosphatsalzen ausfallen. So zeigt die schollige Verkalkung in der Plazenta einzelne Stellen der umschriebenen Gewebsuntergänge an. Sie zeigt gewissermaßen Narben an. Und doch ist selbst eine ausgedehnte Kalkablagerung – von der Basalmembranimprägnation abgesehen – für die Funktion der gesamten Plazenta unerheblich.

Der für den Stoffwechsel des Feten, insbesondere für das Skelett notwendige Kalk muß vom mütterlichen Blut durch die Plazenta eingeschleust werden. Dieser Kalk ist organisch gebunden und nicht mit dem schollig ausgefällten Kalk gleichzusetzen: Transportkalk. Er läßt sich in der Feucht- und Trockensubstanz erfassen und ist entsprechend dem jeweiligen Bedarf in den verschiedenen Stadien der Schwangerschaft von unterschiedlicher Konzentration. MISCHEL (1957 a, b) hat eine Kurvendarstellung des Kalkgehaltes der Plazenta gegeben. Mit dem ausgefällten Kalk der reifen Plazenta, der dem Geburtshelfer als weiße Stippchen an der Basalplatte und dem Histologen als grobe Schollen auffällt, haben die durchzuschleusenden Massen des Transportkalkes nichts zu tun.

16.3 Welche diagnostische Bedeutung haben die Kalkablagerungen in der reifen Plazenta?

Die Schollen in der Basalplatte und an der Basis der Segel und Säulen sind diagnostisch unerheblich; ihre Bedeutung als „Lösungsvorbereitung" ist nicht geklärt.

Die Kalkschollen im Bereich der venösen Abströme im Plazentaparenchym sind Kennzeichen des Milieuwechsels, sie spielen weder die Rolle einer Funktionsbehinderung, noch eines Alterszeichens.

Die Verkalkungen in den Resorptionszotten zeigen örtliche Trophoblastinsuffizienzen an. Sie sind eher normal als pathologisch (TINDALL u. SCOTT 1965).

Ganz anders zu bewerten sind die Imprägnationen ganzer oder großer Teile der Basalmembran des Trophoblasten (s.S. 94).

17 Asphyxie

Die intrauterine Asphyxie ist die häufigste Ursache eines schlechten Kardiotokogramms, einer zu frühen Geburt oder gar eines intrauterinen Fruchttodes.

Die Plazenta kann die Ursache der Asphyxie sein. Sie kann aber auch bestimmte morphologische Phänomene bieten, die das Faktum Asphyxie anzeigen (vgl. S. 85), ohne daß das Organ selbst an der Entstehung der Asphyxie beteiligt gewesen war.

Die Plazenta ist also manchmal *Ursache*, manchmal kann sie als *Indikator* der intrauterinen Asphyxie angesehen werden.

17.1 Plazenta als Ursache der intrauterinen Asphyxie

Der eindrucksvollste Sachverhalt einer intrauterinen Asphyxie ist durch die oft schnell eintretende vorzeitige Lösung der Plazenta, vielleicht im Zentrum des Organs, bedingt, so daß eine Blutung nach außen nicht erfolgt. Die Ursache der vorzeitigen Lösung ist in der Uteruswand zu suchen. Die Plazenta ist weniger gut durchblutet, ein großes Areal von Spiralarterien ergießt sich in den retroplazentaren Raum. Bei der Geburt ist ein retroplazentares Hämatom zu sehen als zentral gelegenes (oder auch randständiges) Blutkoagel. Oft werden von der Hebamme die Koagel entfernt, um die Vollständigkeit des Organs festzustellen. Es ist dringend erforderlich, daß der Befund nach Qualität und Ausdehnung beschrieben wird. In dem histologischen Schnitt kann die Basalplatte noch Reste des Hämatoms enthalten, wenn auch nicht in dem eindrucksvollen Maße wie an dem frisch geborenen Organ. Wenn das Koagel schon Tage im Zentrum gelegen hat, ist die Plazenta geradezu komprimiert (Abb. 63). Der Geburtshelfer muß daher die vorzeitige Lösung – vielleicht auch nur als Vermutung – dem histologischen Begutachter mitteilen.

Alle allmählich entstehenden oder auch plötzlichen Ereignisse, die zu einer Plazentainsuffizienz führen, können sich des Mittels der Asphyxie bedienen. Eine intrauterine Asphyxie kann in jeder Phase der Schwangerschaft durch eine plazentare Insuffizienz oder durch ein pathologisches Ereignis, z.B. durch eine zu klein gewordene Plazenta bei ausgedehnten Verödungsherden entstehen.

17.2 Plazenta als Indikator der Asphyxie

Die Asphyxie führt für das Kind zu einer kritischen Situation und ist Veranlassung zu gewissen Reaktionen (CTG, Mekoniumabgang: „grünes Fruchtwas-

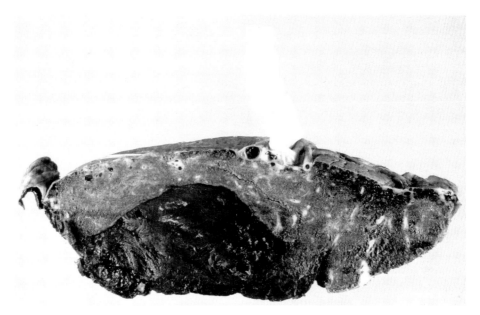

Abb. 63. Kompression des Mutterkuchens durch großes, retroplazentares Hämatom

ser, grüne Eihäute" etc.) Dabei ist es gleichgültig, ob diese Asphyxie ausgelöst wurde durch eine mangelhafte Ausreifung, eine Entwicklungsstörung des Mutterkuchens, eine Erkrankung der Plazenta (Inkompatibilität) oder durch Ereignisse der Mutter, z.B. Anämie, Hypotonie oder die Einengung der maternen uterinen Gefäße bei der Hypertonie. Weil die Asphyxie durch eine Gewebsazidose vom Kinde ausgelöst wird, ist in dem Befund an der Plazenta die Ursache der Asphyxie – wenn nicht eine Plazentainsuffizienz gleichzeitig vorliegt – nicht zu erkennen.

Die Asphyxie in der Plazenta ist durch die zellige Aktivierung an der Grenze zwischen Mutter und Kind – vor allem an der Chorionplatte – zu erkennen (KLINGER 1975; BECKER 1980b, 1981).

Bei stärkerer Azidose breiten sich diese Infiltrate auf die Innenschicht der Nabelschnurgefäße aus. Die morphallaktische Entzündung (s.S. 85) ist das Kennzeichen der intrauterinen Asphyxie beim lebenden oder beim abgestorbenen Kind. Ein Indikator für die Mangeldurchblutung des intervillösen Raumes ist die umschriebene oder generalisierte, besonders auffallende Sprossung der Trophoblastzellen. Während die Trophoblastbrücken physiologisch sind, sind die betonten Kernbrücken, die offenbar mehr Kerne enthalten und wie Sprosse erscheinen („Sprouts"), Anzeichen für eine Mangeldurchblutung des intervillösen Raumes (AMOROSO 1952). Sie sind Zeichen der allgemeinen Mangeldurchblutung, vor allem bei solchen Zuständen, die im Gefolge der EPH-Gestose vorkommen (vgl. S. 115).

Bei andersartigen Durchblutungsstörungen sind sie anzutreffen: Wir sahen sie bei Sichelzellanämie der Mutter. Die Mangelsituation im intervillösen Raum wird offenbar im Falle der EPH-Gestose mit Hilfe der Erhöhung der vis a

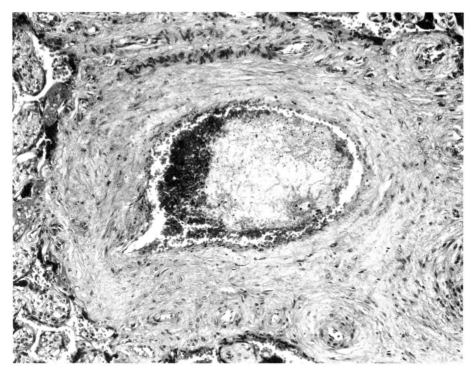

Abb. 64. Intravasale Fibringerinnung bei intrauterin beginnendem kindlichem Schock. Stammzottengefäße fast vollständig durch die Fibrinausgüsse verschlossen. Indikation zur Sektio durch CTG-Beachtung

tergo kompensiert, bei der Sichelzellanämie ist dieser Mechanismus offensichtlich nicht wirkungsvoll.

17.3 Schocksymptome

Es gibt weitere Kennzeichen einer Asphyxie, die anders zu werten sind und die wir als Sekundärphänomene ansehen müssen.

Eine Asphyxie kann durch eine wie auch immer ausgelöste Verminderung der Herzleistung des Kindes, durch einen intrauterin inszenierten Schock des Feten ausgelöst sein, der auch noch postpartal weiterwirken kann. Hier sind dann die asphyktischen Phänomene überdeckt durch die Schocksymptome des Kreislaufs. Wie auch bei dem Schock des Erwachsenen sind Fibrinthromben in den Venen der Chorionplatte und der Stammzotten mit partiellem oder Totalverschluß zu erkennen (BECKER 1976; SCOTT 1983). Während die Fibrinthromben in den Kapillaren oder in den Sinusoiden so häufig sind, daß wir sie nicht als Allgemeinphänomene, sondern als örtliche Ereignisse werten, gehören die Fibrinthromben in den Stammzottengefäßen zu den bedrohlichen Zeichen (Abb. 64), insbesondere wenn sie vermehrt und in großer Anzahl anzutreffen

sind. Dann ist der Befund so gravierend, daß er sofort dem Geburtshelfer mitzu-
teilen ist, weil die Schockwirkung bei dem Neugeborenen die etwa aufgetretenen
Atemschwierigkeiten erklären kann. Hier ist die Asphyxie intra- und extrauterin
in Abhängigkeit von dem Kreislaufzeichen zu sehen. Gar nicht selten äußert
sich dieses in einer Mangelperfusion der Lunge, in einer Azidose und einer
Ablagerung von pulmonalen hyalinen Membranen – also in einer extrauterin
weiter fortgesetzten Asphyxie.

18 Die Plazentainsuffizienz (Plazentadysfunktionssyndrom)

Man hat vorgeschlagen, auf den Begriff der Plazentainsuffizienz gänzlich
zu verzichten, damit durch diese Diagnose nicht ein übergeordneter materner
Sachverhalt verschleiert werde. Ich kann aus biologischen und auch aus prakti-
schen Gründen diesem Verzicht nicht zustimmen. Es scheint mir wichtig zu
sein, den Begriff der Plazentainsuffizienz eng und kritisch differenziert auszu-
drücken, so daß die Fälle, die durch einen maternen Schaden bedingt sind,
klarer herausgestellt und den Fällen mit rein geweblichen Organschäden gegen-
übergestellt werden können.

Die akute Plazentainsuffizienz bedeutet mangelhafte Versorgung und Entsorgung des Kindes zu einem aktuellen Zeitpunkt. Die klinisch erfaßte akute Ver-
schlechterung der intrauterinen Situation des Kindes durch eine akute Mangelversorgung – z.B. durch Nabelschnurkompression – ist anatomisch besonders
schlecht erkennbar, insbesondere weil der schlechte Zustand des Kindes zu
unverzüglichem Handeln, zur Geburtseinleitung zwingt. Es besteht dann oft
nicht Zeit genug, die anatomische Ausbildung definitiv zu erkennen (KUBLI
1968).

Keineswegs kann mit morphologischen Mitteln eine Plazentainsuffizienz
erkannt werden, wenn das Schwangerschaftsalter bzw. die Kindesmaße nicht
bekannt sind (Tabelle 6).

Eine zeitgerecht (unreif) ausgebildete Plazenta der Schwangerschaftsmitte
ist voll funktionsfähig. Die gleiche Plazenta in dem gleichen Entwicklungsstand
am Ende der Zeit ist insuffizient und vielleicht für einen intrauterinen Fruchttod
verantwortlich zu machen.

18.1 Ursache, Bedingung, Definition

Als Hauptursachen der Plazentainsuffizienz sind die mangelhafte Ausreifung,
die chronopathologische Verschiebung, die Asynchronie in der Ausreifung zwischen Mutterkuchen und Kind (vgl. S. 58) zu nennen. Aus dieser Betrachtung
wird die Relativität eines Befundes einer Plazentainsuffizienz in dem aktuellen
Fall in Beziehung zu der aktuellen Schwangerschaft deutlich werden. Nicht nur
der Entwicklungsstillstand (Maturitätsarrest) und die Entwicklungsverzögerung,
sondern auch falsche Entwicklungsstufen (Chorioangiose) und Entwicklungshin-

Tabelle 6. Anatomische Zeichen der Plazentainsuffizienz

---

1. Trophoblastunterwertigkeit
Enzymopenische Form? → endokrine Insuffizienz

2. Austauschflächen-Verringerung
I. Trimenon   II.–III. Trimenon
Abort   Zu kleine Plazenta
                            Frühgeburt (Maturitas praecox placentae)
                            Plazentarer Zwerg

3. Verlängerung der Permeationsstrecke
Persistierende Diffusionsplazenta
Maturitas retardata placentae
Zottenfibrose
Avaskularität der Peripherie

4. Pathologische Ereignisse
Endarteriitis obliterans

5. Inkompatibilitätskrankheiten
EPH
Rh
Diabetes mellitus

6. Sonderfall
Teilmolenbildung

---

dernisse (Fibrose) können neben *pathologischen Ereignissen* (Kreislaufstörung) zu einer Plazentainsuffizienz führen. „Auch eine geschädigte Plazenta ist nicht insuffizient, solange eine normale Entwicklung und die Homöostase der Frucht gewährleistet bleiben" (KUBLI u. WERNICKE 1981).

Die entscheidenden anatomischen Meßgrößen bei der Bestimmung der Plazentaleistung sind die Größe der Resorptionsfläche, in gewisser Weise auch das Gewicht und die Breite der Permeationsstrecke.

Wir *definieren* die Plazentainsuffizienz als eine kritische Verringerung der Austauschvorgänge durch Minderleistung des Trophoblasten infolge Verminderung der Austauschfläche, Verlängerung der Permeationsstrecke, Behinderung der Zottendiffusion oder durch eine Minderleistung der inkretorischen Trophoblastqualität (BECKER 1981). Die Klinik vermag die akute und die chronische Plazentainsuffizienz zu unterscheiden (KUBLI u. WERNICKE 1981).

Eine akute Plazentainsuffizienz kommt durch die vorzeitige Lösung zustande. Eine Blutung aus dem Randgebiet oder eine sonstig gelagerte vorzeitige Lösung führen zu einer Ausschaltung des Resorptionsfeldes von erheblichem Ausmaße, zugleich zu einem Verlust von mütterlichem Blut. Die Plazentainsuffizienz ist durch die Ablösung bedingt und gleichzeitig Ursache der intrauterinen Asphyxie bzw. des intrauterinen Fruchttodes.

Die chronische Plazentainsuffizienz ist diejenige, die mit der anatomisch gekennzeichneten Austauschbehinderung in der Gesamtschau des präpartalen Vorganges: der kindlichen Herztöne, des CTG, der Kindesreifung, der Geburtsdauer, des Zeitpunktes des Blasensprunges, unter Umständen der Krankheiten während der Schwangerschaft beurteilt werden muß.

Die häufigste Ursache der Plazentainsuffizienz sind Reifungsstörungen und zum anderen – damit eng zusammenhängend – Verminderung der Vaskularisation, also Kreislaufstörungen. Die fehlende innere Ausgestaltung bei mangelnder Ausreifung führt zur Unökonomie der Austauschvorgänge, die mangelhafte Vaskularität in dem Zottenbinnenraum – weite Permeationsstrecke – ermöglicht nicht den vollen Funktionseffekt. Das Extrem ist der Reifungsstillstand (Maturitätsarrest), der schon sehr frühzeitig zum Abort oder zur Frühgeburt führt. Das andere Extrem – die fehlende Vaskularisation – liegt vor z.B. bei der fetalen Erythroblastose, der Hydropsplazenta. Hier bleibt die embryonale Diffusionsplazenta erhalten und wird nicht vaskularisiert (vgl. S. 108).

Die augenfälligste Plazentainsuffizienz kann bei dem Fall einer zu kleinen untergewichtigen Plazenta beobachtet werden. Diese zu kleine Plazenta hat für die letzte Zeit der Schwangerschaft, bei der der Austausch in stärkerem Maße erfolgt, eine nur ungenügende Ausbaumöglichkeit und wird dadurch insuffizient.

Häufiger wird der gleiche Sachverhalt bei der zu klein *gewordenen* Plazenta beobachtet (vgl. Abb. 28). Hier sind Ausmaße und Gewicht unauffällig. Im Innern ist die Verminderung der Austauschfläche makroskopisch sichtbar durch große und viele, wahrscheinlich mehrzeitig entstandene Verödungsherde.

Die Verödungsherde („Infarkte") sind nicht an der deziduellen Fläche zu erkennen und zu beurteilen, sondern auf der Schnittfläche in Gestalt von mehr oder weniger großen weißen Knoten und Flecken (vgl. Abb. 28).

Die Funktion der Plazenta wird bestimmt durch die Leistungsfähigkeit der *verbleibenden* Resorptionszotten: Oft ist gerade bei diesen Fällen der zu klein gewordenen Plazenta eine vorschnelle innere Ausgestaltung (eine vorzeitige „Ausreifung") zu beobachten in Gestalt von reichlicher Vaskularisation präpartal verkleinerter Zotten. Die Areale zwischen den Verödungen erscheinen ausgereift. Die Plazenta ist am Ende ihrer Leistungssteigerung angekommen und wird für die wachsende Frucht insuffizient (vgl. S. 49).

Wir empfehlen, *nicht* die Verödungsherde zur histologischen Untersuchung zu entnehmen (BENIRSCHKE 1961), sondern die zwischen den Verödungen befindlichen Areale zu wählen. Trotzdem muß die geschätzte Ausdehnung der Verödungen registriert werden, damit nicht im histologischen Präparat „nur" eine vorzeitig reife Plazenta uns vorliegt.

Bei dem Verlust von Austauschflächen in dem Reifevorgang ist der Zeitpunkt der drastischen Verminderung entscheidend. Bei frühzeitiger Verödung der Diffusionszotten in relativ großen Arealen, etwa im ersten Trimenon, kommt es zum Abort. Die Avaskularität bei der frühzeitig entstandenen Endarteriitis obliterans (vgl. S. 79) führt zu einer Plazentainsuffizienz in der Schwangerschaftsmitte. Sie zeigt deutlich eine Verminderung der Leistung durch fehlende innere Ausgestaltung.

Später einsetzende Verödungen durch sog. Gitterinfarkte oder Hämatome (vgl. S. 40) führen zur Plazentainsuffizienz in einem Schwangerschaftsalter, in dem das Kind möglicherweise extrauterin lebensfähig ist. Wenn die innere Ausgestaltung der nicht verödeten Bezirke abgeschlossen ist, muß die Geburt erfolgen, auch wenn das Ende der Schwangerschaft „eigentlich", das ist kalendarisch, noch nicht erreicht ist.

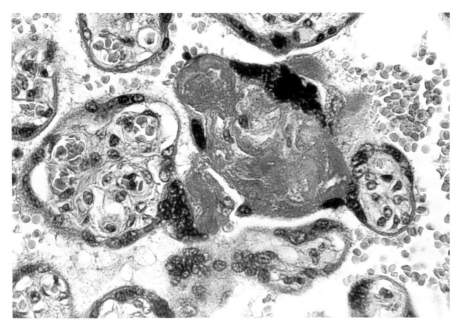

Abb. 65. Intravillöse Fibrineinlagerung: Die Form der Resorptionszotte ist erhalten, das Innere von homogenen Fibrinmassen ausgegossen, die Trophoblastschicht noch erhalten

Die stärkste Behinderung außerhalb der Zotten entsteht durch den maternen Fibrinausguß in dem intervillösen Spalt durch Belag der Trophoblastfläche. Dieser Vorgang ist der Beginn des sog. Gitterinfarktes (vgl. S. 44). Die Zotten werden durch das Fibrin verklebt, der intervillöse Spalt enthält kein Blut mehr. Wie das auch immer beginnen mag, ob von dem Trophoblasten her, durch ein Absterben dieser Zellart oder durch eine Erosion oder von dem maternen Blut, der Trophoblast kann keinen Austausch mehr vollbringen.

Eine weitere Behinderung des Austausches durch Fibrin liegt dann vor, wenn Fibrin *in* den Zotten liegt und eine Diffusion dadurch unmöglich wird. Dieses Phänomen kommt häufig vor (Abb. 65). Durch diese Zotteninsudation entsteht jedoch eine Plazentainsuffizienz so gut wie nie. Wenn aus anderen Gründen die Resorption verzögert ist, kann dieses Ereignis allerdings noch zusätzlich wirken. Beide asynchronen Ausreifungszustände, die Maturitas retardata und die Maturitas praecox, können Ursache einer plazentaren Insuffizienz sein (vgl. S. 59).

Neben Ausreifungsstörungen werden die Austauschvorgänge erschwert durch eine behinderte Zottenvaskularisation bei Zottenfibrose. Sie führt zur Kollagenisierung des ursprünglich verdrängbaren und retikulären Bindegewebes. Die Gefäße bleiben eng, sie liegen in festen kollagenen Bindegewebsanteilen, der Übertritt vom intervillösen Spaltraum durch die Trophoblastschicht ist gleichartig möglich, erst dann wird die Diffusion durch die Zotte bis zu der Kapillarwand erschwert. Eine Zottenfibrose kann bei der angeborenen Lues, auch bei verschiedenen Formen der EPH-Gestose beobachtet werden.

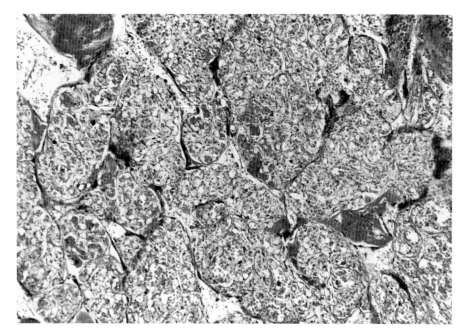

Abb. 66. Chorioangiose: Dichte Lage der Kapillaren, Knäuelungen, keine Sinusoidausbildung!

Eine nicht sehr häufige Form der Plazentainsuffizienz ist verursacht durch eine eigenartige Verformung der Zottenkapillaren: Chorioangiose.

Die Chorioangiose kann örtlich begrenzt sein (Abb. 66). Bei einer systematischen Chorioangiose wird die Resorption erheblich behindert.

Örtliche Ereignisse können nach dem Mengenprinzip – exakt nur morphometrisch bestimmbar – Ursache einer Plazentainsuffizienz werden, auch wenn das einzelne Ereignis vielleicht nur eine untergeordnete Rolle spielt und kompensiert werden kann. Ähnlich den Verödungsherden sind hier vor allem Entzündungsherde (vgl. S. 86) und auch Tumoren (vgl. S. 125) aufzuführen. Beide spielen die gleiche Rolle wie einzelne Verödungsherde, ohne daß sie für die Gesamtleistung des Organes entscheidend wären.

Nicht zur Plazentainsuffizienz führen Kalkablagerungen, solitäre Nabelschnurarterie, die Placenta circumvallata und auch äußere Verformungen. Diese Phänomene allein sind nicht geeignet, die Funktion des Organs nennenswert einzuschränken. Wohl können sie Zeichen einer nicht optimalen Nidation oder einer genischen Schädigung sein, die aber kompensiert werden können.

Bei der Besprechung der Plazentainsuffizienz haben wir bisher ausschließlich die Transportfunktion der Zotten und ihre Behinderung vor Augen. In der Klinik wird die Leistung des Trophoblasten anhand der Hormonproduktion (HPL, Gesamtöstrogene etc.) geprüft, die die endokrine Funktion des Trophoblasten anzeigt. Es kann nicht ohne weiteres von der endokrinen Funktion auf die Transportleistung geschlossen werden. Das wird deutlich bei der großen Hydropsplazenta, bei der die Masse der Trophoblastzellen vermehrt, die Vaskularisation der Zotten aber derartig vermindert ist, daß eine Funktionsstörung eintreten würde, wenn nicht eben die Vergrößerung als kompensatorische Einrichtung dieser Insuffizienz entgegenwirken würde.

Die endokrine Leistung muß daher bei der Definition der Plazentainsuffizienz besonders bedacht werden (KADUK et al. 1983).

18.2 Partielle Plazentainsuffizienz

Wichtig für das Verständnis der Vorgänge bei der Plazentainsuffizienz ist die sog. partielle Insuffizienz.

Wir können darunter zweierlei verstehen:
1. Ein Teil der Haftfläche ist vorzeitig gelöst oder ein Teil des Organs ist durch eine große Teilmolenbildung (vgl. S. 77) zur Resorption unfähig. Daraus ergibt sich der Sachverhalt, daß die Größe der Plazenta und das Gewicht nicht mit der Funktion gleichzusetzen sind.
2. Die zweite Möglichkeit einer partiellen Insuffizienz besteht darin, daß zwar die Resorption überall gut funktioniert, die endokrine Leistung, die unter Umständen vor der Geburt klinisch gemessen wird, aber herabgemindert ist. Wir sprechen dann von der Trophoblastinsuffizienz. Beide Funktionen, die endokrine und die resorptive, dürfen nicht ohne weiteres gleichgesetzt werden (SNOECK 1958).

Bei der Definition der Plazentainsuffizienz muß die Möglichkeit einer Teilunreife – im Extremfall z.B. bei der Teilmolenbildung (vgl. Abb. 50) –, einer Trophoblastinsuffizienz (Kennzeichen: niedrige endokrine Werte) und ebenfalls einer Giftwirkung von Seiten der Mutter über die Trophoblastbarriere mit einer Behinderung des Trophoblasten und nachfolgendem Abort in Rechnung gestellt werden.

Wenn diese Sonderfälle, die selten sind, nicht in die allgemeine Definition der Plazentainsuffizienz eingehen, dann senkt dies den Wert der Definition nicht wesentlich.

19 Altern

Die Plazenta, das Organ auf Zeit, wächst, wird größer, effektiver in den Funktionen durch die innere Ausgestaltung der Strukturen, insbesondere im Gebiet der Resorptionszotten. Dem kalendarischen Alter steht *kein* biologisches Altern gegenüber, wie dies sonst bei Geweben und Organen der Fall ist. Es besteht also keine „gewebliche Senilität" (STRAUSS 1964; BOYD 1984). Das hängt mit der von vornherein begrenzten Lebenszeit und Funktionszeit zusammen. Alle geweblichen Faktoren, die in anderen Organen für das Altern typisch sind: Vermehrung des kollagenen Bindegewebes, Hydroxyprolinvermehrung, mangelhafte Anpassung an die wechselnden oder gar gesteigerten Funktionen, adaptative Hyperplasie einzelner Zellelemente, Zunahme der regressiven, nicht mehr reparablen Vorgänge (STARK u. KAUFMANN 1971) – alles dies gibt es bei der Plazenta nicht.

Maria NAGY (1960) hat das Altern der Plazenta untersucht und ist zu dem Schluß gekommen, daß die üblichen Altersveränderungen bei der Plazenta nicht wirksam werden. Ihr Schluß, daß die Plazenta „anders" altert, ist nicht gerechtfertigt.

Die Vermehrung des kollagenen Bindegewebes, gemessen an dem Gehalt an Hydroxyprolin, bezieht sich nicht auf das Gesamtorgan, sondern nur auf die Gerüststrukturen, vor allem auf die kollagenen Balken in den Stammzotten und die Zunahme der Stammzottengefäßmanschetten (IV. Reifezeichen, S. 56), nicht dagegen auf die Masse der funktionierenden Resorptionszotten (MÜLLER 1975). Bei differenzierter Betrachtung zeigt es sich, daß der Zuwachs ausschließlich auf das Skelett der Plazenta – auf Stammzotten und Chorionplatte – bezogen werden muß, während die Resorptionszotten keine derartige Vermehrung z.B. von Hydroxyprolin durchmachen (MÜLLER 1975).

Das Entwicklungsalter der Plazenta bestimmen wir durch die Beurteilung der Reife – wir analysieren mit den Reifezeichen unter den Reifevorgängen nach Trimenon und Monaten der Schwangerschaft. Vielleicht ist der Verlust an Mikrovilli an dem Trophoblasten der Resorptionszotten das einzig wirkliche Alterszeichen – allerdings ist das auch ein Degenerationszeichen, also ein nicht physiologischer, sondern ein pathologischer Prozeß.

Die Reife der Plazenta ist zu vergleichen mit derjenigen eines Apfels, der am Stengel reif wird und dann abfällt.

Die Plazenta altert nicht, stirbt aber auch nicht, wenn alles gut geht. Wenn sie stirbt, stirbt das Kind auch.

Die Frage des Alterns wird biologisch wichtig im Falle der Übertragung (vgl. S. 66). Der Schluß, daß bei einer zeitlichen Übertragung die Plazenta „gealtert" zu nennen sei, ist ebenso voreilig wie der, daß die Plazenta gealtert sein müsse, wenn das Kind gewichtsmäßig übertragen ist. Bei dem zu großen lebenden Kind – das „zu lange" in utero verblieben ist – ist die Plazenta besonders funktionstüchtig, anpassungsfähig an die vermehrte Transporttätigkeit und an die verlängerte endokrine Synthese – also keineswegs „altersschwach". Bei der zeitlichen Übertragung ist oft eine zu gering gereifte, große Plazenta anzutreffen, von der man sagen könnte, daß sie selbst die Geburt noch nicht nötig habe. Die zeitliche Übertragung ist häufig mit der Maturitas retardata placentae verknüpft.

Die Veränderungen, die bei „gealterter" Plazenta in der Literatur angegeben werden, sind zumeist besonders ausgeprägte physiologische Befunde, die verstärkt zu finden sind – wie Fibrinablagerungen, Synzytialknoten – oder pathologische Ereignisse, wie vermehrte große Verödungen (FOX 1964). Bei dem intrauterinen Fruchttod aus Gründen der Übertragung, also der fehlenden Geburtstendenz und der übersehenen Geburtsnotwendigkeit, ist häufig eine reife geburtsnotwendige Plazenta zu finden, die nicht zu weiterer Leistungssteigerung fähig gewesen war. Der intrauterine Fruchttod ist die Folge der so entstandenen Plazentainsuffizienz.

20 Immunologie der Plazenta

Das Phänomen ist eindeutig: Mit der Nidation wird in die Uterusschleimhaut ein der Mutter blut- und gewebsgruppenfremdes Gewebe eingepflanzt („Autosit"!). Das Kyema, Frucht und Plazenta, kann antigen wirken, weil es genetische Merkmale von Mutter und Vater besitzt.

Später liegt die Grenze zwischen mütterlichem Blut und dem fetalen Gewebe an der Trophoblastoberfläche, die zwar gasförmige und gelöste Stoffe durchläßt, die aber eine Immungrenze bilden muß. Warum die Grenze so „friedlich" bleibt, und keine zellulären und humoralen Fremdreaktionen gegenüber der antigenen Frucht hervorgerufen werden, ist Gegenstand vieler Untersuchungen, die bis zu dem Schluß reichen, daß die Geburt nichts anderes als eine Abstoßungsreaktion sei. Über die Vielzahl der Untersuchungen zu dem Problem der Antigenität der Plazenta als Ganzes und einzelner antigener Faktoren können wir hier nicht Stellung nehmen, wollen vielmehr auf die Zusammenstellung von KRIEG u. BOHN (1981) sowie von SCHNEIDER u. HARTGE (1983) verweisen.

Histokompatibilitätsantigene beim Feten lassen sich spätestens in dem zweiten Trimenon bestimmen, während Blutgruppenantigene schon ab zweitem Schwangerschaftsmonat nachzuweisen sind.

Seit langem ist die Einschwemmung von Chorionzottenteilen und Trophoblastzellen in das mütterliche Blut in den ersten Schwangerschaftsmonaten bekannt (IKLÉ 1964). Bei etwa 70% der Geburten werden im mütterlichen Blut fetale Erythrozyten nachgewiesen (WENTWORTH 1964a; COVONE et al. 1984). Blutgruppenunverträglichkeit zwischen Mutter und Kind führt unter bestimmten Bedingungen (Rh-Inkompatibilität) zu einer Behinderung der Plazentaausreifung (vgl. S. 108). Häufig ist aber bei der Rh-Inkompatibilität an der Plazenta gar nichts zu erkennen, auch wenn eine fetale Erythroblastose in den Organen des Kindes – mit einer kritischen Anämie – besteht. Es liegt dies an dem Zeitpunkt der Antikörperüberführung von dem maternen Blutraum auf das Kind. An der Grenze des Trophoblasten ist dabei nichts zu erkennen. Die Blutgruppenunverträglichkeit, die zur plazentaren Ausreifungsstörung führt – Hydrops placentae – rechnen wir zu Inkompatibilitätskrankheiten.

21 Inkompatibilitätskrankheiten

Unsere mangelhaften Kenntnisse der regulierenden Adaptation der beiden Organismen zeigen sich wie bei der Kreislaufregulation auch bei der Stoffwechselangleichung, ebenso wie unsere mangelhaften Kenntnisse der Immunitätsverhältnisse des „Autositen".

Unverträglichkeiten der beiden Organismen bzw. eine mangelhafte Angleichung oder auch eine „unzureichende Anpassung des mütterlichen Organismus an die Erfordernisse der Schwangerschaft" (KYANK 1972) können zu Störungen führen, die mehr oder weniger deutlich sind.

Die klassische Blutgruppenunverträglichkeit, die Rh-Inkompatibilität, hat das Beispiel gegeben: Seitdem man den Rh-Faktor im Blut kennt, weiß man die Pathogenese der Erythroblastose zu deuten.

Nach dem Muster der Rh-Inkompatibilität lassen sich gelegentlich Inkompatibilitäten auch in dem klassischen Blutgruppenverhältnis auffinden. Es hängt dies mit dem Zeitpunkt des Übertritts von Blutgruppenantigenen und der Antikörperbildung zusammen. Nachdem das Inkompatibilitätsprinzip an den Blutgruppen deutlich geworden ist, läßt sich dies auch – mit gewissen Einschränkungen – auf die Gewebskompatibilitäten übertragen. Dabei darf bei der Krankheitsgruppe nicht (allein) an Histokompatibilitäten gedacht werden. Dissonanzen der Histokompatibilitäten führen zum Abort. Im weiteren Sinne sind auch andere Stoffwechsel- und Kreislaufmechanismen zwischen Mutter und Kind inkompatibel: Bei einem Diabetes mellitus der Mutter, der möglicherweise bis zur Schwangerschaft latent geblieben ist, führt die besondere Anforderung des wachsenden Feten an den Zuckerstoffwechsel der Mutter zu einem manifesten Diabetes, der wieder auf die Entwicklung des Kindes und dessen Inseln einwirkt. Auch hier muß man von mangelhafter Kompatibilität sprechen.

Ähnlich liegen die Verhältnisse bei der EPH-Gestose.

Während die Verhältnisse im Blutgruppensystem übersichtlich sind, bei dem Diabetes mellitus noch eine gewisse gedankliche Hürde nötig machen, sind sie bei der EPH-Gestose nur an dem Effekt der mangelhaften Anpassung mit Überbeanspruchung eines maternen Systems – des Blutdrucks – zu erfassen.

Mit der Einschränkung im Sinne, daß die Inkompatibilität der beiden Organismen nicht immer klar ersichtlich ist, rechnen wir zu den Inkompatibilitätskrankheiten:

21.1 Habituellen Abort
21.2 Blutgruppenunverträglichkeit
21.3 Fetopathia diabetica bei Diabetes mellitus der Mutter
21.4 EPH-Gestose

21.1 Habitueller Abort

Bei dem habituellen Abort ist oft kein charakteristischer Befund zu erheben. Es werden immer wieder Abortmaterialien zur Untersuchung eingesandt, ohne daß mit den üblichen licht-, elektronenmikroskopischen und immunzytochemischen Methoden ein befriedigender Hinweis gegeben werden könnte. Auch die Chromosomenanalyse verläßt oft (vgl. S. 217).

Gelegentlich ist eine Verschmälerung des Trophoblasten in der frühen Schwangerschaft zu erkennen, so daß auf eine Trophoblastinsuffizienz geschlossen werden kann. Wie diese erkennbare Verschmälerung und funktionelle Unterwertigkeit zustande kommt, ist nicht geklärt. Die Feststellung der Trophoblastinsuffizienz schiebt also die Frage nach der Ursache der Inkompatibilität nur um eine Stufe weiter.

Die Häufung der Chromosomenaberrationen bei habituellen Aborten widerspricht diesem Prinzip nicht.

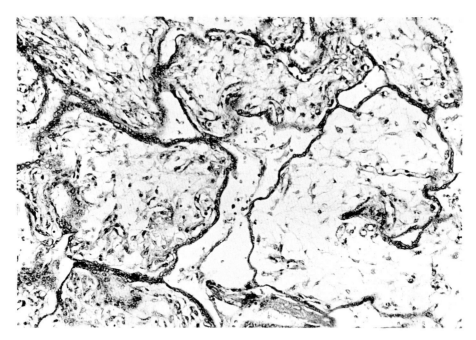

Abb. 67. Erythroblastose bei Rh-Inkompatibilität. Hydrops foetus et placentae. Zahlreiche Erythroblasten in den randständigen Gefäßen. Massives Zottenödem. Persistenz der Diffusionsplazenta

Der sogenannte habituelle Abort durch persistierende Toxoplasmainfektionen gehört nicht zu diesen Inkompatibilitätskrankheiten, weil da die Infektion als pathologisches Ereignis dazugekommen ist und die Kompatibilität zwischen des Organismen nicht eigentlich, höchstens in dem Endometrium, gestört ist.

21.2 Blutgruppenunverträglichkeit

Die fetale Erythroblastose bei der Inkompatibilität von Mutter und Frucht im Rh-System führt nach vorheriger Sensibilisierung zu dem Hydrops foetus et placentae.

Die Plazenta bietet ein charakteristisches Bild, das gekennzeichnet ist durch große wasserreiche, kaum vaskularisierte Diffusionszotten und durch zahlreiche Erythroblasten (Abb. 67).

Das Bedeutende dieser Situation liegt in den allgemeinpathologischen und speziellen Schlüssen, die wir aus diesen Befunden ziehen können. Nur in etwa 10% aller Fälle mit einer Rh-inkompatiblen Konstellation kommt es zu diesem Hydrops (ZAHN 1980). In der Mehrheit der Fälle mit Rh-Inkompatibilität findet man keinen Hydrops. Es ist dann kein charakteristischer Befund in der Plazenta zu erheben.

Dies rührt daher, daß die Antikörper relativ spät auf das Kind übertreten (sollen).

Bei dem Hydrops finden wir große Zotten, die einen einreihigen Trophoblasten besitzen. Sie sind durch das Ödem aufgetrieben und vielleicht abgerundet. Die Vaskularisation ist gering, es liegen nur ganz wenige Kapillaren mittelständig vor. Ohne Kenntnis der Gesamtsituation gewinnt man zunächst den Eindruck, daß es sich um eine ganz unreife Zotte, etwa des vierten Schwangerschaftsmonats, handelt. Und in der Tat entspricht das Bild des Hydrops der Plazenta der persistierenden unreifen Zottengarnitur, die allein durch die Diffusion funktioniert. Es handelt sich bei der Blutgruppeninkompatibilität um eine persistierende embryonale Diffusionsplazenta, die unfähig ist, den Fetalisationsprozeß der vermehrten Vaskularisation weiter zu entwickeln. Analoge Verhältnisse liegen vor bei dem nicht immunologisch bedingten Hydrops foetus et placentae (NIHF). Ganz ähnlich ist die große Plazenta bei dem kongenitalen nephrotischen Syndrom vom finnischen Typ zu werten. Auch hier muß eine mangelnde Möglichkeit der Ausreifung bestehen und die Vergrößerung als Kompensation aufgefaßt werden. Die kongenitale Nephrose vom finnischen Typ ist eine in unseren Breiten ungemein seltene, in Finnland häufigere Erkrankung, die in den ersten Lebensmonaten erst auffällig wird, während schon bei der Geburt die charakteristische große Plazenta bis zu 2000 g diagnostiziert werden kann (KOUVALAINEN et al. 1962; AUTIO-HARMAINEN 1980) (Abb. 68). Diese Erkrankung wird autosomal rezessiv vererbt, es handelt sich um eine primäre Störung des Aufbaues der Basalmembran an der Niere. Die persistierende Diffusionsplazenta, vergleichbar dem Hydrops der Rh-Plazenta, zeigt eine extreme Einwässerung und eine fast fehlende Vaskularisation. Beides wird durch die embryonal gebliebene Mechanik durch eine enorme Vergrößerung des Organs kompensiert. Man kann diese Plazentaveränderung als eine Mißbildung auffassen, die aber wieder parallel geht mit Veränderungen an den Organen des Fetus, insbesondere an der Niere.

Der embryonale Status macht die Plazenta unfähig, das Kind über die Schwangerschaftsmitte hinaus zu ernähren. Die zur inneren Ausgestaltung – also zur fetalen Differenzierung – unfähige Plazenta ist aber in der Lage zu wachsen: Die Hydropsplazenta ist nicht nur schwer – wegen des eingelagerten Wassers – sondern vor allem groß. Die Regel der allgemeinen Pathologie, daß Wachstum und Differenzierung Alternativen seien, wird bei diesem Organ augenfällig. So kommt es, daß trotz der großen Zotten eine fast normale Oberfläche gefunden werden kann. BENDER hat 1974 bei der Rhesus-Plazenta 13 m^2 gemessen.

Ein anderer Sachverhalt wird an der Persistenz der embryonalen Diffusionszotten deutlich: Wenn die Differenzierung, die Ausreifung, im Falle der Rh-Inkompatibilität gestört ist, muß die Schädigung schon früh, also im ersten Trimenon, mindestens aber in der ersten Schwangerschaftshälfte auf die Ausreifungsvorgänge treffen. Es ist nicht denkbar, daß eine schon weiter ausgereifte Plazenta durch die Antikörper wieder rückläufig in einen niederen Entwicklungsstand gebracht wird.

Die Anämie und die Hyperbilirubinämie des Feten sind durch die Antikörperwirkung auf die fetalen Erythrozyten erklärbar. Außer dem mütterlichen Immundefekt bei der Rh-Inkompatibilität spielen die Hypoxie und zytotoxische Wirkung des unconjugierten Bilirubin im Fruchtwasser eine Rolle (WANG 1981). Die Entstehung der charakteristischen Befunde ist damit erklärbar (MAAS u. SCHNEIDER 1981).

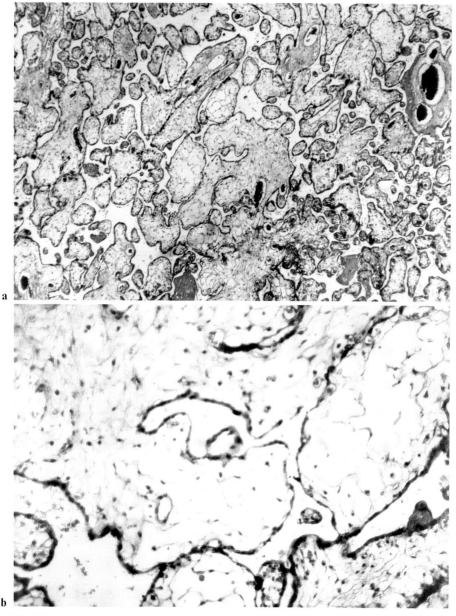

Abb. 68a, b. Kongenitales, nephrotisches Syndrom vom finnischen Typ. Persistierende Diffusionsplazenta, ödematöse Auftreibung der Zotten, mangelhafte Vaskularisierung, Hydrops placentae. Präparate von Frau Dr. HELENA AUTIO-HARMAINEN, Department of Pathology, University of Oulu, Finland, freundlichst überlassen

Im Falle des Hydrops foetus et placentae müssen die Antikörper schon sehr frühzeitig auf die Plazenta und das Kind übergegangen sein. Die Blutbildung im Feten kommt erst im dritten Monat in Gang, daher sind erst später Blutgruppeninkompatibilitäten wirksam. Vorher kann eine gewebliche Inkompatibilität vorliegen (SCHRICKER, persönl. Mitteilung).

Der frühzeitige Übertritt ist nicht bei der Erstsensibilisierung möglich, da die Antikörper relativ langsam gebildet werden. Dagegen ist bei Sensibilisierung während der vorangegangenen Schwangerschaft ein derartig frühzeitiger Übertritt denkbar, aber nur in einem Bruchteil nachzuweisen. Daraus kann man schließen, daß in der überwiegenden Mehrzahl der Fälle die Antikörper spät übertreten, daß dann die Schäden in anderer Weise auftreten und vorwiegend durch die fetale Hämolyse und Anämie bedingt sind. In einem kleineren Teil treten die Antikörper frühzeitig über und stören die Entwicklung und verursachen etwa in der Hälfte der Fälle den exzessiven Hydrops.

21.3 Plakopathia diabetica bei Fetopathia diabetica (Diabetes der Mutter)

Wie bei allen Inkompatibilitäten liegt das Problem der mangelhaften Angeglichenheit der beiden Organismen nicht in der Plazenta selbst, vielmehr *kann* die Plazenta Schauplatz der unterschiedlichen Qualitäten sein. Deutlich wird dies bei dem Diabetes mellitus der Mutter. *Jede* Schwangerschaft stellt besondere Anforderungen an die Regulation des Zuckerstoffwechsels, sie stellt den umfangreichsten Provokationstest des latenten Diabetes überhaupt dar. Daher wird ein latent gebliebener Diabetes in einer Schwangerschaft manifest, verschwindet möglicherweise wieder, in der nächsten Schwangerschaft wird er dauerhaft auftreten. Aus diesem Grunde ist die Erkennung von Plazentaschäden bei dem latent gebliebenen mütterlichen Diabetes besonders wichtig. Es kann Vorsorge durch ein Stoffwechselregime für die nächste Schwangerschaft getroffen werden, so daß der Diabetes in seiner dauerhaften Manifestation hinausgeschoben werden kann. Wir äußern daher selbst einen leichten Verdacht, um die Aufmerksamkeit auf diese Möglichkeit in der nächsten Schwangerschaft zu lenken („Alarmglocke"). Hier liegt eine sinnfällige Indikation zu einer Plazentauntersuchung vor, wenn es gelingt, den Diabetes gleichsam schon vor seiner klinischen Ausprägung zu vermuten („Pro-Diagnose", KATSCH). Die Schädigung des Kindes, die Makrosomie durch die fetale Glukoseüberlastung ist *nicht* durch eine gestörte Plazentaleistung bedingt, wohl aber ist sie Kennzeichen des inkompatiblen, ineffektiv adaptierten Stoffwechsels. Die Kindsgröße ist wie auch die Plazentagröße und deren Gewicht nicht für die Annahme einer Reife relevant. MESTWERDT (1958, 1960) spricht von der „trügerischen Reife" und von einem Foetus dysmaturus, weil ein Mißverhältnis der Reifezeichen untereinander bestehe. Mit anderen Worten umschreibt hier MESTWERDT die Inkompatibilität der Reifezeichen von Kind und Plazenta.

In Fortsetzung dieser Gedanken ist wichtig, den Veränderungen der Plazenta auch bei erkanntem manifestem Diabetes der Mutter eine Schlüsselstellung in der Beurteilung der Stoffwechselführung während der Schwangerschaft zukom-

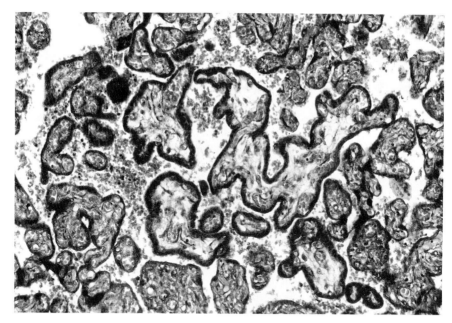

Abb. 69. Diabetes mellitus der Mutter. Sogenannte jugendliche Zotten im Verband mit ausgereiften Resorptionszotten

men zu lassen. Ist bei jahrelang bestehendem Diabetes mellitus der Mutter die Plazenta normalgewichtig und ohne charakteristische Kennzeichen, kann man auf eine gute, ausreichende Stoffwechselführung schließen.

Anatomisch ist die Plazenta bei Diabetes mellitus – das Vollbild vorausgesetzt, das nicht „gestört" durch Therapie ist – weich und schwammig, hellrot (anämisch). Die Größe und das Gewicht der Plazenta bei dem Diabetes hat eine Tendenz zu oberen Werten, ohne überhöht zu sein (EMMRICH 1981, dort weitere Literatur). Die Plazentareifezahl ist wegen dieser beiden Eigenschaften hoch, die Zeichen der Reife sind nicht immer vorhanden, weil oft die Größe des Organs eine gesteigerte Leistung in fortgeschrittenen Phasen der Schwangerschaft erlaubt, ohne daß die innere Ausgestaltung mit allen Mitteln vollendet ist.

Das histologische Kennzeichen ist die Störung der Ausreifung, die in ganz unterschiedlicher Weise ausgeprägt sein kann. Es liegt ein buntes Muster von unreifen und reifungsgestörten Zotten vor. Ganz unreife, sog. jugendliche Zotten (KLOOS 1951, 1952) liegen verstreut in dem Zottenbereich (Abb. 69). VOGEL (1967) spricht von der disseminierten Persistenz embryonaler Zotten. Es handelt sich dabei um embryonal gebliebene oder neugebildete embryonale Diffusionszotten. Nach EMMRICH et al. (1976) und EMMRICH (1981), sind dies Nachproliferationen, also wirklich jugendliche Zotten, sie haben daher eine dünne Basalmembran. Die Plazentationsstörung (Reifungsstörung) ist auch kenntlich an der behinderten Zottenverkleinerung. Es treten ungeteilte Großzotten (EMMRICH u. GÖDEL 1972) auf, die (nicht ganz korrekt) als Riesenzotten oder Monsterzot-

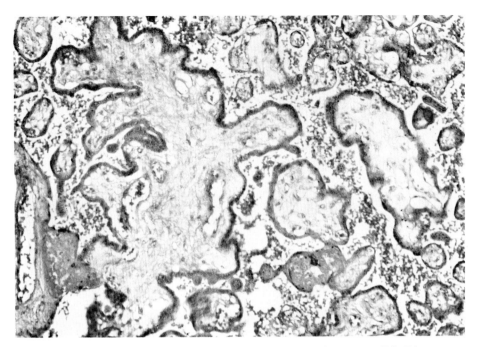

Abb. 70. Riesenzotte im Verband anderer, fast reifer Resorptionszotten. Die Riesenzotte
nur gering vaskularisiert, plumpe Fortsätze, z.T. doppelreihiger Trophoblast. Diabetes
der Mutter, Plakopathia diabetica

ten bezeichnet werden. Sie machen gewissermaßen frustrane Vergrößerungsver-
suche ihrer Oberfläche durch unvollständige Einfaltungen mittels fingerförmiger
vaskularisierter Fortsätze (Abb. 70). Bei den großen Zotten, aber auch bei vielen
kleineren Zotten ist immer eine mangelhafte Vaskularisierung bei fehlender Sinu-
soidumbildung zu erkennen. Viele Zotten sind zentral fibrosiert. Daneben –
man könnte geradezu von einem Kompensationsversuch sprechen – liegen über-
vaskularisierte Zotten vor („überdifferenzierte Zotten" nach EMMRICH), ferner
stark durchwässerte Formen. Zu den „Kompensationsversuchen" ist auch die
Absprossung von Resorptionszottenverzweigungen seitlich von den Stammzotten zu nennen. Alle Zotten, Resorptionszotten, Rami und Stammzotten, sind
ödematös aufgetrieben, jede Zotte ist durch eine mehr oder weniger große
Ödempfütze gekennzeichnet, die manchmal großblasig erscheint, so daß von
frustranen Versuchen einer extravasalen Kapillarbildung gesprochen wurde
(EMMRICH 1981). Die Durchwässerung des Zottenstroma kann bis zu regelrechten ödematösen Kavitäten und Stromakanälen führen (EMMRICH et al. 1978,
1981) (Abb. 71). Das Ödem ist herdförmig interstitiell stark entwickelt, manchmal etwas eingedickt. Es ist für die Anämie verantwortlich, die schon makroskopisch auffällt. Es ist denkbar, daß die Verhältnisse beim Diabetes mellitus gerade
über diesen Mechanismus der mangelhaften Ausgestaltung für die hohe Zahl
der Totgeburten unter der Geburt verantwortlich sind. Die *Basalmembran* der
Trophoblastschicht und der Kapillaren wird nicht einheitlich beschrieben. Wäh-

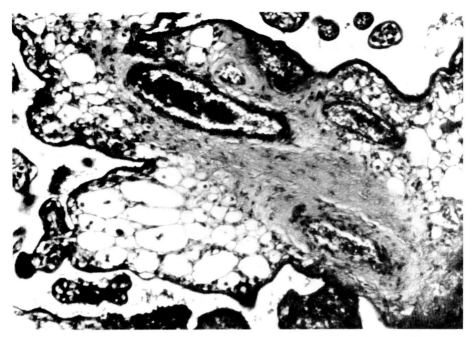

Abb. 71. Sogenannte Stromakanäle in den Zotten bei Diabetes mellitus der Mutter

rend man früher annahm, daß die Basalmembran – wie bei anderen diabetischen
Mikroangiopathien – dicker sei, haben neue Messungen ergeben, daß die Basalmembran bei der Plakopathia diabetica schwankend in ihrer Stärke wie in jeder
Plazenta ist, insgesamt sind dünnere Medianwerte aufzufinden und statistisch
gesichert (EMMRICH 1981).

Es gibt keine ultrastrukturellen Veränderungen, die für den Diabetes charakteristisch wären. Häufig ist das anatomische Bild der Diabetesplazenta von den
Veränderungen einer gleichzeitig bestehenden EPH-Gestose überlagert. Es werden „Doppelbilder", EPH und Diabetes, bis in 50% aller Fälle gesehen. So
gehören die vermehrt beobachteten Verödungsherde nicht zu dem diabetischen,
wohl aber zu dem EPH-Gestose-Schaden. Sowohl bei dem Diabetes als auch
bei der EPH-Gestose findet sich gehäuft Endarteriitis obliterans. Im eigenen
Material der lebendgeborenen Kinder von Diabetika sind die Gefäßverschlüsse
in 6% nachgewiesen.

Wir haben Beobachtungen von schwangeren Diabetikerinnen, die erst in
der zweiten Hälfte gut eingestellt worden sind. Bei der histologischen Untersuchung der Plazenta zeigten sich keine diabetischen Zeichen, wenn die klinischen
diabetischen Parameter – insbesondere Hydramnion etc. – zurückgegangen
waren. Wir deuten diese Befunde so, daß mit dem Einsatz einer strengen Diabe-
tesregie die „Sperre" der Ausreifungsstörung weggenommen wird und so die
behinderte Plazentation regelhaft weitergeht und „nachgeholt" werden kann,
was vorher behindert war.

Bei anderen Stoffwechselstörungen kann die Plazenta unter Umständen frühzeitig als Indikatororgan, z.B. bei Speicherungskrankheiten, dienen, wie bei der

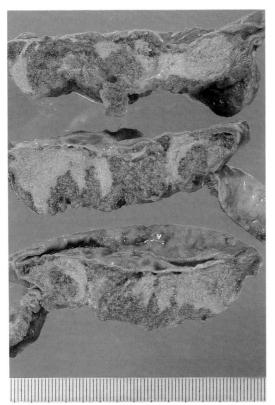

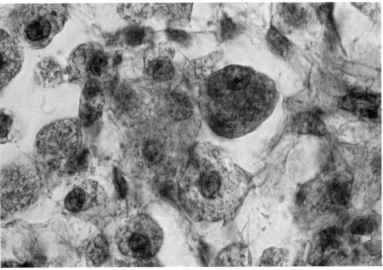

Glykogenspeicherung (BENDON et al. 1985) und bei der Niemann-Pickschen Krankheit (SCHOENFELD et al. 1985). Bei einem Feten, der durch das Coma hepaticum der Mutter intrauterin abstarb, fand sich eine intensive ikterische Verfärbung der Plazenta. Das Bilirubin konnte in dem Zytotrophoblasten nachgewiesen werden, aber auch in den Lysosomen der Hofbauer-Zellen (RÖCKELEIN et al. 1988; Abb. 72). Die Beobachtung von Speichervakuolen in den Tropho-

blastzellen bei Mukolipoidosis II, über die POWELL et al. (1976) aus dem Arbeits-
kreis von Kurt BENIRSCHKE berichten, erlauben insofern auch noch einen allgemeinpathologischen Aspekt, als die Durchdringung von fetalen und maternen
Gewebsarten an der Art der Speicherung deutlich wird: Nicht nur die Trophoblastzellen, sondern auch die X-Zellen der Basalplatte und nur diese waren
von den Vakuolen angefüllt. Sie deuten auf die fetale Herkunft dieser X-Zellen.

21.4 Gestose

Unter *Gestosen* versteht man Krankheiten unterschiedlicher Genese und
mannigfaltiger Art, die *ursächlich* oder im Sinne der *Verschlimmerung* mit der
Schwangerschaft zusammenhängen.

1. Ursächlich: Krankheiten durch die Schwangerschaft entstanden, meist nach
   der 20. Schwangerschaftswoche, häufig Erstgebärende, junge Frauen.
2. Im Sinne der Verschlimmerung eines vorbestehenden Leidens (z.B. einer Nie-
   renerkrankung): Durch die Schwangerschaft verstärkt oder erstmals manife-
   stiert: „Pfropf-Gestose".

Die Gestose ist die Folge der mangelhaften Angeglichenheit (Inkompatibilität) und der fehlenden Ausgleichsmöglichkeit durch alle Regulationen. Sie kann
im weiteren Sinne als eine Stoffwechselinkompatibilität angesehen werden. Es
handelt sich um eine schwangerschaftseigene Erkrankung, die durch das
Schwangerschaftsprodukt entsteht und mit diesem auch verschwindet. Jede
Gestose gehört zu der aktuellen Schwangerschaft, nicht zu dem Uterus. Lediglich
die Neigung zur Gestose kann sich wegen der Grundkrankheit der Frau durch
wiederholte Manifestationen äußern. Daß diese Gestosen zu den Inkompatibilitätskrankheiten gerechnet werden dürfen, ergibt sich schon aus den verschiedenen immunologischen Untersuchungen, die unter anderem auch eine derartige
Inkompatibilität nahelegen und die bis zur Annahme einer graft-versus-host-
Reaction gebracht worden sind (SCHNEIDER u. HARTGE 1983).

21.4.1 EPH-Gestose

Die EPH-Gestose ist weder in ihrer Symptomatik, noch in den Komplikationen, noch in ihrer Genese ein einheitliches Krankheitsbild. Wegen der Uneinheit-
lichkeit der klinischen Ausprägung definiert man die Gestose nach den Symptomen:

E = Edema   P = Proteinuria   H = Hypertonia

Die EPH-Gestose ist ein Sammelbegriff. Die Akzentuierung der Einzelsym-
ptome wird in den Vordergrund gerückt in der Bezeichnung einer mono- oder
oligosymptomatischen Form: E-Gestose, H-Gestose etc. (RIPPMANN 1967,
1972). Neuere Untersucher wollen (aus praktisch-geburtshilflichen Gründen)
von dieser Bezeichnung abrücken. Die neue Namengebung verzichtet auf das
„E" (Edema), weil dies Ödem nicht krankheitsrelevant sei. Die Nomenklatur
zielt vielmehr auf das entscheidende Krankheitszeichen, die Hypertonie. Dem-

entsprechend wird von hypertensiven Erkrankungen, von Gestationshypertonie und Gestationsproteinurie – als Präeklampsie – und im Gegensatz dazu von Pfropfgestosen gesprochen. Die Differentialdiagnose der verschiedenen Formen der Schwangerschaftshypertonie ist häufig erst retrospektiv möglich (GIRNDT 1985).

Wir bleiben bei der älteren Nomenklatur wegen der didaktischen Logik, die auch in der Pathomorphologie wirksam wird.

So wie man die Krankheitsgruppe nach der Symptomatik ordnet, so läßt sich auch die Pathogenese auf eine gemeinsame Endstrecke reduzieren, die in ihren Anfängen ebenso uneinheitlich und in ihren Begleitumständen individuell vielfältig ausgeformt ist. Die gemeinsame Endstrecke besteht in einer Mangeldurchblutung des maternen Blutumlaufes in dem intervillösen Raum (MORRIS et al. 1955, 1956). Der pO_2 wird etwa um ein Drittel gesenkt (HOWARD et al. 1961).

Viele Untersuchungen stützen die These der Mangeldurchblutung, auch wenn dies nur indirekt deutlich wird – vor allem sind hier die Arbeiten zu nennen, die die Plazenta in den Mittelpunkt der Ätiologie der EPH-Gestose (GREGOR 1961; BUDLIGER 1964; KLOOS et al. 1967; WERNER et al. 1974) stellen. Viele anatomische Phänomene lassen sich auf dieses pathogenetische Konzept zurückführen. Die Mangeldurchblutung kann z.B. durch die Einengung der Gefäße in der Uteruswandung morphologisch verständlich werden, sie wird verstärkt durch Defekte der Fließgeschwindigkeit des Blutes während der EPH-Gestose, gemessen an dem Hämatokrit etwa über 36% (HEILMANN et al. 1985). Beide Fakten wirken gleichsinnig in der Mangeldurchblutung der uteroplazentaren Strombahn. Auch die Kompensationsversuche im System der Resorptionszotten sind hierfür ein Indiz. Ohne Kenntnis der Gesamtlage kann die Diagnose einer EPH-Gestose nur gelegentlich aus dem anatomischen Befund gestellt werden, aber man sollte den Verdacht äußern. Dabei handelt es sich um folgende Befunde:

1. Die Gefäße des Endometrium und der Dezidua sind in ihrer Wandung verstärkt und hyalinisiert. Sie sind also starr und eng (Abb. 73b). BROSENS et al. (1975) haben auf diese Veränderungen der Gefäße im Myometrium hingewiesen und die Verengung der Gefäße als Ursache der Mangeldurchblutung angesehen. Auch EMMRICH et al. (1975) fanden bei erhöhtem Blutdruck der Mutter Wandverdickung der myometranen Gefäße, eine Mediahypertrophie, gelegentlich auch fibrinoide Wandnekrose (BROSENS 1964; BROSENS et al. 1977; HUSTIN et al. 1983). Dadurch kann nicht genug Blut in den intervillösen Raum gelangen. Man leitet hieraus den Hochdruck als „Erfordernishochdruck" ab, wie bei experimenteller Unterbindung der Arteria uterina an schwangeren Ratten ebenfalls ein Bluthochdruck beobachtet wird (HEINRICH 1983).

Ob ein reninartiger Stoff die Auslösung des Schwangerschaftshochdrucks provoziert, ist ungeklärt (GROSS et al. 1964; ZIEGLER et al. 1966; STAKEMANN 1960; GODARD et al. 1976).

Es ist allerdings nur mit besonderer Zielrichtung an diese Gefäßstrecke heranzukommen: Bei einer Sectio kann das Plazentabett abradiert werden. Häufig ist die Ausbeute gering, weil nur Fibrin, Blutkoagel, Deziduareste gewonnen werden, nicht aber gefäß-

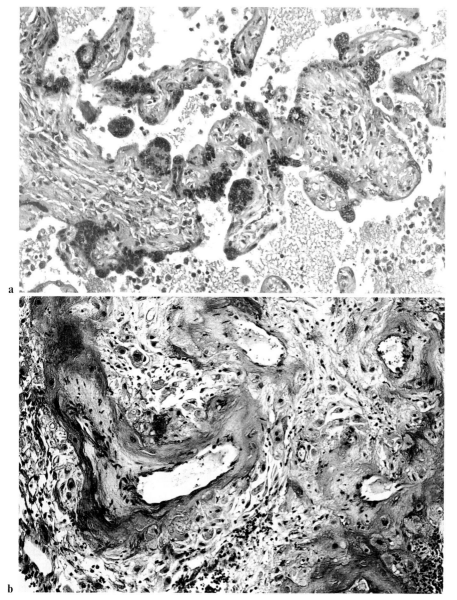

Abb. 73a, b. EPH-Gestose der Mutter. Weitgehend ausgereifte Plazenta. **a** Mächtige Trophoblastreaktion, Kernbrücken und Kernknoten, Sproßbildung (Sprouts). **b** Hyalinisierung und Wandverdickung im Endometrium

reiche Endometriumanteile. So ist der Befund zwar theoretisch wichtig, aber von einem geringen diagnostischen Wert. Die Frage nach der Genese dieser Gefäßsklerose bzw. Hyalinose ist nicht geklärt. Es ist auch an einen Circulus vitiosus zu denken, daß nämlich der erhöhte Blutdruck für eine dauerhafte Wandsklerosierung der kleinen Gefäße ursächlich verantwortlich zu machen ist. Dies ist besonders bei einer Pfropfgestose der Fall. Wie so oft bei Circuli vitiosi ist die Frage nach dem Beginn im Dunkeln.

2. Die Verminderung der Durchblutung in dem intervillösen Raum bewirkt eine verstärkte Trophoblastkernbewegung. Die physiologischerweise vorkommenden Kernbrücken (vgl. S. 54) werden übersteigert ausgebildet, es bilden sich regelrechte Sprossen (Sprouts) (TOMINAGA u. PAGE 1966; FOX 1965, 1967b; THLIVERIS u. SPEROFF 1977). Nach PAGE (1972) finden sich doppelt so viel Trophoblastknoten bei der EPH-Gestose als bei der normalen Plazenta. Er stützt sich allerdings auf die Zahlen von Organkulturen von FOX u. KHARKONGOR (1970). BECK et al. (1986) stellen fest, daß die Kernbrücken den Stellen der Hormonareale entsprechen, daher ein O_2-Mangel möglicherweise eine Oberflächenvergrößerung und Aufnahmeverbesserung in diesen Synthesebereichen provoziert. Dazu paßt, daß KAUFMANN et al. (1977) festgestellt haben, daß die Mangelversorgung des Synzytium die zelluläre Nachbildung durch eine Langhans-Zellproliferation stimuliert. Die Trophoblastvergrößerung ist schon früher gesehen worden (BURSTEIN et al. 1963) und im Zusammenhang mit dem vermehrt abgelagerten Fibrin und den vermehrten Verödungsherden als Zeichen einer Antigen-Antikörperreaktion gedeutet worden. Eine generalisierte Trophoblastsprossenbildung prägt sich schon in der Übersichtsuntersuchung aus (Abb. 73a).
Die verstärkten Trophoblastknospen zeigen die Verminderung der maternen Durchblutung schlechthin an. Sie werden daher angetroffen bei dem erhöhten Blutdruck, der eine Kompensation dieser Mangeldurchblutung ausdrückt. Die diagnostische Bedeutung wird eingeschränkt durch die Tatsache, daß man diese Knospenvermehrung auch dann findet, wenn die Verminderung des maternen Blutstromes durch eine Anämie oder gar eine Hypotonie bedingt ist. Hypertonie und Hypotonie haben also in Bezug auf die Trophoblastknospen ein gleiches Korrelat.

3. Verlangsamung des Blutstromes in dem intervillösen Raum führt zu einer vermehrten Fibrinausfällung, zu Stagnationsgerinnungen, zu Gitterinfarkten (s.S. 44). In der Tat ist eine Häufung der Verödungsherde zuerst bei der EPH-Gestose beobachtet worden. Sie sind – wie jeder Befund bei der Präeklampsie – auch ursächlich für die allgemeine Symptomatik verantwortlich gemacht worden. Die vermehrte Fibrinablagerung und die dadurch entstehenden Gitterinfarkte zeigen die verlangsamte Blutströmung an (WALLENBURG 1969; GRUENWALD 1975).
Fox et al. (1974) sahen im Rasterelektronenmikroskop bei der EPH-Gestose Ulzerationen – besser: Erosionen – der Oberfläche und deuten diese als ischämische Schäden. Wenn dies richtig ist, dann ist die vielfältige Ablagerung von intervillösem Fibrin bei der EPH-Gestose eine Folge dieses Vorganges. Erosionen mit ihren Abdeckungen finden sich regelmäßig an der Basalplatte. Diagnostisch wichtig ist die Tatsache, daß bei der EPH-Gestose *mehr* Verödungsherde und Verödungsstrecken beobachtet werden.

4. Eine vermehrte Fibrinablagerung äußert sich in einer intravillösen Fibrininsudation. GILLE (1980) deutet diese intravillöse Fibrinablagerung als Immunphänomen. Die Resorptionszotten sind dann ausgefüllt von Fibrin bis an die Rami heran. Dabei ist die Zotte nicht einfach ausgeschaltet – etwa vergleichbar einer fibrinoiden Nekrose – sondern noch umgeben von einer zeitlich korrekt ausgeprägten Trophoblastschicht (Abb. 74).

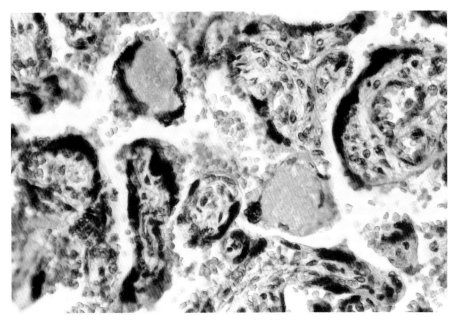

Abb. 74. Fibrininsudation in das Zottenstroma, erhaltene Trophoblastanteile. EPH-Gestose der Mutter

Tabelle 7. EPH-Gestose. Pathogenetisches Schema

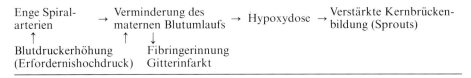

Enge Spiral-arterien	→	Verminderung des maternen Blutumlaufs	→	Hypoxydose	→	Verstärkte Kernbrücken-bildung (Sprouts)
↑		↑ ↓				
Blutdruckerhöhung (Erfordernishochdruck)		Fibringerinnung Gitterinfarkt				

5. In der EPH-Gestose ist auch der Vaskularisationsgradient vermindert (Stoz et al. 1982). Dies ist die Folge der Anpassung an die verminderte Durchblutung des intervillösen Spaltraumes.

Die erwähnten morphologischen Phänomene:
– Sklerose der Endometriumgefäße,
– Trophoblastsprouts,
– vermehrte Verödungen,
– intravillöses Fibrin,
– Verringerung des Vaskularisationsgradienten
zeigen die mangelhafte Durchblutung des intervillösen Raumes an, ohne daß die Relation zu den Kompensationsmöglichkeiten damit erkannt werden kann. Es müssen die morphologischen Kennzeichen in Beziehung gesetzt werden zu der Größe der Plazenta, der Zeit der Entwicklung und den klinischen Symptomen.
Die Verminderung und Verlangsamung des Blutstromes bei der EPH-Gestose führt zu einer Mangelversorgung des Feten (Tabelle 7, Abb. 75). Die stati-

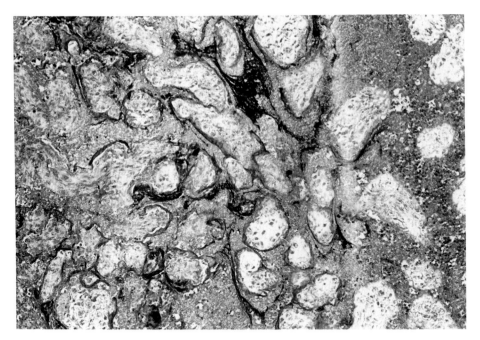

Abb. 75. EPH-Gestose der Mutter, totes Kind, reif geboren. Ausgedehnte Blutung im intervillösen Raum. Gerinnung, Fibrinverklebung. Trophoblastdegeneration. Beginnender Gitterinfarkt

stisch gesicherte Gefährdung des Kindes bei der EPH-Gestose – bei dem erhöhten Blutdruck insbesondere – ist durch diese Plazentabefunde zu einem Teil zu erklären. Vor allem ist aber auch hier die Grundkrankheit der Mutter in Rechnung zu setzen.

22 Materne Erkrankungen der Plazenta

Es ist nicht möglich, eine Plazentaleistung ohne Berücksichtigung des Gesundheitszustandes der Mutter zu betrachten. Materne Erkrankungen wirken auf die Durchblutung der Plazenta. Eine über längere Zeit bestehende Anämie der Mutter kann durch eine große Plazenta ausgeglichen werden. Pharmaka und Intoxikation (Alkoholfetopathie) spielen bei der Ausbildung, der Ausreifung und der Transportleistung des Organs eine Rolle.

Es folgen monotone Reaktionen der Plazenta in Form von Ausreifungsstörungen und Größenveränderungen.

22.1 Infektionen

Virale und bakterielle Infektionen sind mit 5–10% an dem gesamten Absterben bei Abort, Totgeburt und kindlichen Schäden beteiligt (ENDERS 1984).

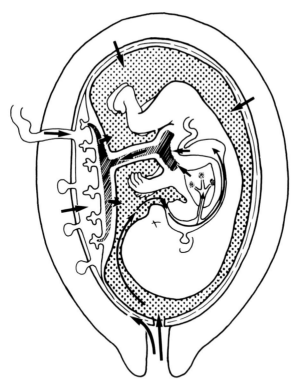

Abb. 76. Infektionswege von der Mutter auf das Kind: durch die Plazenta, vom Endometrium durch die Eihöhle, hämatogene Ausbreitung nach Durchtritt durch die Plazenta über den kindlichen Kreislauf

Infektionswege von der Mutter in die Plazenta sind theoretisch verschiedenartig mit ganz unterschiedlichen Häufigkeitsgraden. Über die möglichen Infektionswege unterrichtet Abb. 76.

Häufig ist die Aszension von Keimen aus der Vagina nach dem Blasensprung. Die Folge zeigt sich auf der der Eihöhle zugewandten Seite der Chorionplatte und der Außenseite der Nabelschnur als Chorioamnionitis (vgl. S. 90). Die Gefahr einer solchen Infektion besteht in einer Propagation im Fruchtwasser. Eine konnatale Pneumonie durch hämolytische Streptokokken B in den ersten 24 Stunden des Lebens kann die Folge sein.

Der unmittelbare Weg aus dem Endometrium in die Plazenta (vertikale Infektion) ist nur selten Ursache einer Infektion. Eine metritische Gebärmutter ist meist nicht in der Lage, eine genügend starke deziduelle Umwandlung bereitzustellen (functio laesa). Bei der generalisierten Tuberkulose oder auch bei der Urogenitaltuberkulose ist die Beteiligung des Endometrium und auch der Plazenta durch die unmittelbare Nachbarschaft möglich (SCHANDER et al. 1979).

Infektionen, die in den Resorptionszotten der Plazenta Wegzeichen hinterlassen, sind verdächtig, auch auf das Kind übergegangen zu sein. Die hämatogene Infektion von der Mutter in die Plazenta steht vor der Barriere des Trophobla-

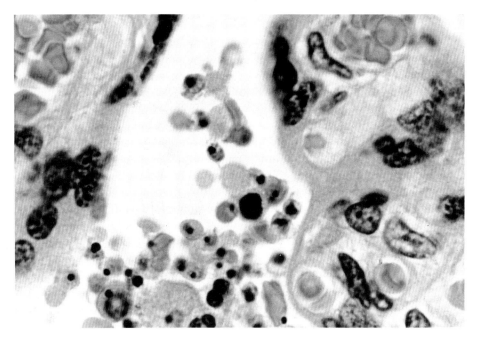

Abb. 77. Malariainfektion der Mutter: Plasmodien in den maternen Erythrozyten

sten. Bei jeder Infektion der Mutter muß unterschieden werden, ob es sich „nur" um eine Anschwemmung der Keime in den intervillösen Raum handelt (Keimembolie), also um eine Bakteriämie, oder ob eine wirkliche Invasion über die Resorptionszotten auf das Kind – wie z.B. bei den Viren – erfolgt ist.

Das Paradigma für eine „nur angeschwemmte Infektion" stellt die *Malaria* dar. Das Malariaplasmodium kann die Trophoblastschranke nicht durchbrechen (STRANG et al. 1984). Es gibt Hinweise, daß die seltenst vorkommende angeborene Malaria durch eine verletzte Plazenta erfolgt (BRADBURY 1977). Gelegentlich findet man in den „Totwasserzonen" des intervillösen Raumes die Malariaplasmodien angehäuft wie in einem „Dicken Tropfen" (PEZOPOULOS u. CARDAMATIS 1908; THONNARD-NEUMANN 1932; SALFELDER 1985) (Abb. 77). In 33% der Plazenten von Frauen aus einem Malariaendemiegebiet werden Parasiten im intervillösen Raum, auch in Makrophagen, nachgewiesen, gelegentlich synzytiale Erosionen und Malariapigment (WALTER et al. 1982).

Bei der *Lepra* fanden DUNCAN et al. (1984) keine erheblichen Herde in der Plazenta, wohl aber eine verringerte Größe der Frucht und der Plazenta, die auf die veränderte Immunlage zurückgeführt wurde.

Das Paradigma für eine hämatogene Virusinfektion von der Mutter mit Manifestation in der Plazenta und im Kind stellt die *Rötelninfektion* dar (TÖN-DURY 1962, 1964). Veränderungen in der Plazenta durch das Rötelnvirus lassen darauf schließen, daß auch im Feten gleichsinnige Schäden und – im Gefolge davon – z.B. Organmißbildungen vorkommen (ORNOY et al. 1973). Die virale Infektion ist nur in der frühen embryonalen Phase wirksam (DUDGEON 1967;

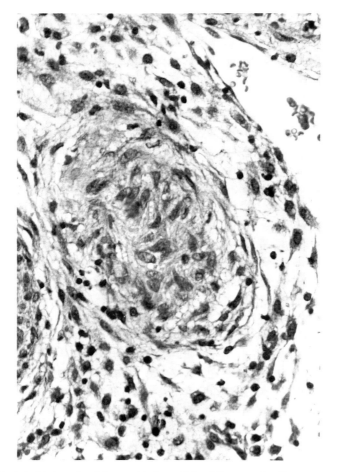

Abb. 78. Rötelninfektion der Mutter. Endarteriitis obliterans der Stammzottengefäße in der Plazenta (6. Schwangerschaftsmonat). Prostaglandinunterbrechung (vgl. Abb. 56)

Müntefering et al. 1981). Kontakte mit Rötelnkranken in der späten Schwangerschaft führen zu keinen anatomischen und klinischen Veränderungen. Die pathoanatomischen Veränderungen bei der Rötelninfektion sind charakteristisch (Abb. 78) (vgl. S. 84, Abb. 56). Die Gefäße der Chorialplatte und der Stammzotten sind eng, sie haben ein kapilläres Lumen, eine schmale enge Gefäßwand ist völlig in die Umgebung eingebaut. So wirken die Chorionplatte und die Stammzotten arm an Gefäßen. Die Peripherie ist avaskulär. Bei systematischem Befall ist die Schwangerschaft nicht austragbar. Der intrauterine Fruchttod erfolgt aufgrund dieser plazentaren Insuffizienz. Bei reif geborenen Kindern mit rötelnbedingten Mißbildungen ist die Plazenta nur partiell beschädigt und insuffizient (Driscoll 1969). Garcia et al. (1985) fanden Trophoblastnekrosen mit leukozytärer Reaktion, gelegentlich auch virale Einschlußkörper in den Deziduazellen bei ausgetragenen Feten.

MÜNTEFERING et al. (1981) haben Endothelnekrosen bei der frühen Plazenta nach Rötelninfektion gesehen.

Wird wegen der Vermutung einer Rötelnschädigung eine Abruptio nötig, dann gibt die Untersuchung der Plazenta die schnellste und zuverlässigste Antwort auf die Frage, ob tatsächlich ein Organschaden durch das Rubeolenvirus stattgefunden hat. Auch andere *Virus*infektionen können – selten – Plazentaschäden hervorrufen. „Als Grund dafür, weshalb Virusinfektionen während der ersten drei Monate der Schwangerschaft leicht zu schweren Schäden führen, nimmt man die fehlende Bildung des virustatisch wirkenden Interferons in dieser Phase an" (SCHNEIDER u. HARTGE 1983). Vakzine und Vakzinationsschäden sind beim Impfen während der Schwangerschaft die Ausnahme (WENTWORTH 1966). VOGEL (1977) beschreibt bei derartigen Ereignissen Granulome in der Plazenta. Eine unbekannte Größe ist der Anteil der Virusinfektionen als Aborturache, wobei für Herpes simplex eine solche Wirkung erwiesen ist (MÜNTEFERING et al. 1981; ENDERS 1984). Coxsackieinfektionen (BENIRSCHKE und PENDLETON 1958) und Varizelleninfektionen sind als Schädigungsursache absolute Ausnahmen.

Die *Zytomegalie*infektion ist trotz der allgemeinen Durchseuchung selten sichtbar. Erfolgt eine Infektion, dann kommt es nur ganz vereinzelt zu wirklichen Krankheitsschäden (PECKHAM et al. 1983). Die Passage durch die Trophoblastbarriere ist erwiesen (COCHARD et al. 1963). Auch Chlamydieninfektionen sind beschrieben (WONG et al. 1985).

Die *Syphilis* befällt sowohl die Plazenta als auch das Kind (kongenitale Lues). In der Plazenta kommt es bei der Infektion im ersten Trimenon zu einer Endarteriitis obliterans der Stammzottengefäße mit einer peripheren Avaskularität und dem intrauterinen Fruchttod etwa um den sechsten Schwangerschaftsmonat (Achtung: Die Plazenta ist dann infektiös!). Die Luesplazenta ist durch die Schädigung vor allem in der Entwicklung ihres Gefäßsystems behindert. Eine Infektion im mittleren Trimenon kann zur Reifebehinderung durch eine Zottenfibrose führen (vgl. S. 101).

Bei HIV-positiven Müttern fanden JIMENEZ et al. (1988) an der Plazenta in einem Drittel der Fälle eine Reifungsstörung, allerdings ohne manifeste Plazentainsuffizienz. Die chorialen und die Stammzottengefäße wiesen regional Endothelschädigungen, Mediahyperplasien und Kollagensynthesestörungen, sowie fibrinoide Wandinsudationen und ein intramurales Ödem auf. Die Frage, ob durch die Feststellung dieser Schäden eine HIV-Infektion des Kindes gesichert werden kann, ist zur Zeit noch nicht zu beantworten, zumal die beschriebenen Schäden nicht für HIV-Infektionen spezifisch sind.

Listeriose und *Toxoplasmose* spielen vielleicht für den Abort, nicht aber in der reifen Plazenta eine Rolle.

Die *Listeriose* war nach dem II. Weltkrieg häufiger (REISS 1956); heute ist die kindliche Erkrankung eine Rarität (DRISCOLL et al. 1962). Länderunterschiede spielen bei der Listeriose offenbar eine Rolle (ALTSHULER u. RUSSELL 1975). In der Plazenta findet man bei der Listeriose kleine Herde zelliger Infiltrate bis hin zu den Abszessen (ALISON et al. 1967; PAULUSSEN u. NIESEN 1979). Die Infektion kann hämatogen, endometrial und transmembranös eintreten (SARRUT u. ALISON 1967).

Die serologisch leicht erfaßbare *Toxoplasmose* ist bei der reifen Plazenta ebenso selten wie die kongenitalen Toxoplasmoseschäden des Kindes. Es handelt sich um Einzelbeobachtungen (SUSANI 1981).

Zellige Herde bis kleine Abszesse, z.T. auch mit einer kokardenartigen Fibrinablagerung, sind häufig in der Plazenta zu finden, ohne daß man auf Listeriose, Toxoplasmose, Virusinfektion oder eine charakteristische Erkrankung schließen könnte. Die überwiegende Mehrzahl dieser Herde ist klinisch ohne Auffälligkeiten (sog. subklinische Plazentitis). Derartige Infiltrate sind nicht notwendigerweise durch Bakterien verursacht (OLDING 1970). Es werden immunologische Phänomene diskutiert (LABARRERE et al. 1982). Ähnlich unbefriedigend in der Deutung sind die sarkoidlike-Granulome (vgl. S. 87).

Raritäten sind Sarkoidosebefall (KELEMEN u. MÁNDI 1969), ferner Hodgkin-Zellen im intervillösen Raum (PRIESEL u. WINKELBAUER 1926; MÜNCH 1978).

Seltene Ereignisse der speziellen Pathologie der Plazenta – ohne daß diese im engeren Sinne zu den maternen Erkrankungen gehören – sind kongenitale Leukosen. Bei dieser Krankheitsgruppe bildet die Plazenta nur einen Manifestationsort der extramedullären Blutbildungsherde wie viele andere. Das Besondere aber liegt darin, daß bei mazerierten Totgeborenen die Plazenta das einzig erhaltene Organ ist, in dem eine weitere diagnostische Analyse vorgenommen werden kann (MILLER 1954; WERNER 1966; BUHTZ 1974; WANG et al. 1983; PARUSSIS 1984).

Ganz vereinzelt wurde eine Myeloblastenleukämie in der Plazenta *und* im Kind nachgewiesen (LAS HERAS et al. 1986).

23 Tumoren der Plazenta

Die Plazenta ist ein Organ auf Widerruf. Sollte sich ein Tumor in ihr – in situ – entwickeln, dann wird er mit dem Organ aus dem mütterlichen Organismus entfernt. Und doch ist das Tumorproblem biologisch – und z.T. auch klinisch – wichtig. Das Organ, das in der gesamten Zeit seines Bestehens auf Proliferation und dauernde Umgestaltung angelegt ist, kann auch autonome Geschwülste, ausgehend von dem Zytotrophoblasten und dem Gefäßsystem, ausbilden.

Die Mutterzelle des Choriokarzinoms ist der allein teilungsfähige Zytotrophoblast, z.T. in sehr frühen Stadien der Schwangerschaft. Sein mangelnder Differenzierungsgrad wird deutlich an der Tatsache, daß ein geordnetes Kyema nicht erreicht wird. Die Blasenmole, die ein ungeordnetes benignes Wachstum des Trophoblasten anregt, besitzt meist keinen Embryo. Aborte sind häufig in der kurzen Vorgeschichte von Frauen mit Choriokarzinomen. Der Trophoblast mit seinen physiologischen Fähigkeiten zum Eindringen in einen anderen Organismus ist geradezu ein Modell des Tumorwachstums geworden. RÖSSLE (1949) hat den Trophoblasten und schließlich auch die Plazenta als „biologisches Analogon" des Tumorwachstums bezeichnet.

Nach dem Trophoblasten – Chorioepitheliom, Choriokarzinom – kommen als weitere Matrix für Tumoren das Gefäßsystem und das Bindegewebe in Frage.

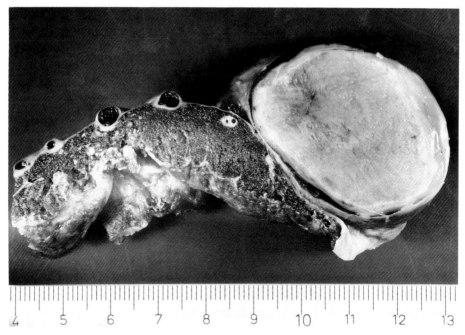

Abb. 79. Fibromatöses Chorioangiom im Randgebiet einer sonst voll ausgereiften Plazenta. Keine Beeinträchtigung der Kindsentwicklung!

Die häufigste, insgesamt aber doch seltene Tumorform der Plazenta ist das Chorioangiofibrom (Abb. 79).

Chorioangiome beginnen etwa in dem dritten Schwangerschaftsmonat, weil erst dann die Kapillaren in den Zotten ausgebildet werden. Sie kommen etwa in 1% der Fälle vor (WALLENBURG 1971a; SCHULZ-HETZEL 1977). Erst bei größeren, oft in der Vielzahl anzutreffenden Angiomen werden diese auch im Ultraschallbild erkennbar (LIANG et al. 1982).

Nur das große Angiom, das wirklich Platz beansprucht, spielt für die Entwicklung des Kindes eine Rolle (Abb. 80). Gelegentlich werden diese großen oder vielfältigen Chorioangiome durch ihre Rückwirkung auf die Hämodynamik der fetalen Kreislaufstrecke wirksam, weil sie arteriovenöse Anastomosen darstellen. Die Kinder, deren Plazenten große Angiome tragen, weisen häufig kräftige adaptierte Herzmuskeln bei der Geburt auf (BENSON u. JOSEPH 1961). Der Tumor läuft in der Literatur unter verschiedenen Diagnosen: z.B. als „Retikulohämangioendotheliom von 700 g mit multiplen Mißbildungen" (BURGER et al. 1952).

Komplikationen bilden die seltene Blutung und die Verblutung in die Mutter (BENSON et al. 1962; STILLER u. SKAFISH 1986) und auch die Abruptio durch das Chorioangiom (KOHLER et al. 1976). Eine Besonderheit liegt darin, daß bei der Vielzahl auch kleiner Angiome in der Plazenta (Abb. 81) ebensolche auf der Haut des Säuglings beobachtet werden („Blutschwämmchen") (SHTURMAN-ELLSTEIN et al. 1978; BECKER 1981).

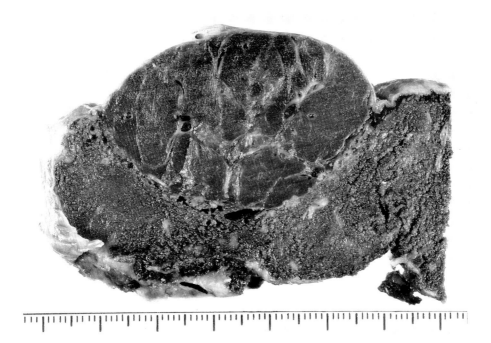

Abb. 80. Kapilläres Chorioangiom im Niveau der Chorionplatte. Kompression des übrigen Resorptionszottenbezirkes. Keine Beeinträchtigung der Kindsentwicklung!

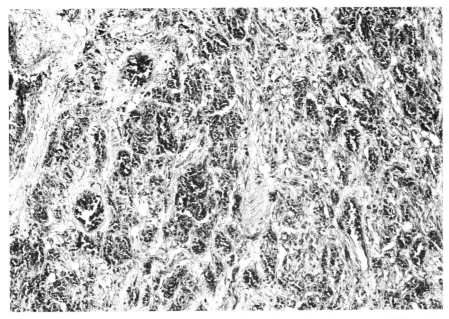

Abb. 81. Kapilläres bis kavernöses Chorioangiom. Kompakte Lage der Gefäße, keine Zottenbildung, Zotten der Umgebung verdrängt

Es gibt anatomische Unterformen, die je nach der Art des bevorzugten Gewebes bezeichnet werden:

a) Endotheliomatöses Hämangiom,
b) Kapilläres Hämangiom,
c) Kavernöses Hämangiom,
d) Fibrosiertes Hämangiom,
e) Fibrom.

Eines der größten Hämangiome von 750 g Gewicht und 13:11:8,5 cm Größe wurde von v. STOCKHAUSEN et al. (1984) beschrieben. Es bestand ein Hydrops congenitus. Der bisher größte Tumor überhaupt hatte ein Ausmaß von 30:20:5 cm und insgesamt 1500 g Gewicht, das dazugehörige Kind wog 1000 g (ARODI et al. 1985).

Von dem Chorioangiom ist die Chorioangiose zu trennen (vgl. S. 102). Die Gefäße sind im Zottenbinnenraum vermehrt. Sie sind geknäuelt, sie füllen die Zotten aus, sie sind aber nicht sinusoidal umgewandelt, so daß die Stoffwechselmembranen nicht ausgebildet sind. Ebenso fehlen die Kernbrücken fast gänzlich. Die Austauschflächen sind verringert, zumal die Fülle der geknäuelten Kapillaren die präpartale Zottenverkleinerung behindert. Hier handelt es sich um eine Hamartie in der ursprünglichen Bedeutung des Begriffes. Dadurch sind die Bedingungen zur Ausreifung und die Rückwirkung auf den Fetus bestimmt. Das vermehrte Kapillarsystem kann seine Austauschfunktion nur unvollständig ausführen.

Von der Chorioangiose läßt sich noch die sehr seltene Chorioangiomatose trennen (v. MEYENBURG 1922), bei der es sich um eine diffuse Gefäßmißbildung handelt. Durch die Art der Ausdehnung dieser Mißbildung („Angiodysplasie") ist auch hier die Rückwirkung auf die fetale Entwicklung bestimmt.

Wie in der Plazenta finden sich auch in der Nabelschnur Hämangiome und Teratome, und dort entsprechend der unterschiedlichen Gewebszusammensetzung noch Angiomyxome (CARVOUNIS et al. 1978) und Angiofibromyxome (NIEDER u. LINK 1970). Biologisch besonders interessant – auch wenn sie vermutlich klinisch kaum eine Rolle spielen – sind die seltenen Teratome von Nabelschnur (BERSCH et al. 1985; SVANHOLM u. THORDSEN 1987) (Abb. 82) und Chorionplatte (FOX u. BUTLER-MANUEL 1964; vgl. Diskussion SMITH u. MAJMUDAR 1985 mit HEIFETZ 1986). Insbesondere dann, wenn sie auf der Chorionplatte aufliegen oder hier anliegen, sind sie allein durch das Fehlen der Nabelschnur von dem Amorphus acardiacus zu trennen (Abb. 83). KOBOS u. SPORNY (1982) diskutieren als Möglichkeiten der Entstehung eines reifen Teratoms:

1. Unvollständiger Zwilling.
2. Aberration embryonaler Zellen aus der Wirkung des primären Organisators.
3. Amitogamie oder Parthenogenese.

Im Gegensatz zu dem Amorphus enthält das Teratom keine Keimdrüsenanteile und keine Nabelschnur.

Metastasen in der Plazenta sind nur bei ganz besonderen Tumoren der Mutter zu finden. Gelegentlich gibt es unreife Ovarialkarzinom-Metastasen, manchmal Metastasen eines malignen Melanoms, eines *Ewing*-Sarkoms (GREENBERG

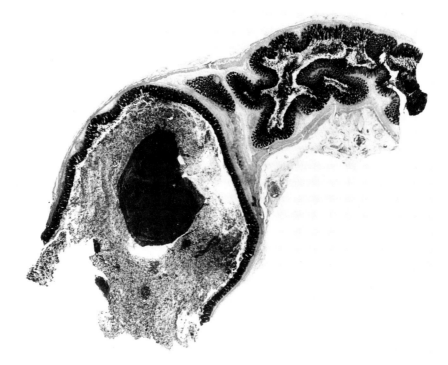

a

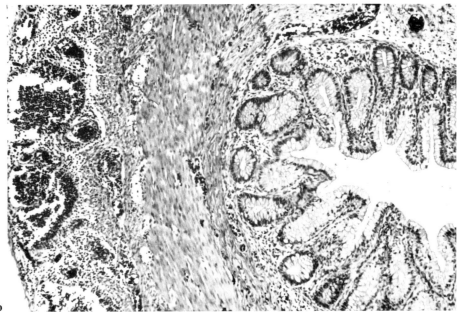

b

Abb. 82a, b. Teratom der Nabelschnur. **a** Großflächenschnitt des partiell zystischen Anteils des Nabelschnurteratoms mit Anschnitten der Darmformation. **b** Darmanteil kolischen Typs mit regelhaftem Schleimhaut- und Darmaufbau. (Nach Bersch et al. 1985, mit freundlicher Genehmigung der Autoren)

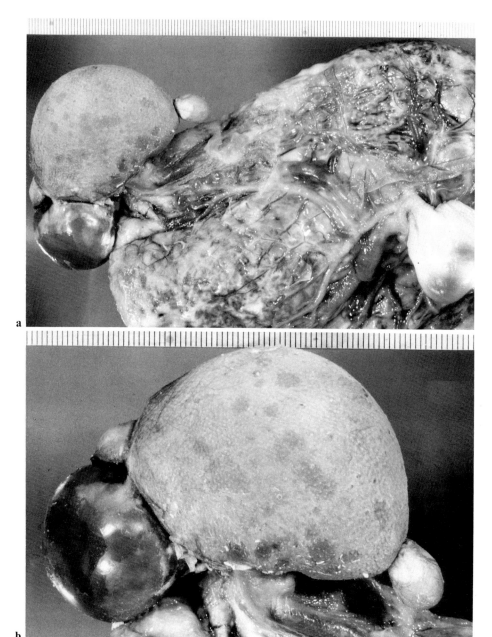

Abb. 83a, b. Foetus acardiacus. Amorpher Zwilling am Rande einer Plazenta (bei reif geborenem Zwilling)

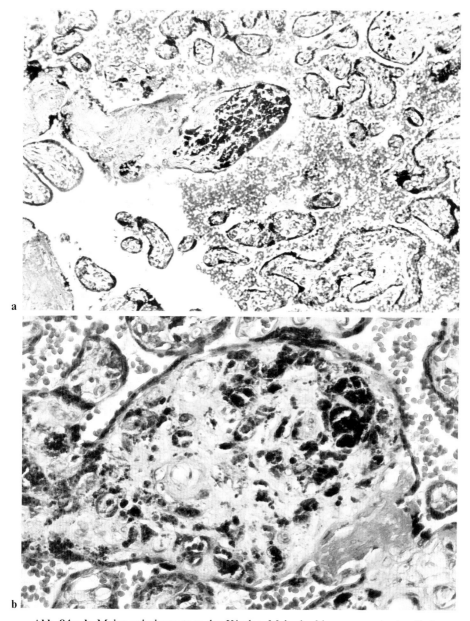

Abb. 84a, b. Melanophakomatose des Kindes. Melaninablagerungen in den Zotten

et al. 1982) – insgesamt seltene Ereignisse. Hierbei handelt es sich überwiegend um Tumorzellembolien in dem intervillösen Raum. HÖRMANN u. LEMTIS (1965) diskutieren die Abwehrmöglichkeit des Trophoblasten, der verhindert, daß Tumorzellen auf die fetalen Zotten übergehen (LEMTIS u. HÖRMANN 1965, 1969). Ein Übertritt ist offenbar erst spät möglich. WANG et al. (1983) haben bei lymphatischer Leukämie der Mutter Phagozytosephänomene des Synzytium als Abwehrmechanismus gegen den Übertritt von Tumorzellen gedeutet. Dieser Abwehrmechanismus ist deswegen wichtig, weil es mit Hilfe von karzinogenen Substanzen im Experiment gelingt, diaplazentar Tumoren zu erzeugen (GOERTTLER u. LOEHRKE 1976).

Ganz selten werden auch Hodgkin-Zellen angeschwemmt in dem intervillösen Raum bei Lymphogranulomatose der Mutter gefunden (MÜNCH 1978). Die äußerst selten zu findenden Tumorabsiedelungen in das Kind beziehen sich ausschließlich auf Sarkome und maligne Melanome (FRICK et al. 1977).

Über das Problem der Tumorkrankheit in Beziehung zur Gravidität unterrichtet die Monographie von VERHAGEN (1974).

Vereinzelt wurden auch Tumormetastasen in dem fetalen Zottenstroma bei intrauterin entstandenen *kindlichen Tumoren* beobachtet. Dabei handelt es sich ausnahmslos um Neuroblastome (STRAUSS u. DRISCOLL 1964; ANDERS et al. 1970; PERKINS et al. 1980; SMITH et al. 1981). Andere seltene Ereignisse machen den Vorgang deutlich: Es gibt bei der kindlichen neurokutanen Melanophakomatose im Zottenstroma gelegentlich intrazelluläre und extrazelluläre Melaninablagerungen (ISHIZAKI u. BELTER 1960; WERNER 1972; DEMIAN et al. 1974) (Abb. 84).

24 Trauma

Trotz der zahlreichen Verkehrsunfälle sind Traumatisierungen der Plazenta selten. Früher wurden Traumata gelegentlich nach komplizierten Zangengeburten beobachtet (DIDDLE u. O'CONNOR 1957), die sich bevorzugt auf die Nabelschnur bezogen.

Gelegentlich kann es zu Blutungen in das Fruchtwasser durch geplatzte Varixknoten kommen. Die häufigste und auch problematischste Traumatisierung ist in der Abruptio der Plazenta zu sehen (BELLER u. EPSTEIN 1966). SCHUHMANN u. GEIER (1972) haben eine traumatische Plazentaruptur beobachtet, wobei der Riß mitten durch das Organ gegangen ist und zu großen Blutungen geführt hat.

Bei einer gutachterlichen Äußerung sollte man auf den zeitlichen Zusammenhang und die Brückensymptome abheben.

25 Fremdkörper

Fremdkörper in der Plazenta sind früher absolute Raritäten gewesen (GENZ 1974). Heute sind die Funde von einem Intrauterinpessar in der Plazenta – ohne Beendigung der Schwangerschaft – nicht ganz selten (Abb. 85).

26 Methode und Technik

Die frischgeborene Plazenta soll möglichst bald beurteilt werden. Diese Forderung ist häufig unrealistisch, weil nächtlich geboren sie erst am nächsten Morgen in die Hände des Histopathologen gelangen wird.

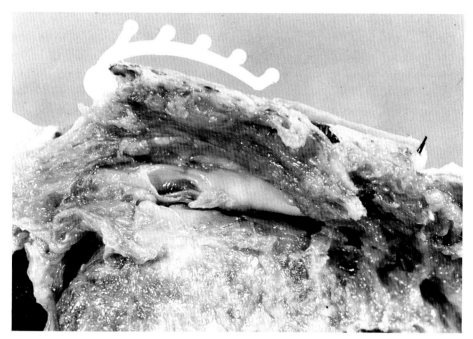

Abb. 85. Fremdkörper in der Plazenta: Intrauterinpessar in dem Zottensystem der reifen
Plazenta

Sie sollte gewogen und vermessen werden (vgl. S. 5). Dabei sollte angegeben
werden, ob Frischmaße oder Fixiermaße oder gar Gewichte nach Abtrennung
von Eihaut und Nabelschnur vorliegen.

*Man muß sich klar darüber sein, daß Gewichte und Maße tendenziöse Werte,
keine absoluten Angaben darstellen!*

Die oftmals angegebene Formel $\dfrac{\text{Gewicht}}{\text{Fläche}} = \text{Dicke}$ ist leider nicht brauchbar.

Wir haben in einer Serie von 24 Plazenten das Frischgewicht der Plazenta
mit Eihäuten nach dieser Formel ausgemessen und fanden Unterschiede von
durchschnittlich 20% zwischen den ausgerechneten und den ausgemessenen Werten. Ähnlich große Unterschiede zwischen Maß und Rechnung ergeben sich,
wenn das Fixiertgewicht zugrunde gelegt worden ist.

Trotzdem ist das Gewicht wichtig, weil Beziehungen zu dem Kindsgewicht
herzustellen sind (Plazenta-Kind-Index). Auf die Maße sollte nicht verzichtet
werden, weil die Fläche, die die Plazenta einnimmt, eine Aussage über die Zahl
der überdeckten Spiralarterien ermöglicht.

Fixierung: Eine Aufbewahrung in der Kühltruhe mit einer fast festen Verei-
sung macht die Plazenta für jede weitere histologische Beurteilung unbrauchbar
(Abb. 86). Die Schrumpfung ist so gewaltig, daß weder in der Zottenstruktur,
noch in dem Trophoblasten, noch in dem intervillösen Raum ein repräsentativer
Befund erhoben werden kann. Wenn die Plazenta in der Nacht geboren wird

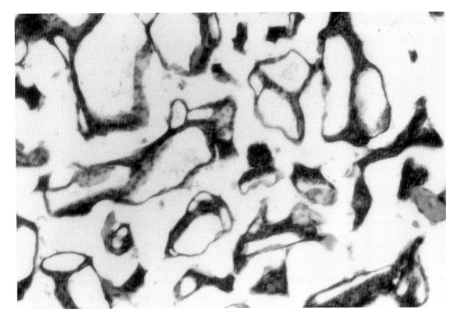

Abb. 86. Artefizielle Schrumpfung der Zotten durch Aufbewahrung in der Tiefkühltruhe. Diagnose nicht möglich

und eine unmittelbare Fixierung – etwa weil sie noch auf Vollständigkeit untersucht werden soll – nicht möglich ist, so ist die Aufbewahrung in dem Kühlschrank (+4° C!) oder auch in dem kühlen Raum richtig, jedenfalls nicht auf der Heizung im Kreißsaal, keinesfalls in der Kühltruhe.

Fäulnis bei der Plazenta ist wenig zu befürchten. Die Tatsache, daß auch bei längerem Liegen die Plazenta gut zu beurteilen ist, beruht auf dem relativen Mangel an Lysosomen (SCHARNAGL 1983). Die Hofbauer-Zellen sind lysosomenreich, die geborene Plazenta hat nur noch eine minimale Anzahl von Hofbauer-Zellen, so daß am Ende der Zeit die Plazenta im Vergleich zu anderen Organen nur geringe Mengen von Lysosomen besitzt. Dieser Befund gehört zu den Besonderheiten des Organs, vielleicht sogar zu den besonderen Sparmaßnahmen.

Wenn die klinischen Bedürfnisse gestillt sind, sollte die Plazenta entweder als Ganzes, besser mit parallelen Einschnitten in 10%igem Formalin fixiert werden. Die Einschnitte sollten von der maternen Seite, also durch die Kotyledonen geführt werden.

Da ein Befund, der nach der Klinikentlassung der Mutter kommt, nicht mehr interessant ist, sollte bereits nach 24 Stunden endgültig zugeschnitten und weiter in Paraffin eingebettet werden.

Es ist früher behauptet worden, man müsse eine Plazenta mindestens 6 Wochen fixieren (BARTHOLOMEW et al. 1961), weil vorher beim Einschneiden die inneren Schichten der Plazenta „noch rot" seien. An diesem Befund ist nicht zu zweifeln. Wenn wirklich die äußere Schicht fixiert ist, so könnten gerade die inneren, nicht von dem Fixans erreichten Zonen einer Autolyse unterworfen sein. Es ist also gerade aus diesem Grunde der mangelnden Fixans-Permeation wichtig, daß die Plazenta bald zugeschnitten wird, zumindest daß sie so weit eingeschnitten und lamelliert wird, daß das Fixierungsmittel eindringen kann.

Wir gehen so vor, daß wir aus der Mitte der Plazenta – etwa im Abstand von 3–4 cm von der Insertion der Nabelschnur – die ganze Breite des Organs mit Basalplatte und Chorionplatte herausschneiden. BACON et al. (1986) bevorzugen parabasale Schichten und die Mitte des Organs, machen aber auch auf die relative Homogenität des Organes aufmerksam. Drei Testschnitte genügen im allgemeinen. Randstücke geben keinen repräsentativen Eindruck. Der Vorschlag, bei der Untersuchung der Plazenta zehn Blöcke, davon zwei aus der Randzone zu entnehmen (BOYD et al. 1980), läßt sich bei großer alltäglicher Eingangspraxis nicht durchführen, sollte aber bei besonderen Situationen erwogen werden. Wenn beim Zuschneiden bestimmte Regionen makroskopisch auffällig sind, dann sollten diese zusätzlich herausgeschnitten werden. Ähnlich ist es mit den Verödungsherden, die ja für die Leistung der Plazenta nichts aussagen (BENIRSCHKE 1961). Die Verödungsherde werden, wenn man sich für Alter und Art interessiert, allenfalls zusätzlich zugeschnitten, während gerade die Zwischenabschnitte für die Beurteilung der Leistungsfähigkeit des Organs wichtig und oft auch unterschiedlich ausgebildet sind.

Färbungen: Man sollte sich routinemäßig auf zwei Färbungen beschränken. Wir benutzen die Hämatoxylin-Eosin- und die Trichromfärbung nach Masson-Goldner. Auf die Hämatoxylin-Eosin-Färbung kann man wegen der Kalkablagerungen, auf eine Bindegewebsfärbung wegen der Beurteilung des Zottenstroma nicht verzichten. Für besondere Zwecke müssen selbstverständlich alle anderen üblichen und unüblichen Färbungen angewandt werden.

Für die Elektronenmikroskopie muß möglichst frühzeitig Gewebe entnommen werden, wobei man insbesondere auf die Resorptionszotten Wert legen muß. Gerade bei der elektronenmikroskopischen Untersuchung ist der relative Mangel an Lysosomen günstig.

Die Morphometrie der Plazenta leidet darunter, daß die Puristen ihr ankreiden, daß keine Unterscheidung zwischen 21 und 23% wie auch zwischen 17. und 18. Woche möglich ist.

27 Plazentadiagnostik

Die Plazentadiagnostik verfolgt das Ziel, einen Reifevergleich zwischen dem Kind, der Schwangerschaftsdauer und der Plazentaentwicklung zu machen (Tabelle 8). Sie hat die Aufgabe, eine mögliche plazentare Ursache der zu frühen Geburt und des intrauterinen Kindestodes aufzuklären und unter Umständen eine Prognose für die nächste Schwangerschaft zu versuchen. Sie hat die vollständige oder unterschiedliche Ausbildung bei Krankheiten der Mutter – Gestosen im engeren Sinne – und bei schwangerschaftsunabhängigen Krankheiten während der Schwangerschaft zu erkennen. Sie hat „übergeordnete Schäden", wie Stoffwechselkrankheiten der Mutter (vor allem Diabetes mellitus), in Hinsicht auf die nächste Schwangerschaft festzustellen. Dieser Sachverhalt ist wichtig, weil die Plazentadiagnostik für den aktuellen Fall, sofern ein gesundes Kind

Tabelle 8. Indikation zur pathohistologischen Plazentadiagnostik

1. Ursache einer zu frühen Geburt	
2. Ursache einer „Mangelgeburt"	
3. Ursache einer Totgeburt	Plazenta-Insuffizienz
4. Vergleich mit klinischen Insuffizienz-Parametern	
5. Krankheiten der Mutter	
6. Inkompatibilitäten	

geboren ist, eine Diagnostik im nachhinein darstellt, unter Umständen eine Prognose für die nächste Schwangerschaft erlaubt.

Daraus ergibt sich eine Indikation zur Plazentadiagnostik aus Gründen der besonderen Situation der Mutter, des Kindes und der Plazenta.

Plazentadiagnostik stellt gegenüber derjenigen anderer Organe keine Besonderheit dar. Sie setzt voraus eine intime Kenntnis der Organeigentümlichkeiten, vor allem der Variationsbreite, der Kompensationsmöglichkeiten. Die spezielle pathohistologische Beurteilung muß auf dem Hintergrund der sich während der Entwicklung und der Ausreifung verändernden Organstruktur gesehen und gedeutet werden. Jedweder Befund zur Reifebestimmung kann nur im Gesamtbild von Plazenta und Kind (also vom gesamten Kyema) gesehen werden. Deswegen ist eine Plazentadiagnostik nur möglich, wenn genaue Angaben über das Kind und den Schwangerschaftsverlauf vorliegen (BENIRSCHKE 1961; PHILIPPE 1974).

Entsprechend der Zielsetzung dieses Beitrages ist zwischen der „normalen" – einem Begriff von besonders variationsreicher Flexibilität – und der pathologischen Anatomie nicht kategoriell getrennt. Die Variationsbreite der ausreifenden Plazenta ist so groß, daß ihre Beurteilung bei der Reifediagnostik nicht punktuell, sondern im Überblick angewandt werden muß. Hinzu kommt die monotone Antwort des Organs. „Es gibt eine ganze Reihe von Veränderungen, die der Plazenta eigentümlich sind, doch gehören spezifische Gegenäußerungen dieses Organs zu den ganz seltenen Ausnahmen" (HÖRMANN 1958). Daher ist es nötig, z.B. bei der Bestimmung der Plazentainsuffizienz eine Selbstdisziplin des Untersuchers zu üben, wenn dem Histologen oft die nötigen Angaben über materne Erkrankungen, über die myometranen Verhältnisse und über sonstige materne Eigentümlichkeiten nicht zur Verfügung stehen.

Die Plazentadiagnostik beginnt mit dem makroskopischen Befund. Gewicht, Flächenmaß, Höhe müssen bezogen sein auf Frischgewicht (meist schon in der Klinik), Fixierungsgewicht und Gewicht nach Ablösung der Nabelschnur und der Eihäute („Trimmgewicht"), um vergleichbar zu sein. LEMTIS u. HADRICH (1974) haben, um die Gewichtsabnahme in Korrelation zu bringen, eine Tabelle zur Messung angegeben, die auch die Zeit nach der Entbindung in Rechnung setzt.

Unterschiede der Höhe zeigen vorzeitige Lösungen während der Schwangerschaft an. Eigenartige Formen – Zungenbildung, Fenestration und circumvalläre Formen – müssen dokumentiert werden.

Die Beschaffenheit und die Farbe des eingeschnittenen Kuchens – schwammig, rot, blaß – sollte dokumentiert sein. Die Nabelschnurinsertion (Abb. 87)

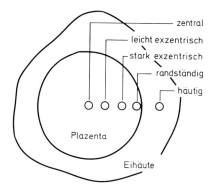

Abb. 87. Schema zur Bestimmung der Nabelschnurinsertion. (Nach Krone et al. 1965). Sogenannter „Krone-Stempel"

und die Besonderheiten der Nabelschnur müssen vermerkt werden. Alle diese Parameter gewinnen erst dann einen korrelativen Wert, wenn ein Vergleich mit dem Schwangerschaftsalter, der Kindsgröße und dem Kindsgewicht möglich ist. Ohne diese Werte sind weder Plazenta-Kind-Quotient, noch die Plazentareifezahl (Koller 1981) zu erstellen.

Für die Hormondarstellung (HPL, HCG etc.) mit immunzytochemischen Methoden genügen im allgemeinen Paraffinblöcke von Formalinmaterial. Die Morphometrie ist nur für wissenschaftliche Fragestellungen an besonderen Plazenten von Nöten.

Nabelschnur und Eihäute müssen gesondert bearbeitet werden. Echte Knoten müssen auf vitale Reaktionen in Form von Zellinfiltraten untersucht werden, damit eine Strangulation sichergestellt werden kann.

Bei der histologischen Untersuchung erfolgt zunächst die Beurteilung der Reife und ihre Störung im Bereiche der Resorptionszotten (Reifezeichen s.S. 52), vor allem auch in Hinsicht auf die Reifung des Kindes. Daraus lassen sich Asynchronien erfassen (s.S. 58).

Ist das Kind unreif, dann sollte – kindliche Indikation – festgelegt werden, ob die Plazenta für die Hypotrophie, die mangelnde Ausreifung oder gar die zu frühe Geburt eine Begründung bietet. Vor allem die partielle vorzeitige Lösung, unter Umständen schon vor einiger Zeit, führt zu einer Verkleinerung der Plazenta. Es ist dann besonders wichtig die Beurteilung der restlichen Resorptionszotten, die unter Umständen frühzeitig ausgereift sind (scheinbare maturitas praecox), es ist eine plazentare Insuffizienz aus Gründen der zu klein gewordenen Plazenta anzunehmen.

Ferner sollten Asphyxiezeichen nachgewiesen werden (s.S. 95).

Ist das Kind intrauterin abgestorben, dann sollte eine gestaltliche Ursachenforschung angeschlossen werden. Vor allem also die Frage, ob eine Endarteriitis obliterans mit der Avaskularität, ob eine Reifebehinderung vorliegt, ob eine Behinderung der Austauschflächen, also insgesamt eine plazentare Insuffizienz als Ursache für diesen intrauterinen Fruchttod in Frage kommt. Es ist schwer zu sagen, was als Ursache für den intrauterinen Fruchttod in Frage kommt und was erst im Gefolge des Fruchttodes bei erhaltener Plazenta noch möglich ist.

Unabhängig von allen Schwierigkeiten sollte immer deutlich gesagt werden, ob eine plazentare Ursache des intrauterinen Fruchttodes oder auch der zu frühen Geburt erkannt werden kann oder nicht. Schon durch eine nicht ganz sichere Feststellung der plazentaren Ursache kann unter Umständen eine weitere Suche nach maternen Ursachen verhindert werden.

Der weitere Gang, der anamnestisch in Zusammenarbeit mit dem Geburtshelfer erfolgen muß, besteht aus der Klärung, aus welcher Ursache eine Endarteriitis obliterans entstanden sein könnte. Frühe Infektionskrankheiten der Mutter, „übergeordnete Störungen", Diabetes und Blutgruppenunverträglichkeit, EPH-Gestose sollten abgeklärt werden, sie kommen auch als Ursache in Frage.

Oft bleibt man bei diesen Nachforschungen auf der Strecke. Wenn bei totem Kind histologisch in der Plazenta keinerlei Ursache zu finden ist, müssen materne und fetale Gründe eruiert, aber auch die Frage geklärt werden, ob eine vorzeitige Lösung, die subklinisch geblieben ist, zu einer raschen Verkleinerung der Basis geführt hat.

Bei Mißbildungen des Kindes findet man keine charakteristischen Befunde, die die Plazenta als Ursache der Fehlbildung erkennen ließen. Die Nabelschnur kann – auch bei fehlender Mißbildung der äußeren Körperform – durch das Fehlen einer Nabelschnurarterie – als synchrone Mißbildung der Plazenta – einen Hinweis auf solche des Kindes, vor allem auf diejenigen des Urogenitaltraktes und von Dyspygien – geben.

Teilmolenbildungen sind kennzeichnend für Triploidien (s.S. 77), während Trisomie 18 und 21 keine absolut charakteristischen Umwandlungen der Plazenta verursachen.

Abschnürungen einzelner Gließmaßen (Abb. 88) (Simonartsche Eihautbänder) oder Spaltbildungen sind nicht ganz seltene Befunde bei Mißbildungen und Disruptionen.

Eine mütterliche Indikation stellen alle Krankheiten der Mutter während der Schwangerschaft, besonders die EPH-Gestose, dar. Die Gefäße des Kindes, etwa die Stammzottengefäße, können nicht ohne weiteres in den Formenkreis der hypertensiven Arteriopathie einbezogen werden, zumal auch andere Mechanismen eingreifen müssen. Hier gibt es keine eindeutigen Bilder, zumal der Blutdruck des Kindes nicht erhöht ist.

Das pathogenetische Grundkonzept der EPH-Gestose – Mangeldurchblutung des intervillösen Raumes (vgl. S. 115) – kann die Vermehrung der Kernknospen und der intervillösen Fibrinablagerung sowie der intravillösen Fibrindurchtränkungen bis hin zu „weißen" Knoten und ausgedehnten Verödungen beinhalten.

Wichtig ist die Beurteilung der Plazenta bei dem Diabetes der Mutter. Die Monsterzotten und die vermehrten büschelförmig liegenden jugendlichen Zotten bei der Plakopathia diabetica (vgl. S. 110) zeigen den manifesten Diabetes und den Prädiabetes an. Sie zeigen aber auch, daß die Stoffwechselregie während der Schwangerschaft nicht optimal erfolgt ist. Der vage Verdacht, es könne sich bei den einzelnen jugendlichen Zotten und einzelnen Riesenzotten um einen latent gebliebenen Diabetes handeln, muß stets dem Geburtshelfer in Hinsicht auf die nächste Schwangerschaft eindringlich mitgeteilt werden.

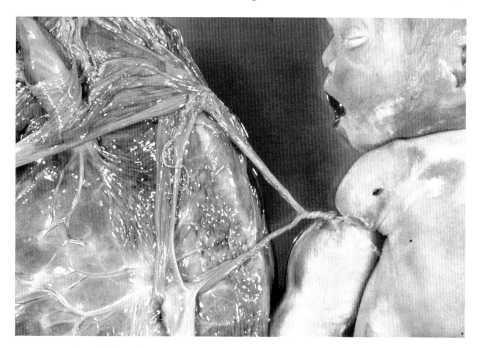

Abb. 88. Amniotische Schnürfurche, Strangulation des Oberarmes

Alle anderen Allgemeinerkrankungen der Mutter – Infektionen wie Tuberkulose, Malaria, Grippe, Herpes, Hepatitis bis zu Tumorleiden – bilden eine eindeutige Indikation zur histologischen Untersuchung der Plazenta. DOMINICI (1911) weist darauf hin, daß man bei der floriden kongenitalen Lues in den Gefäßen der Nabelschnur Spirochäten (nach LEVADITI) auch ohne Granulome nachweisen kann.

Daß die Rh-Konstellation gelegentlich zu klaren makroskopischen und mikroskopischen Bildern führt, aber überwiegend in der Plazenta eben sich nicht charakteristisch darstellt, wurde bei den Inkompatibilitätskrankheiten (vgl. S. 107) ausgeführt. Selbstverständlich richtet der Verdacht einer Blutgruppenunverträglichkeit – z.B. bei verlängertem Ikterus des Neonatus – den Blick auf die Plazenta und deren Untersuchung.

Bei länger zurückliegendem Blasensprung mit Fieber der Mutter muß man nach der Chorioamnionitis fahnden. Hierbei empfiehlt sich eine bakterielle Untersuchung an der frisch geborenen Eihaut, die oft schmierig belegt und grünlich erscheint. Diese muß auf jeden Fall schon in der Klinik stattfinden.

Indikationen von Seiten der Plazenta ergeben sich auch aus der Beobachtung der Form, der Größe, sowie aus der Knotenbildung, die möglicherweise als Chorioangiom verdächtig ist. Ein nicht blutgruppenbedingter, nicht immunologischer Hydrops der Plazenta kann als Ursache für eine Herzhypertrophie, aber auch eine Anämie des Kindes herangezogen werden. Meist bleibt die Ursache dieser Hydropsformen im Dunkeln.

Trotz einer fehlenden Indikation kann man unvermutet pathologische Ereignisse, Entzündungsherde, Listeriose, Pseudogranulombildungen finden.

Vor allem aber sollte man an der normal geborenen Plazenta die Fülle der Variationsbreite studieren und auf sich wirken lassen.

Sofortige Mitteilung an den Geburtshelfer – telefonisch – muß erfolgen bei
1. Chorioamnionitis, weil unter Umständen eine Pneumonie des Kindes verursacht worden ist,
2. Fibrinthromben in den Stammzottengefäßen, weil sie unter Umständen einen intrauterin inszenierten Schock anzeigen.

Literatur

Aladjem S (1967) The syncytial knot: A sign of active syncytial proliferation. Am J Obstet Gynecol 99(3):350–358

Alison MF, Sarrut S (1967) Listérioses du prématuré. Soc Méd Hôp de Paris 118:349–353

Altemani AM (1987) Thrombosis of fetal placental vessels. A quantitative study in placentas of stillbirths. Pathol Res Pract 182:685–689

Althabe C, Labarrere C, Telenta M (1985) Maternal vascular lesions in placentae of small-for-gestational-age infants. Placenta 6:265–276

Altshuler G, Russell P (1975) The human placental villitides: a review of chronic intrauterine infection. Curr Top Pathol 60:63–112

Amoroso EC (1952) Placentation. In: Parkes AS (ed) Marshalls physiology of reproduction, vol II. Longmans, Green & Co, London New York Toronto, p 126

Amstutz E (1960) Beobachtungen über die Reifung der Chorionzotten in der menschlichen Placenta mit besonderer Berücksichtigung der Epithelplatten. Acta Anat (Basel) 42:12

Anders D, Frick R, Kindermann G (1970) Metastasierendes Neuroblastom des Feten mit Aussaat in die Plazenta. Geburtshilfe Frauenheilkd 30:969–975

Anders D, Kindermann G, Pfeifer U (1973) Metastasizing neuroblastoma with involvement of the placenta simulating fetal erythroblastosis. J Pediatr 82:50–53

Arnholdt H, Bassermann R, Lohe KJ (1984) Obliteration plazentarer Stammzottengefäße – Folge eines fetalen Kreislaufstillstandes? Verh Dtsch Ges Pathol 68:362

Arnold J (1974) Über die Randzone der reifen menschlichen Plazenta. Licht- und elektronenmikroskopische Untersuchungen. Inaug Diss (med) Würzburg

Arnold HJ (1975) Über den Schlußring reifer menschlicher Plazenten. Verh Anat Ges 69:303–306

Arodi J, Auslender R, Atad J, Weill S, Abramovici H (1985) Giant chorioangioma of the placenta. Acta Obstet Gynecol Scand 64:91–92

Arts NFTh (1961) Investigations on the vascular system of the placenta. Am J Obstet Gynecol 82:147–158

Asmussen I (1979) Effects of maternal smoking on the fetal cardiovascular system. Cardiovascular Medicine 4:777–790

Autio-Harmainen H (1980) A morphometric study of placenta in fetal congenital nephrotic syndrome of finnish type. In: Autio-Harmainen H (ed) Pathology of kidney and placenta in fetal congenital nephrotic syndrome of the finnish type. Acta Universitatis Ouluensis Ser D Med No 60, Oulu

Bacon BJ, Gilbert RD, Longo LD (1986) Regional anatomy of the term human placenta. Placenta 7:233–241

Bader G (1966) Beitrag zur Chorioamnionitis mycotica. Arch Gynäk 203:251–255

Bartholomew RA, Colvin ED, Grimes WH Jr, Fisch FS, Lester WM, Galloway WH (1961) Criteria by which toxemia of pregnancy may be diagnosed from unlabeled formalin-fixed placentas. Amer J Obstet Gynecol 82:277

Beaulac-Baillargeon L, Desrosiers C (1987) Caffeine-cigarette interaction on fetal growth. Amer J Obstet Gynecol 157:1236–1240

Beck T (1982a) Der materne Blutfluß durch die menschliche Plazenta. Z Geburtshilfe Perinatol 186:65-71

Beck T (1982b) Der venöse Abfluß der intervillösen Mikrozirkulation in der menschlichen Plazenta. Z Geburtshilfe Perinatol 186:114-118

Beck T, Schweikhart G, Stolz E (1986) Immunohistochemical location of HPL, SP1 and β-HCG in normal placentas of varying gestational age. Arch Gynecol 239:63-74

Becker V (1960) Über Maturitas praecox placentae. Verh Dtsch Ges Pathol 44:256-261

Becker V (1962) Über den Mechanismus der Reifung fetaler Organe. Verh Dtsch Ges Pathol 46:309

Becker V (1963) Funktionelle Morphologie der Plazenta. Verh Dtsch Ges Gynäkologie 34:3-28

Becker V (1976) Fibrinthromben in Placentagefäßen bei intrauterinem Schock. Virchows Arch [A] 369:259-267

Becker V (1979) Carl Ruge, 100 Jahre Stückchen-Diagnose. Arch Gynecol 227:193-204

Becker V (1980a) Bezugssystem Organ. In: Becker V, Goerttler K, Jansen HH (Hrsg) Konzepte der Theoretischen Pathologie. Springer, Berlin Heidelberg New York, S 99-112

Becker V (1980b) Granulome und Granulomäquivalente in der Plazenta. Verh Dtsch Ges Pathol 64:365-368

Becker V (1981) Plazentainsuffizienz. In: Becker V, Schiebler ThH, Kubli F (Hrsg) Die Plazenta des Menschen. Thieme, Stuttgart

Becker V (1981) Allgemeine und Spezielle Pathologie der Plazenta. In: Becker V, Schiebler ThH, Kubli F (Hrsg) Die Plazenta des Menschen. Thieme, Stuttgart New York

Becker V (1981) EPH-Gestose (Spätgestose, Toxämie). In: Becker V, Schiebler ThH, Kubli F (Hrsg) Die Plazenta des Menschen. Thieme, Stuttgart New York

Becker V (1981) Pathologie der Ausreifung der Plazenta. In: Becker V, Schiebler ThH, Kubli F (Hrsg) Die Plazenta des Menschen. Thieme, Stuttgart New York

Becker V, Dolling D (1965) Gefäßverschlüsse in der Placenta von Totgeborenen. Virchows Arch path Anat 338:305-314

Becker V, Jipp P (1963) Über die Trophoblastschale der menschlichen Plazenta. Geburtshilfe Frauenheilkd 23:5

Becker V, Schiebler ThH, Kubli F (Hrsg) (1981) Die Plazenta des Menschen. Thieme, Stuttgart New York

Beller FK, Epstein MD (1966) Traumatic placental abruption. Report of a case with hemorrhagic diatheses due to fibrinogen consumption. Obstet Gynecol 27:484-487

Bender HG (1974) Placenta-Insuffizienz. Morphometrische Untersuchungen am Modell der Rhesus-Placenta. Arch Gynäk 216:289-300

Bender HG, Becker V, Mau G (1973) Analysis of factors possibly influencing the absence of one umbilical artery. 4th Internat Conference on Birth Defects, Wien, Sept

Bender HG, Brandt G (1974) Morphologie und Morphometrie der Fünflings-Placenta. Arch Gynäk 216:61-72

Bender HG, Werner Ch, Kortmann HR, Becker V (1976a) Zur Endangitis obliterans der Plazentagefäße. Arch Gynäk 221:145-159

Bender HG, Werner Ch, Hörner G (1976b) Untersuchungen zum plazentaren Reifezustand bei Zwillingsschwangerschaften und seiner funktionellen Bedeutung. Arch Gynäk 221:187-196

Bendon RW, Hug G (1985) Morphologic characteristics of the placenta in glycogen storage disease type II (a 1,4-glucosidase deficiency). Am J Obstet Gynecol 152:1021-1026

Benirschke K (1961) Examination of the placenta. Obstet Gynecol 18:309

Benirschke K, Bourne GL (1960) The incidence and prognostic implication of congenital absence of one umbilical artery. Am J Obstet Gynecol 79:251

Benirschke K, Driscoll SG (1967) The pathology of the human placenta. In: Strauss F, Benirschke K, Driscoll SG (red von) Placenta. Springer, Berlin Heidelberg New York (Handbuch der speziellen pathologischen Anatomie und Histologie, Bd VII/5, S 98-571)

Benirschke K, Pendleton ME (1958) Coxsackie virus infection. An important complication of pregnancy. Obstet Gynecol 12:3

Benirschke K, Raphael SJ (1958) Candida albicans infection of the amniotic sac. Am J Obstet Gynecol 75(1):200–202

Benson PF, Joseph MC (1961) Cardiomegaly in a newborn due to placental chorioangioma. Br Med J I:102

Benson PF, Goldsmith KLG, Rankin GLS (1962) Massive foetal haemorrhage into maternal circulation as a complication of choriocarcinoma. Br Med J 1:841–842

Bersch W, Mayer M, Dengler H-M (1985) Teratom der Nabelschnur. Ein kasuistischer Beitrag. Pathologe 6:38–40

Bleyl U (1962) Histologische, histochemische und fluorescenzmikroskopische Untersuchungen an Hofbauer-Zellen. Arch Gynäk 197:364–386

Bleyl U (1980) Ansatzpunkte einer theoretischen Pathologie des Kreislaufs. In: Becker V, Goerttler Kl, Jansen HH (Hrsg) Konzepte der theoretischen Pathologie. Springer, Berlin Heidelberg New York, S 119–133

Bøe F (1954) Vascular morphology of the human placenta. In: Cold Spring Harbor Symposia on Quantitative Biology, vol XIX: The mammalian fetus: physiological aspects of development. The Biological Laboratory, New York

Bøe F (1969) Studies on the human placenta. III. Vascularization of the young foetal placenta. A. Vascularization of the chorionic villus. Acta Obstet Gynec Scand 48:159–166

Böger A, Mau G (1982) Lysosomen im Syncytiotrophoblasten rauchender Mütter. Verh Dtsch Ges Pathol 66:634

Borell U, Fernström I, Westman A (1958) Eine arteriographische Studie des Plazentarkreislaufs. Geburtshilfe Frauenheilkd 18:1

Borst RH, Kussäther E, Schuhmann R (1973) Ultrastrukturelle Untersuchungen zur Verteilung der alkalischen Phosphatase im Placenton (maternofetale Strömungseinheit) der menschlichen Plazenta. Arch Gynäk 215:409–415

Bourne GL (1962) Human amnion and chorion. Lloyd-Luke, Medical Books London

Bouw GM, Stolte M, Baak JPA, Oort J (1978) Quantitative morphology of the placenta III. The growth of the placenta and its relationship to birth weight. Eur J Obstet Gynecol Reprod Biol 8(2):73–76

Boyd JD, Hamilton WJ (1970) The human placenta. Heffer, Cambridge

Boyd JD, Hamilton WJ, Boyd CAR (1968) The surface of the syncytium of the human chorionic villus. J Anat (London) 102:553–563

Boyd PA (1984) Quantitative structure of the normal human placenta from 10 weeks of gestation to term. Early Hum Dev 9:297–307

Boyd PA, Brown RA, Stewart WJ (1980) Quantitative structural differences within the normal term human placenta. Placenta 1:337–344

Bradbury AJ (1977) Congenital malaria in one nonidentical twin. Br Med J 2:613

Bremer JL (1916) The interrelations of the mesonephros, kidney and placenta in different classes of animals. Am J Anat 19:179–209

Brosens I (1964) A study of the spiral arteries of the decidua basalis in normotensive and hypertensive pregnancies. J Obstet Gynaec Brit Commonwealth 71:222–230

Brosens IA, Dixon G, Robertson WB (1975) Human placentation. Excerpta Medica, Amsterdam

Brosens I, Dixon HG, Robertson WB (1977) Fetal growth retardation and the arteries of the placental bed. Br J Obstet Gynaecol 84:656–663

Bryans AM, Balis JU, Haust DD (1962) Amnion nodosum. Report of a case. Am J Obstet Gynecol 84:582–585

Budliger H (1964) Plazentarveränderungen und ihre Beziehung zur Spättoxikose und perinatalen kindlichen Sterblichkeit. Fortschr Gebh Gynaek 17:86–110

Bühler FR (1964) Randbildungen der menschlichen Placenta. Acta Anat (Basel) 59:47–76

Buhtz P (1974) Leukose bei einem Totgeborenen. Zentralbl Allg Pathol 118:489–493

Burger P, Frühling L, Wurch Th (1952) Réticulo-hémangio-endothéliome diffu du placenta avec hydramnios et monstre coelosome porteur de malformations multiples. Rev Fr Gynécol Obstét 47e année, 45

Burstein R, Soule SD, Blumenthal HT (1957) Histogenesis of pathological processes in placentas of metabolic disease in pregnancy. II. The diabetic state. Am J Obstet Gynecol 74:96–104

Burstein R, Berns AW, Hirata Y, Blumenthal HT (1963) A comparative histo- and immunopathological study of the placenta in diabetes mellitus and in erythroblastosis fetalis. Am J Obstet Gynecol 86:66–76

Busanny-Caspari W (1952) Zur Morphogenese des Fibrinoids in Plazenta und Decidua. Virchows Arch path Anat 322:452–460

Busch W (1969) Intrauterine fetale Mangelentwicklung. Münch Med Wochenschrift 111. Jhrg 46:2392–2395

Cabezón C, de la Fuente F, Jurado M, López G (1985) Histometry of the placental structures involved in the respiratory interchange. Acta Obstet Gynecol Scand 64:411–416

Carvounis EE, Dimmick JE, Wright VJ (1978) Angiomyxoma of umbilical cord. Arch Pathol Lab Med 102:178–179

Castellucci M, Kaufmann P (1982) A three-dimensional study of the normal human placental villous core: II. stromal architecture. Placenta 3:269–286

Clare NM, Hayashi R, Khodr G (1979) Intrauterine death from umbilical cord hematoma. Arch Pathol Lab Med 103:46

Cochard A-M, Le Tan-Vinh, Lelong M (1963) Le placenta dans la cytomégalie congénitale. Etude anatomo-clinique de 3 observations personelles. Arch franç Pédiatr 20:35–46

Covone AE, Johnson PM, Mutton D, Adinolfi M (1984) Trophoblast cells in peripheral blood from pregnant women. Lancet 2:841–843

Crawford JM (1956) The foetal placental circulation. Part III. The anatomy of the cotyledons. J Obstet (Lond) NS 63:542

Custer EM (1943) Über das Wesen der schrägen Gesichtsspalte. Ein Beitrag zur Morphologie, Systematik und Genese der Gesichtsspalten. Inaug Diss (Med) Zürich

Dehalleux JM, Muller G, L'Huillier B, Philippe E, Gandar R (1966a) Aplasie d'une artère ombilicale. Gyn Obst (Paris) 65(2):223–228

Dehalleux JM, Muller G, Ritter J (1966b) Anomalie funiculaire: L'Absence d'une artere ombilicale. Recipe (Louvain) Belgique 25:293–298

Demian SDE, Donnelly WH, Frias JL, Monif GRG (1974) Placental lesions in congenital giant pigmented nevi. Am J Clin Pathol 61:438–442

Diddle AW, O'Connor KA (1957) Fetal death and the umbilical cord. Obstet Gynecol 10:172–175

Doerr W (1957) Kyematopathien und perinatale Krankheiten. Ärztl Wschr 12:721

Doerr W (1977) Die natürliche Ungleichheit der Menschen. Gedanken über den Sinn des Lebens. In: Springer FK (Hrsg) Semper attentus. Beiträge für Heinz Götze zum 8. August 1977. Springer, Berlin Heidelberg New York

Dolff M (1978) Die sogenannten Rekanalisationen der Stammzottengefäße bei Endangitis obliterans der Plazentagefäße. Arch Gynecol 226:325–332

Dominguez R, Segal AJ, O'Sullivan JA (1960) Leukocytic infiltration of the umbilical cord. Manifestation of fetal hypoxia due to reduction of blood flow in the cord. J Am Med Assoc 173:346–349

Dominici M (1911) Alterationen des Nabelstranges bei Syphilis. Virchows Arch path Anat 206:392–406

Doshi N, Surti U, Szulman AE (1983) Morphologic anomalies in triploid liveborn fetuses. Hum Pathol 14:716–723

Driscoll SG (1969) Histopathology of gestational rubella. Am J Dis Child 118:49–53

Driscoll SG (1985) Umbilical cord teratoma. Hum Pathol 16:1178

Driscoll SG, Gorbach A, Feldman D (1962) Congenital listeriosis. Diagnosis from placental studies. Obstet Gynecol 20:216–220

Dudgeon JA (1967) Maternal rubella and its effect on the foetus. Arch Dis Child 42:110

Duncan ME, Fox H, Harkness RA, Rees RJW (1984) The placenta in leprosy. Placenta 5:189–198

Edwards RC, Howe CWS, Johnson MH (eds) (1975) Immunobiology of trophoblast. Clinical and experimental immunoreproduction 1. Cambridge University Press

Einbrodt HJ, Geller HF, Born J (1962) Der „dystrophische" Kalkgehalt der normalen menschlichen Placenta". Arch Gynäk 197:149–156

Eisenberg A, Robinson J (1980) Fetal deformity and death associated with amniotic bands and looping of umbilical cord. Arch Pathol Lab Med 104:206–207

Emmrich P (1966) Plazentabefunde bei mazerierten Totgeborenen im Hinblick auf die mögliche Ursache des intrauterinen Fruchttodes. Z Geburtshilfe Gynäk 165:185–196

Emmrich P (1974) Pathologisch-anatomische Befunde an den Nachgeburten untergewichtiger Neugeborener. Untersuchung von 155 Nachgeburten klassifizierter hypotropher und hypoplastischer Neugeborener. Z Geburtshilfe Perinatol 178:393–401

Emmrich P (1981) Diabetes mellitus der Mutter. In: Becker V, Schiebler ThH, Kubli F (Hrsg) Die Plazenta des Menschen. Thieme, Stuttgart New York

Emmrich P, Gödel E (1972) Morphologie der Plazenta bei mütterlichem Diabetes mellitus. Ergebnisse morphologischer Untersuchungen. Zentralbl Allg Pathol 116:56–63

Emmrich P, Lässker G (1970) Morphologische Plazentabefunde in Abhängigkeit vom Grade der intrauterinen Wachstumsretardierung bei Mangelgeburten. Kinderärztl Prax 38:536–540

Emmrich P, Birke R, Gödel E (1975) Beitrag zur Morphologie der myometrialen und dezidualen Arterien bei normaler Schwangerschaft, EPH-Gestose und mütterlichem Diabetes mellitus. Path Microbiol 43:38–61

Emmrich P, Fuchs U, Heinke P, Jutzi E, Gödel E (1976) The epithelial and capillary basal laminae of the placenta in maternal diabetes mellitus. Lab Invest 35:87–92

Emmrich P, Fuchs U, Gödel E (1978) Zysten im Zottenstroma der Plazenta bei mütterlichem Diabetes mellitus. Zentralbl allg Pathol 122:370–375

Emmrich P, Weihrauch S, Nachtigall B, Winiecki P (1981) Größe der uteroplazentaren Haftfläche und Gewicht der Plazenta im Vergleich zum Gewicht des Neugeborenen. Z Geburtshilfe Perinatol 185:161–164

Enders G (1984) Perinatale Infektionen. Laboratoriumsblätter 34:129–137

Faber JJ, Thornburg KL (1983) Placental physiology. Structure and function of fetomaternal exchange. Raven Press, New York

Faller Th, Ferenci P (1973) Der Aufbau der Placenta-Septen. Untersuchungen mit Hilfe der Quinacrinfluorescenzfärbung des Y-Chromatins. Z Anat Entwickl Gesch 142:207–217

Foster GS (1960) Placenta previa accreta. Report of 2 cases. Obstet Gynecol 15:322

Fox H (1964) The pattern of villous variability in the normal placenta. J Obstet Gynecol Brit Cwlth 71:749–758

Fox H (1965) The significance of villous syncytial knots in the human placenta. J Obstet Gynaec Brit Comm 72:347–355

Fox H (1966) Thrombosis of fetal arteries in the human placenta. J Obstet Gynec Brit Commwlth 73:961–965

Fox H (1967a) Perivillous fibrin deposition in the human placenta. Am J Obstet Gynecol 98:245–251

Fox H (1967b) The incidence and significance of vasculo-syncytial membranes in the human placenta. J Obstet Gynaecol British Commonwealth 74:28–33

Fox H (1968a) Fibrinoid necrosis of placental villi. J Obstet Gynaec Brit Commonwealth 75:448–452

Fox H (1968b) Morphological changes in the human placenta following fetal death. J Obstet Gynaec Brit Commonwealth 75:839–843

Fox H (1978) Pathology of the placenta. Saunders, London Philadelphia Toronto

Fox H, Agrafojo-Blanco A (1974) Scanning electron microscopy of the human placenta in normal and abnormal pregnancies. Eur J Obstet Gynecol Reprod Biol 4(2):45–50

Fox H, Butler-Manuel R (1964) A teratoma of the placenta. J Pathol Bact 88(1):137–140

Fox H, Kharkongor FN (1970) Morphology and enzyme histochemistry of cells derived from placental villi in tissue culture. J Path (Edinb) 101:267–276

Freese UE (1966) The fetal-maternal circulation of the placenta. I. Histomorphology, plastoid injection, and X-ray cinematographic studies on human placentas. Am J Obstet Gynecol 94(3):354–360

Freese UE (1968a) The uteroplacental vascular relationship in the human. Am J Obstet Gynecol 101(1):8–16

Freese UE (1968 b) The foeto-placental unit. Exc Med Int Congress Series 183, Milan, September 4–6

Freese UE (1971) Vascular relations of placental exchange areas in primates and man. In: Longo D, Bartels H (eds) Respiratory gas exchange and blood flow in the placenta. Proceedings of a Symposium in Conjunction with the XXV International Congress of Physiological Sciences, August 4–6, 1971, Hannover

Freese UE, Maciolek BJ (1969) Plastoid injection studies of the uteroplacental vascular relationship in the human. Obstet Gynecol 33:160–169

Frick R, Hummel HH, Heberling D, Schmidt WO (1977) Plazenta-Metastasen mütterlicher Neoplasien: Angioblastisches Sarkom der Vagina mit plazentarer Aussaat. Geburtshilfe Frauenheilkd 37:216–220

Froehlich LA, Fujikura T (1966) Significance of a single umbilical artery. Am J Obstet Gynecol 94(2):274–279

Froehlich LA, Fujikura T (1973) Follow-up of infants with single umbilical artery. Pediatrics 52:22

Fujikura T (1963) Placental calcification and maternal age. Am J Obstet Gynecol 87:41–45

Fujikura T, Benson RC (1964) Placentitis and fibrous occlusion of fetal vessels in the placenta of stillborn infants. Am J Obstet Gynecol 89:225–229

Garcia AGP, Consorte SM, Lana AMA, Friede R (1977) Amnion nodosum and congenital ichthyosis. Am J Clin Pathol 67:567–572

Garcia AGP, Marques RLS, Lobato YY, Fonseca MEF, Wigg MD (1985) Placental pathology in congenital rubella. Placenta 6:281–295

Gaudenz R, Kaeser O (1981) Peripartuale Notfallsituationen von seiten der Mutter. In: Käser O, Friedberg V, Ober KG, Thomsen K, Zander J (Hrsg) Gynäkologie und Geburtshilfe. Thieme, Stuttgart

Geier G, Schuhmann R, Kraus H (1975) Regional unterschiedliche Zellproliferation innerhalb der Plazentone reifer menschlicher Plazenten. Arch Gynäk 218:31–37

Geller H-F (1959) Über die Bedeutung des subchorialen Fibrinstreifens in der menschlichen Plazenta. Arch Gynäk 192:1

Geller H-F (1962) Elektronenmikroskopische Befunde am Synzytium der menschlichen Plazenta. Geburtshilfe Frauenheilkd 22:10 (Vorträge u wissenschaftl Beiträge der 3. Akademischen Tagung deutschsprechender Professoren und Privatdozenten für Geburtshilfe und Gynäkologie v 4.–7.6.1962)

Genz Th (1974) Intrauteriner Fremdkörper und Schwangerschaft. Therapiewoche 24:5372

Gerl D, Ehrhardt G (1979) Quantitative Untersuchungsergebnisse bei normalen und pathologischen Plazenten. Wissenschaftl Zeitschr d Friedr-Schiller-Univ mathem naturw Reihe, Jenaer Symposium, S 48–49

Getzowa S, Sadowsky S (1950) On structure of human placenta with full time and immature fetus, living or dead. J Obstet Gyn (Brit) 57:388–396

Gille J (1980) Immunologische Vorstellungen über die Entstehung der EPH-Gestose. Fortschr Med 98:621–625

Girndt J (1985) Diagnostik der Schwangerschaftshypertonie. Dtsch Med Wochenschr 110:1577–1578

Glanfield PA, Watson R (1986) Intrauterine fetal death due to umbilical cord torsion. Arch Pathol Lab Med 110:357–358

Godard C, Gaillard R, Vallotton MB (1976) The renin-angiotensin-aldosterone system in mother and fetus at term. Nephron (Basel) 17:353–360

Goecke C (1967) Partielle Blasenmole und fötale Mißbildungen. Z Geburtshilfe Gynäk 166:201–210

Göcke H, Muradow I, Cremer H (1982) Morphologische und zytogenetische Befunde bei Frühaborten. Verh Dtsch Ges Pathol 66:141–146

Goerttler K (1950) Entwicklungsgeschichte des Menschen. Springer, Berlin Göttingen Heidelberg

Goerttler Kl (1957) Über terminologische und begriffliche Fragen der Pathologie der Pränatalzeit. Virchows Arch path Anat 330:35–84

Goerttler Kl (1971) Diskussionsbemerkungen zum Vortrag H Rehder u A Gropp. Verh Dtsch Ges Pathol 55:529

Goerttler Kl, Loehrke H (1976) Diaplacental carcinogenesis: initiation with the carcino-
gens dimethylbenzanthracene (DMBA) and urethane during fetal life and postnatal
promotion with the phorbol ester TPA in a modified 2-stage Berenblum/Mottram
experiment. Virchows Arch [A] 372:29–38

Graeff S (1922) Die Abhängigkeit der Leukozytenbewegung von der H-Ionenkonzentra-
tion (zugleich ein Beitrag zur Physiologie und Pathologie des Neugeborenen). Münch
Med Wschr 69:1721–1726

Greenberg P, Collins JD, Viet RL, Jariwala L (1982) Ewing's sarcoma metastatic to
placenta. Placenta 3:191–196

Gregor F (1961) Histologische Veränderungen der Plazenta bei Spättoxikosen. Z Geburtshilfe Gynäk 157:325–340

Gross F, Schaechtelin G, Ziegler M, Berger M (1964) A renin-like substance in the
placenta and uterus of the rabbit. Lancet I:914–916

Grosser O (1927) Frühentwicklung, Eihautbildung und Plazentation des Menschen und
der Säugetiere. Bergmann, München

Grosser O (1952) Entwicklungsgeschichte des Menschen von der Keimzelle bis zur Ausbil-
dung der äußeren Körperform. Vergleichende und menschliche Placentation. In: Seitz
L, Amreich AJ (Hrsg) Biologie und Pathologie des Weibes, Bd VII/1. Urban &
Schwarzenberg, München

Gruber GB (1938) Über Wesen und Abgrenzung amniogener Mißbildungen. Verh Dtsch
Ges Pathol 31:228–277

Gruenwald P (1963) Chronic fetal distress and placental insufficiency. Biol Neonat 5:215–
265

Gruenwald P (1966) The lobular architecture of the human placenta. Bull Johns Hopkins
Hosp 119:172–190

Gruenwald P (1975) The Placenta and its maternal supply line. Effects of insufficiency
on the fetus. MTP Lancaster

Habashi S, Burton GJ, Steven DH (1983) Morphological study of the fetal vasculature
of the human term placenta: scanning electron microscopy of corrosion casts. Placenta
4:41–56

Hall SP (1961) The thin cord syndrome. A review with a report of two cases. Obstet
Gynecol 18:507–509

Hamilton WJ (1966) Trophoblast in human utero-placental arteries. Nature 212 (No.
5065):906–908

Hamilton WJ, Boyd JD (1966) Specializations of the syncytium of the human chorion.
Br Med J I:1501–1506

Harris JWD, Ramsey E (1966) The morphology of human uteroplacental vasculature.
Contrib Embryol Carneg Inst 38:43–58

Hartge R (1979) Über das Vorkommen von Nabelschnurknoten. Geburtshilfe Frauenheilkd 39:976–980

Hartge R, Schneider J (1982) Amnionstrang-Syndrom als Ursache fetaler Mißbildungen.
Steroide nicht als Ursache anzusehen. Fortschr Med 100:913–915

Hartge R, Weitzel HK (1978) Feto-maternale Immunreaktion bei normal und pathologisch verlaufenden Schwangerschaften. Fortschr Med 96:1497–1501

Heifetz StA (1986) Umbilical cord lesions. Hum Pathol 17:429

Heilmann L, Siekmann U, Schmid-Schönbein H (1985) Die Fließeigenschaften des Blutes
in der Schwangerschaft. Dtsch Med Wochenschr 110:1705–1708

Heinrich D (1983 Placentainsuffizienz und Retardierung. Utero-placentare Minderdurch-
blutung im Tierexperiment: Einfluß auf maternale und fetale Kompartimente. Enke,
Stuttgart

Hinselmann H (1913) Die angebliche, physiologische Schwangerschaftsthrombose von
Gefäßen der uterinen Placentarstelle. Enke, Stuttgart

Hoboken(i) N (1669) Anatomia Secundinae humanae repetita aucta, roborata et quadri-
gento quattuor figureis, propria autoris manu delineatis insuperillustrata. Ultrajecti,
apud Joh Ribbium Biblii

Hörmann G (1947) Haben die sog. Hofbauer-Zellen der Chorionzotten eine funktionelle
Bedeutung? Mit einer historischen Übersicht. Zentralbl Gynäkol 69:1199

Hörmann G (1949) Systematische klinische und morphologische Untersuchungen über die entwicklungsunfähige Schwangerschaft. Sammlung von Abhandlungen aus dem Gebiete der Frauenheilkunde und Geburtshilfe. Neue Folge, Heft 1. Marhold, Halle/Saale

Hörmann G (1958) Zur Systematik einer Pathologie der menschlichen Plazenta. Arch Gynäk 191:297

Hörmann G (1966) Über die sogenannten Septen, Inseln, Zysten, Furchen und die Randzone der menschlichen Plazenta. Z Geburtshilfe Gynäk 165(2):125–134

Hörmann G, Lemtis H (1965) Die menschliche Plazenta. In: Schwalm H, Döderlein G (Hrsg) Klinik der Frauenheilkunde, Bd III. Urban & Schwarzenberg, München

Hofbauer J (1903) Über das konstante Vorkommen bisher unbekannter zelliger Formelemente in der Chorionzotte der menschlichen Plazenta und über Embryotrophe. Wien Klin Wochenschr 871–873

Hogg GR, Friesen Rh (1962) Abnormal umbilical cord with fatal arterial hemorrhage. Am J Obstet Gynecol 83:1251–1252

Hood IC, Derek DJ, Whyte RK (1983) The inflammatory response in candidal chorioamnionitis. Hum Pathol 14:984–990

Howard WF, Hunter ChA, Huber CP (1961) Intervillous blood oxygen studies. Surgery 112:435

Hübner G, Seydel-Ansorge S (1975) Beitrag zum Krankheitsbild der Lipokalzinogranulomatose (Teutschländer). Zentralbl Allg Pathol path Anat 119:15–21

Hüter J (1981) Arzneimitteltransfer. In: Becker V, Schiebler ThH, Kubli F (Hrsg) Die Plazenta des Menschen. Thieme, Stuttgart New York

Hustin J, Foidart JM, Lambotte R (1983) Maternal vascular lesions in preeclampsia and intrauterine growth retardation: light microscopy and immunofluorescence. Placenta 4:489–498

Hutton L, Yang SS, Bernstein J (1983) Placenta accreta. A 26-year clinicopathologic review (1956–1981). NY State J Med 83:857–866

Hyrtl J (1870) Die Blutgefäße der menschlichen Nachgeburt unter normalen und abnormen Verhältnissen. Braumüller, Wien

Iklé FA (1964) Dissemination von Syncytiotrophoblastzellen im mütterlichen Blut während der Gravidität. Bull Schweiz Akad Med Wiss 20:62–73

Ishizaki Y, Belter LF (1960) Melanin deposition in the placenta as a result of skin lesions (dermatopathic melanosis of placenta). Am J Obstet Gynecol 79:1074

Jaecock MK (1963) Calcium content of the human placenta. Am J Obstet Gynecol 87:34–40

Jimenez E, Unger M, Vogel M, Lobeck H, Wagner G, Schwiermann J, Schäfer A, Grosch-Wörner I (1988) Morphologische Untersuchungen an Plazenten HIV-positiver Mütter. Pathologe 9:228–234

Kaduk B, Brand R, Guggenmoos-Holzmann I (1983) The immunocytochemical demonstration of human placental lactogenic hormone (hPL): a parameter for the functional capacity of the trophoblast. Placenta 4:541–548

Kajii T, Shinohara M, Kikuchi K, Dohmen S, Akichika M (1963) Thalidomid and the umbilical artery. Lancet II:889

Kakobovits A, Traub A (1972) Klinische Bedeutung der fibrinoiden Degeneration von Chorionzotten. Zentralbl Gynäk 94:16–21

Kaufmann P (1981) Fibrinoid. In: Becker V, Schiebler ThH, Kubli F (Hrsg) Die Plazenta des Menschen. Thieme, Stuttgart New York

Kaufmann P (1981) Entwicklung der Plazenta. In: Becker V, Schiebler ThH, Kubli F (Hrsg) Die Plazenta des Menschen. Thieme, Stuttgart New York

Kaufmann P, Stark J, Stegner HE (1977) The villous stroma of the human placenta I. The ultrastructure of fixed connective tissue cells. Cell Tissue Res 177:105–121

Kaufmann P, Thorn W, Jenke B (1974) Die Morphologie der Meerschweinchenplazenta nach Monojodacetat- und Fluorid-Vergiftung. Arch Gynäk 216:185–203

Kelemen JT, Mándi L (1969) Sarcoidose in der Placenta. Zentralbl Allg Pathol 112:18–21

Kemnitz P (1970) Die Morphogenese des Zottentrophoblast der menschlichen Placenta. Ein Beitrag zum Synzytiumproblem. Zentralbl Allg Pathol path Anat 113:71–76

Klinger B (1975) Asphyxiebefunde an Chorionplatte und Nabelschnur. Inaug Diss (Med) Erlangen

Kloos K (1951) Pathologisch-anatomische Grundlagen der Embryopathia diabetica. Klin Wochenschr 29:557–560

Kloos K (1952) Zur Pathologie der Feten und Neugeborenen diabetischer Mütter. Virchows Arch path Anat 321:177–227

Kloos K, Vogel M (1974) Pathologie der Perinatalperiode. Grundlage, Methodik und erste Ergebnisse einer Kyematopathologie. Thieme, Stuttgart

Kloos K, Luckschus B, Vogel M (1967) Plazentaveränderungen bei perinatalem Tod (Funktionell-kyematopathologische Analysen zur Begründung prophylaktischer Maßnahmen). Z Gebh Gynäk 166:146–158

Klopper A, Diezfalusy E (eds) (1969) Foetus und Placenta. Blackwell, Oxford, Edinburgh

Knopp J (1955) Morphologie reifer Chorionzotten bei behandelter Lues und bei Diabetes. Verh Dtsch Ges Pathol 39:158

Knox WF, Fox H (1984) Villitis of unknown aetiology: its incidence and significance in placentae from a British population. Placenta 5:395–402

Kobos J, Sporny St (1982) Ein Teratom der Plazenta. Zentralbl Allg Pathol path Anat 126:317–320

Kohler HG (1962) Congenital transverse defects of limbs and digits. Arch Dis Childh 37:263–276

Kohler HG (1964) Die intrauterine Amputation. Med Monatsschr 18:18–21

Kohler HG (1981) Fehlende Nabelschnurarterie (solitäre Nabelschnurarterie, SNA). In: Becker V, Schiebler ThH, Kubli F (Hrsg) Die Plazenta des Menschen. Thieme, Stuttgart New York

Kohler HG, Iqbal N, Jenkins DM (1976) Chorionic haemangiomata and abruptio placentae. Br J Obstet Gynaecol 83:667–670

Koller S (1981) Plazenta-Reifezahl. In: Becker V, Schiebler ThH, Kubli F (Hrsg) Die Plazenta des Menschen. Thieme, Stuttgart New York

Kouvalainen K, Hjelt L, Hallman N (1962) Placenta in congenital nephrotic syndrome. Ann Paediat Fenn 8:181–188

Krafft M-L (1973) Über den Halte- und Verspannungsapparat der plazentaren Randzone und der Eihäute. Inaugural-Dissertation (Med) der FU Berlin

Krieg H, Bohn H (1981) Immunologie der Plazenta. In: Becker V, Schiebler ThH, Kubli F (Hrsg) Die Plazenta des Menschen. Thieme, Stuttgart New York

Krone HA, Jopp H (1962) Morphologischer Beitrag zur Ätiologie der Placenta increta. Geburthilfe Frauenheilkd 22:663–670

Krone HA, Jopp H, Schellerer W (1965) Die Bedeutung anamnestischer Befunde für die verschiedenen Formen des Nabelschnuransatzes. Z Geburtshilfe Gynäk 163:205–213

Kubli F (1968) Die chronische Placentarinsuffizienz. Gynäkologe 1:53–60

Kubli F, Wernicke K (1981) Plazentainsuffizienz. In: Becker V, Schiebler ThH, Kubli F (Hrsg) Die Plazenta des Menschen. Thieme, Stuttgart New York

Kyank H (1972) Präeklampsie – Eklampsie. In: Kyank H, Gülzow M (Hrsg) Erkrankungen während der Schwangerschaft. VEB Thieme, Leipzig

Labarrere C, Althabe O, Telenta M (1982) Chronic villitis of unknown aetiology in placentae of idiopathic small for gestational age infants. Placenta 3:309–318

Labarrere C, Sebastiani M, Siminovich M, Torassa E, Althabe O (1985) Absence of Wharton's jelly around the umbilical arteries: an unusual cause of perinatal mortality. Placenta 6:555–559

Landing BH (1950) Amnion nodosum: A lesion of the placenta apparently associated with deficient secretion of fetal urine. Am J Obstet Gynecol 60:1339–1342

Langhans Th (1877) Untersuchungen über die menschliche Placenta. Archiv für Anatomie und Physiologie. Anatom Abteilung 188–267 (His u Braune u du Bois-Reymond)

Las Heras J, Haust MD (1981) Ultrastructure of fetal stem arteries of human placenta in normal pregnancy. Virchows Arch [A] 393:133–144

Las Heras J, Baskerville JC, Harding PGR, Haust MD (1985) Morphometric studies of fetal placental stem arteries in hypertensive disorders ("toxaemia") of pregnancy. Placenta 6:217–228

Las Heras J, Leal G, Haust MD (1986) Congenital leukemia with placental involvement – report of a case with ultrastructural study. Cancer 58:2278–2281

Lawler SD, Fisher RA (1987) Genetic studies in hydatidiform mole with clinical correlations. Placenta 8:77–88

Leiser R, Luckhardt M, Kaufmann P, Winterhager E, Bruns U (1985) The fetal vascularisation of term human placental villi. I. Peripheral stem villi. Anat Embryol (Berl) 173:71–80

Lemtis H (1968) Besteht ein Zusammenhang zwischen der Aplasie einer Nabelschnurarterie und anderen Kindesmißbildungen. Geburtshilfe Frauenheilkd 28(8):802–805

Lemtis H (1969) Die Plazentation des Menschen. Unter besonderer Berücksichtigung der maternofetalen Kreislaufbeziehungen. Schematische Skizzen. Gynäkol Rundschau 7:179–196

Lemtis H (1970) Physiologie der Plazenta. Fortschr Geb Gynäk 41:1–52

Lemtis H (1970a) Neue Forschungsergebnisse über den mütterlichen Plazentakreislauf. Bibl Gynaecologica 54:53–79

Lemtis H (1970b) Fortschritte auf dem Gebiete der Plazenta-Physiologie. Bibl Gynaecologica 54:1–52

Lemtis H, Hadrich G (1974) Über die Gewichtsabnahme des Mutterkuchens nach der Geburt und die Bedeutung für den Quotient aus Plazenta- und Kindsgewicht. Geburtshilfe Frauenheilkd 34:618–622

Lemtis H, Hörmann G (1965) Das Verhalten der Placentaschranke gegenüber Metastasen maligner Tumoren der Mutter. Arch Gynäk 202:471–473

Lemtis H, Hörmann G (1969) Über die sog. Plazentametastasen maligner Blastome der Mutter. Fortschr Krebsforschg 10:521–527

Lemtis H, Banniza V, Bazan U, Wilhelmi U, Kollath J, Pohle G, Puppe D (1970) Die gerichtete Strömung des mütterlichen Blutes in der Plazenta des Menschen. Fortschr Geb Gynäk 41:53–79

Liang ST, Woo JSK, Wong VCW (1982) Chorioangioma of the placenta: an ultrasonic study. Case report. Br J Obstet Gynaecol 89:480–482

Liedke K (1971) Zur Häufigkeit und klinischen Bedeutung der Placenta circumvallata. Inaug Diss (Med) FU Berlin

Lister UM (1964) Structural changes in the capillaries of human chorionic villi occurring with age. J roy Micr Soc (Ser 3) 83:455–458

Löhr J, Ardelt W, Dehnhard F (1972) Nikotinarteriopathie der Plazenta. Geburtshilfe Frauenhkd 32:932–934

Lopez E, Aterman K (1968) Intrauterine infection by Candida. Am J Dis Child 115:663–670

Ludwig KS (1959) Die Rolle des Fibrins bei der Bildung der menschlichen Placenta. Acta Anat (Basel) 38:323

Ludwig KS, Wanner A (1964) Über die Herkunft der auf der Basalplatte liegenden, den intervillösen Raum begrenzenden Zellen bei der Geburtsplacenta des Menschen. Experientia XX:687–688

Maas DHA, Schneider JS (1981) Immunologie der Rhesus-Erythroblastose. Klinikarzt 10:391–401

Malpas P (1964) Length of the human umbilical cord at term. Br Med J I:673

Margolis AJ, Orcutt RE (1960) Pressures in human umbilical vessels in utero. Am J Obstet Gynecol 80:573–576

Mestwerdt G (1958) Zur Begriffsbestimmung bei Erkrankungen der Leibesfrucht. Zentralbl Gynäk 45:1753–1760

Mestwerdt G (1960) Über den Fetus dysmaturus. Geburtshilfe Frauenhkd 20:595

Meyenburg H v (1922) Über Hämangiomatosis diffusa placentae. Beitr Path Anat 70:510–512

Miller F (1954) Angeborene Leukämie. Virchows Arch path Anat 326:73–88

Mills JL, Harley EE, Moessinger AC (1983) Standards for measuring umbilical cord length. Placenta 4:423–426

Minh H-N, Smadja A, Orcel L (1983) Morphogénèse de la circulation utéroplacentaire dans le placenta accreta. Arch Anat Cytol Pathol 31:101–104

Mischel W (1957a) Die anorganischen Bestandteile der reifen und unreifen normalen und pathologischen menschlichen Placenta. Habil Schrift, Leipzig

Mischel W (1957b) Die Mineralbestandteile der normalen und pathologischen Placenta, einschließlich der Spurenelemente. Arch Gynäk 189:177

Møe N (1969a) Deposits of fibrin and plasma proteins in the normal human placenta. An immunofluorescence study. Acta Pathol Microbiol Scand 76:74–88

Møe N (1969b) Histological and histochemical study of the extracellular deposits in the normal human placenta. Acta Pathol Microbiol Scand 76:419–431

Møe N (1970) Studies on the extracellular deposits of the normal placenta. Universitetsforlaget, Oslo

Møe N, Jørgensen L (1968) Fibrin deposits on the syncytium of the normal human placenta: Evidence of their thrombogenic origin. Acta Pathol Microbiol Scand 72:519–541

Moll W (1981) Physiologie der Plazenta. In: Becker V, Schiebler ThH, Kubli F (Hrsg) Die Plazenta des Menschen. Thieme, Stuttgart New York

Moll W (1985) Physiological aspects of placental ontogeny and phylogeny. Placenta 6:141–154

Moll W, Künzel W (1974) Der uteroplazentare Kreislauf. Z Geburtshilfe Perinatol 178:1–18

Morris N, Osborn SB, Wright HP (1955) Effective circulation of the uterine wall in late pregnancy. Lancet I:323

Morris N, Osborn SB, Wright HP, Hart A (1956) Effective uterine blood-flow during exercise in normal and pre-eclamptic pregnancies. Lancet II:481

Müller A (1975) Die Hydroxyprolinkonzentration normaler und pathologischer Placenten der 2. Schwangerschaftshälfte. Arch Gynäk 218:281–293

Münch FX (1978) Lymphogranulomatose in der Plazenta. Inaug Diss (Med) Erlangen

Müntefering H, Fay C, Töndury G (1981) Virus- und Entwicklungswachstum. Verh Dtsch Ges Pathol 65:284–311

Naeye RL, Kissane JM, Kaufman N (1981) Perinatal diseases. Williams & Wilkins, Baltimore London

Nagy M (1960) Über einige Fragen des Alterns der menschlichen Plazenta. Acta Morph Acad Sci Hung 9:263

Negele J (1985) Placenta circumvallata. Problemgeschichte, Bedeutung und Deutung. Inaug Diss (Med) Erlangen

Nelson NH, Teng MD, Ballon SC (1984) Partial hydatidiform mole with diploid karyotype: Report of three cases. Am J Obstet Gynecol 150:961–964

Nézelof C, Roussel A (1954) Le placenta des prématurés. Étude de 75 cas. La Semaine des Hôpitaux de Paris 30:147

Nieder J, Link M (1970) Ein Beitrag zur Pathologie der Nabelschnurgeschwülste. Zentralbl Gynäk 92:420–428

Nielsen I (1962) Über Blutumlauf und Ausdehnung des intervillösen Raumes der menschlichen Plazenta. Inaug Diss (Med) Kiel

Nikolov SpD, Schiebler ThH (1973a) Über die Gefäße der Basalplatte der reifen menschlichen Plazenta. Z Zellforsch 139:319–332

Nikolov SpD, Schiebler TH (1973b) Über das fetale Gefäßsystem der reifen menschlichen Plazenta. Z Zellforsch 139:333–350

Nitabuch R (1887) Beiträge zur Kenntnis der menschlichen Placenta. Inaug Diss (Med) Bern

Noack EJ, Stoz F, Schuhmann RA (1981) Morphometrische Untersuchungen an Plazentazotten reifer menschlicher Plazenten. Z Geburtshilfe Perinatol 185:155–160

Olding L (1970) Value of placentitis as a sign of intrauterine infection in human subjects. A morphological, bacteriological, clinical and statistical study. Acta Pathol Microbiol Scand Sect A 78:256–264

Orcel L, Smadja A, Hoang-Ngoc Minh (1975) Une conception sur la circulation placentaire maternelle. Rev franç Gynecol 70:83–87

Ornoy A, Segal S, Nishmi M, Simcha A, Polishuk WZ (1973) Fetal and placental pathology in gestational rubella. Am J Obstet Gynecol 116:949–956

Ortmann R (1942) Untersuchungen an einer in situ fixierten menschlichen Plazenta im 4.–5. Schwangerschaftsmonat. Arch Gyn 172:160

Page EW (1972) On the pathogenesis of pre-eclampsia and eclampsia. J Obstet Gynecol Brit Commonw 79:883–894

Parussis E (1984) Angeborene Leukämie mit exzessiver tumoröser Infiltration des Pankreas. Pathologe 5:173–176

Paulussen F, Niesen M (1979) Listeriose-Infektion in der Schwangerschaft. Gynäkologe 12:119–122

Peckham CS, Chin KS, Coleman JC et al (1983) Cytomegalovirus infection in pregnancy: preliminary findings from a prospective study. Lancet 8338:1352–1355

Perkins DG, Kopp CM, Haust MD (1980) Placental infiltration in congenital neuroblastoma: a case study with ultrastructure. Histopathology 4:383–389

Perrin EVDK (ed) (1984) Pathology of the placenta. Churchill Livingstone, New York Edinburgh London Melbourne

Pezopoulos N, Cardamatis J (Athen) (1908) Du paludisme congénital. Centralbl Bakt etc I Orig 43:181–187

Pfersmann Ch, Schaller A, Spernol R (1984) Insertio velamentosa – zur Epidemiologie und Klinik der pathologischen Nabelschnurinsertion. Wien Klin Wochenschr 96:443–446

Philippe E (1974) Histopathologie placentaire. Masson Paris

Pijnenborg R, Dixon G, Robertson WB, Brosens I (1980) Trophoblastic invasion of human decidua from 8 to 18 weeks of pregnancy. Placenta 1:3–19

Pijnenborg R, Bland JM, Robertson WB, Brosens I (1983) Uteroplacental arterial changes related to interstitial trophoblast migration in early human pregnancy. Placenta 4:397–414

Powell HC, Benirschke K, Favara BE, Pflueger OH (1976) Foamy changes of placental cells in fetal storage disorders. Virchows Arch [A] 369:191–196

Priesel A, Winkelbauer A (1926) Placentare Übertragung des Lymphogranuloms. Virchows Arch path Anat 262:749–765

Purola E (1968) The length and insertion of the umbilical cord. Ann Chir Gynaecol Fenniae 57:621–622

Ramsey EM (1956) Circulation in the maternal placenta of the rhesus monkey and man, with observations on the marginal lakes. Am J Anat 98:159–190

Ramsey EM, Donner MW (1980) Placental vasculature and circulation. Anatomy, physiology, radiology, clinical aspects. Atlas and textbook. Thieme, Stuttgart

Rehder H, Gropp A (1971) Triploidie als Ursache fötoplacentarer Fehlbildung bei Abortus. Verh Dtsch Ges Pathol 55:525–529

Reinhardt D, Richter O (1981) Arzneimittel-Wirkungen auf Embryo und Fetus. Teil 1: Teratogene und toxische Arzneimittel-Wirkungen. Fortschr Med 99:953–958

Reiss HJ (1956) Die Listeriose. Verh Dtsch Ges Pathol 40:54–71

Reynolds SRM (1966) Formation of foetal cotyledons in the hemochorial placenta. Am J Obstet Gynecol 94:425–439

Reynolds SRM, Freese UE, Bieniarz J, Caldeyro-Barcia R, Mendez-Bauer C, Escarcena L (1968) Multiple simultaneous intervillous space pressures recorded in several regions of the hemochorial placenta in relation to functional anatomy of the fetal cotyledon. Am J Obstet Gynecol 102:1128–1134

Rippmann ET (1967) Die Einteilung der Schwangerschafts-Spätgestosen (Nephropathie-Eklampsiekomplex). Gynaecologia 164:215–220

Rippmann ET (1972) EPH-Gestose. Walter de Gruyter, Berlin New York

Röckelein G (1984) Immunhistochemische Untersuchungen zur HPL-Konzentration im reifen menschlichen Plazenton. Z Geburtshilfe Perinatol 188:115–118

Röckelein G, Hey A (1985) Ultrastrukturelle Untersuchungen der Vakuolenbildung in arteriellen Choriongefäßen der reifen menschlichen Plazenta. Z Geburtshilfe Perinatol 189:65–68

Röckelein G, Mischke U, Voigt H-J (1988) Cholämische Plazentose. Ein Beitrag zur Stoffwechselstörung der Plazenta. Geburtshilfe Frauenheilkd 48:453–455

Rössle R (1923) Referat über Entzündung. Verh Dtsch Path Ges 19:18

Rössle R (1949) Stufen der Malignität. S'Ber Dtsch Akad Wiss Berlin, mathem naturw Klasse

Rohr K (1889). Die Beziehungen der mütterlichen Gefässe zu den intervillössen Räumen der reifen Placenta speciell zur Thrombose derselben („weisser Infarct"). Virchows Arch path Anat 115:505–534

Russell P (1980) Inflammatory lesions of the human placenta III: the histopathology of villitis of unknown aetiology. Placenta 1:227–244

Russell P, Altshuler G (1974) Placental abnormalities of congenital syphilis. Am J Dis Child 128:160–163

Salazar H, Kanbour AI, Pardo M (1974) Amnion nodosum. Arch Pathol 98:39–46

Salfelder K (1985) Las Protozoonosis en el Hombre. Oscar Todtmann Editores c.a. Caracas, Venezuela

Sander ChH (1980) Hemorrhagic endovasculitis and hemorrhagic villitis of the placenta. Arch Pathol Lab Med 104:371–373

Sarrut S, Alison F (1967) Etude du placenta dans 21 cas de listériose congénitale. Arch franç Pediatr 24:285–302

Schäfer G, Mikulicz-Radecki F v (1961) Über die Gefährdung des intrauterinen Wohlergehens des Kindes durch Nabelschnurumschlingung nebst Bemerkungen zu deren Entstehung. Münch Med Wschr 103:2261–2265

Schander K, Födisch HJ, Stiens R, Nellen HJ (1979) Generalisierung einer Genitaltuberkulose als Ursache einer ungeklärten Sepsis in der Schwangerschaft. Gynäkologe 12:123–127

Scharl A (1986) Neue Erkenntnisse über die Hoboken'schen Klappen der Nabelschnurarterie. Z Geburtshilfe Perinatol 190:266–274

Scharnagl HJ (1983) Untersuchung zur Autolyse der Placenta im Vergleich zu der von Rattenlebern in Abhängigkeit zum Vorkommen und zur Häufigkeit von Lysosomen. Inaug. Diss (Med) Erlangen

Schaude H, Grumbrecht C, Squarr HU, Vogel M (1974) Placenta praevia percreta. Zentralbl Gynäk 96:1239–1245

Schiebler ThH, Kaufmann P (1969) Über die Gliederung der menschlichen Plazenta. Z Zellforschung 102:242–265

Schiebler ThH, Kaufmann P (1981) Reife Plazenta. In: Becker V, Schiebler ThH, Kubli F (Hrsg) Die Plazenta des Menschen. Thieme, Stuttgart New York

Schneider J, Hartge R (1983) Genitalorgane. Sterilität und Schwangerschaft. In: Vorlaender K-O (Hrsg) Immunologie. Grundlagen-Klinik-Praxis. Thieme, Stuttgart New York

Schoenfeld A, Abramovici A, Klibanski C, Ovadia J (1985) Placental ultrasonographic biochemical and histochemical studies in human fetuses affected with Niemann-Pick disease type A. Placenta 6:33–44

Schricker K-T: persönliche Mitteilung

Schrodt U, Quoß J (1979) Zur Bedeutung der histologischen Untersuchung der Nabelschnur bei der Erkennung frühkindlicher Infektionen. Zentralbl Gynäkol 101:1519–1522

Schubert HW (1977) Über die Gliederung der reifen menschlichen Plazenta. Arch Gynäk 223:127–143

Schuhmann R (1969) Hypotrophes reifes Kind am Termin aus plazentarer Ursache (sog. plazentarer Zwerg). Beitr Path Anat 138:426–435

Schuhmann R (1976) Die funktionelle Morphologie der Plazentone reifer menschlicher Plazenten. Histologische, histochemische, biochemische und autoradiographische Untersuchungen. Organisation Gestosis Press, Basel

Schuhmann RA (1982) Histochemical and electron microscopic studies of maternofetal circulatory units of mature human placentas. Obstet Gynecol Ann 11:1–30

Schuhmann R, Geier G (1972) Über einen Fall von traumatischer Plazentaruptur. Zentralbl Gynäk 94:1239–1243

Schuhmann RA, Wynn RM (1980) Regional ultrastructural differences in placental villi in cytoledons of a mature human placenta. Placenta 1:345–353

Schuhmann R, Stoz F, Maier M (1986) Histometrische Untersuchungen an Plazentonen menschlicher Plazenten. Z Geburtshilfe Perinatol 190:196–203

Schultze BS (1887) Über velamentöse und placentale Insertion der Nabelschnur. Arch Gynäk 30:47–56

Schultze KW (1968) Zur Klinik der sogenannten Plazenta-Randsinusblutungen. Zentralbl Gynäk 90:145–152

Schulz-Hetzel I (1977) Über das Chorioangiom. Inaug Diss (Med) Erlangen

Schwartz A, Sauer J, Hradecký L, Pavlik V (1973) Die Zysten der menschlichen Plazenta. Zentralbl Allg Pathol path Anat 117:185–190

Scott JM (1983) Fibrinous vasculosis in the human placenta. Placenta 4:87–100

Senkel U, Behling H, Hinske G (1979) Intrauterine fetale Komplikationen durch Amnionstränge. Zentralbl Gynäkol 101:809–812

Shturman-Ellstein R, Greco MA, Myrie C, Goldmann EK (1978) Hydrops fetalis, hydramnios and hepatic vascular malformation associated with cutaneous hemangioma and chorioangioma. Acta Paediatr Scand 67:239–243

Siewing R (1969) Lehrbuch der vergleichenden Entwicklungsgeschichte der Tiere. Paul Parey, Hamburg Berlin

Smith ChR, Chan HSl, Sa DJ de (1981) Placental involvement in congenital neuroblastoma. J Clin Pathol 34:785–789

Smith D, Majmudar B (1985) Teratoma of the umbilical cord. Hum Pathol 16:190–193

Snoeck J (1958) Le placenta humain. Aspects morphologiques et fonctionnels. Masson, Paris

Snoeck J (1962) Die Physiologie der menschlichen Placenta. Triangel V:178–188

Soma H (ed) (1982) Morphological and functional aspects of placental dysfunction. Karger, Basel München Paris London New York Sydney

Spanner R (1936) Mütterlicher und kindlicher Kreislauf der menschlichen Plazenta und seine Strombahnen. Z Anat Entw Gesch 105:163

Stakemann G (1960) A renin-like pressor substance found in the placenta of the cat. Acta Pathol Microbiol Scand 50:350

Starck D (1955) Embryologie. Ein Lehrbuch auf allgemein biologischer Grundlage. Thieme, Stuttgart

Stark J, Kaufmann P (1971) Protoplasmatische Trophoblastabschnürungen in den mütterlichen Kreislauf bei normaler und pathologischer Schwangerschaft. Arch Gynäk 210:375–385

Steininger H (1978) Über die Herkunft von Septen und Inseln der menschlichen Plazenta. Arch Gynecol 226:261–275

Stiller AG, Skafish PR (1986) Placental chorioangioma: a rare cause of fetomaternal transfusion with maternal hemolysis and fetal distress. Obstet Gynecol 67:296–298

Stockhausen HB v, Hansen HG, Mönkemeier D, Mührer A (1984) Riesenhämangiom der Plazenta als Ursache einer lebensbedrohlichen Neugeborenenanämie mit Hydrops congenitum. Monatsschr Kinderheilkd 132:182–185

Stoz F, Schuhmann RA, Noack EJ (1982) Morphometrische Placentabefunde bei EPH-Gestose. Z Geburtshilfe Perinatol 186:72–75

Strang A, Lachman E, Pitsoe SB, Marszalek A, Philpott RH (1984) Malaria in pregnancy with fatal complications. Case report. Br J Obstet Gynaecol 91:399–403

Strauss F (1964) Bau und Funktion der menschlichen Plazenta. Fortschr Geburtsh Gynäk 17:3–29

Strauss F (1967) Die normale Anatomie der menschlichen Placenta. In: Strauss F, Benirschke K, Driscoll SG (eds) Placenta. Springer, Berlin Heidelberg New York (Handbuch der speziellen pathologischen Anatomie und Histologie, Bd VII/5, S 1–96)

Strauss L, Driscoll SG (1964) Congenital neuroblastoma involving the placenta. Reports of two cases. Pediatrics 34:23–31

Strong SJ, Corney G (1967) The placenta in twin pregnancy. Pergamon, Oxford

Susani M (1981) Granulomatöse Plazentitis bei Toxoplasmose. Wien Klin Wochenschr 93:24–28

Svanholm H, Thordsen Ch (1987) Placental teratoma. Acta Obstet Gynecol Scand 66:179–180

Tavares-Fortuna JF, Lourdes-Pratas M (1978) Coarctation of the umbilical cord: a cause of intrauterine fetal death. Int J Gynaecol Obstet 15:469–473

Teasdale F (1978) Functional significance of the zonal morphologic differences in the normal human placenta. A morphometric study. Am J Obstet Gynecol 130:773–781

Tenzer W (1962) Graphische Rekonstruktion des bindegewebigen Stützskeletts der menschlichen Plazenta. Inaug Diss (Med) Kiel

Thliveris JA, Speroff L (1977) Ultrastructure of the placental villi, chorion laeve, and decidua parietalis in normal and hypertensive pregnant women. Am J Obstet Gynecol 129:492–498

Thonnard-Neumann E (1932) Plazentare Malariainfektion, kongenitale Malaria und Impfmalaria. Münch Med Wschr 79:382–383

Tindall VR, Scott JS (1965) Placental calcification. A study of 3,025 singleton and multiple pregnancies. J Obstet Gynaecol Brit Commonwealth 72:356–373

Töndury G (1962) Embryopathien. Über die Wirkungsweise (Infektionsweg und Pathogenese) von Viren auf den menschlichen Keimling. Pathologie und Klinik in Einzeldarstellungen, Bd XI. Springer, Berlin Göttingen Heidelberg

Töndury G (1964) Über den Infektionsweg und die Pathogenese von Virusschädigungen beim menschlichen Keimling. Bull Schweiz Akad Med Wiss 20:379–396

Tominaga T, Page EW (1966) Accomodation of the human placenta to hypoxia. Am J Obstet Gynecol 94:679–691

van der Veen F, Fox H (1982) The effects of cigarette smoking on the human placenta: a light and electron microscopic study. Placenta 3:243–256

van der Veen F, Walker S, Fox H (1982) Endarteriitis obliterans of the fetal stem arteries of the human placenta: an electron microscopic study. Placenta 3:181–190

van der Velde WJ, Peereboom-Stegeman JHJC, Treffers PE, James J (1983) Structural changes in the placenta of smoking mothers: a quantitative study. Placenta 4:231–240

van der Velde WJ, Peereboom-Stegeman JHJC, Treffers PE, James J (1985) Basal lamina thickening in the placenta of smoking mothers. Placenta 6:329–340

Verhagen A (1974) Tumor and Gravidität. Springer, Berlin Heidelberg New York

Villee ClA (ed) (1960) The Placenta and Fetal Membranes. Williams & Wilkins, Maryland, USA

Villee CA, Villee DB, Zuckerman J (1973) Respiratory distress syndrome. Academic Press, New York London

Virgilio LA, Spangler DB (1978) Fetal death secondary to constriction and torsion of the umbilical cord. Arch Pathol Lab Med 102:32–33

Vogel M (1967) Plakopathia diabetica. Entwicklungsstörungen der Placenta bei Diabetes mellitus der Mutter. Virchows Arch path Anat 343:51–63

Vogel M (1975) Plazentagröße und -struktur als Voraussetzung für den Wachstumsstand des reifgeborenen Kindes bei der Geburt, mit besonderer Berücksichtigung der Plazentationsstörungen. Habil Schrift, Freie Universität Berlin

Vogel M (1977) Sitzungsbericht. Gesellschaft für Geburtshilfe und Gynäkologie in Berlin. Sitzung vom 2. Februar 1977. Geburtshilfe Frauenheilkd 37:543–547

Vollerthun R (1982) Placental proteins, trophoblast, and fibrin in the human hemochorial placenta. Bibl Anat 22:80–86

Wallenburg HCS (1969) Über den Zusammenhang zwischen Spätgestose und Placentainfarkt. Arch Gynäk 208:80–90

Wallenburg HCS (1971a) Chorioangioma of the placenta. Thirteen new cases and a review of the literature from 1939 to 1970 with special reference to the clinical complications. Obstet Gynecol Surv 26:411–418

Wallenburg HCS (1971b) On the morphology and pathogenesis of placental infarcts. A morphologic study of human placental pathology with experiments in the rhesus monkey. Drukherij van Denderen, Groningen

Wallenburg HCS, Stolte LAM, Janssen J (1973) The pathogenesis of placental infarction. I. A morphologic study in the human placenta. Am J Obstet Gynecol 116:835–840

Walter PR, Garin Y, Blot P (1982) Placental pathologic changes in malaria. Am J Pathol 109:330–342

Walz H-H (1977) Funktionelle und anatomische Grenzzone der Basalplatte der Plazenta. Inaug Diss (Med) Erlangen

Wang T (1981) Amniotic epithelium in rhesus incompatibility: light and electron microscopic examination. Placenta 2:35–44

Wang T, Hamann W, Hartge R (1983) Structural aspects of a placenta from a case of maternal acute lymphatic leukaemia. Placenta 4:185–196

Wentworth P (1964a) A placental lesion to account for foetal haemorrhage into the maternal circulation. J Obstet Gynaecol Brit Commonwealth 71:379–387

Wentworth P (1964b) The incidence and significance of intervillous thrombi in the human placenta. J Obstet Gynaecol Brit Commonwealth 71:894–898

Wentworth P (1966) Studies on placentae and infants from women vaccinated for smalpox during pregnancy. J Clin Pathol 19:328–330

Werner Ch (1972) Melaninablagerungen in der Plazenta bei neurokutaner Melanophakomatose des Feten. Geburtshilfe Frauenheilkd 32:891–894

Werner Ch, Bender HG, Klünsch H (1974) Morphologische Plazentabefunde in Abhängigkeit vom Schweregrad der EPH-Gestose. Geburtshilfe Frauenheilkd 34:168–174

Werner W (1966) Die angeborene Leukose des Menschen. Frankf Zeitschr Path 75:228–236

Widholm O, Meyer B, Numers C v (1963) Inflammation of the umbilical cord in cases of foetal asphyxia of unknown clinical etiology. Gynaecologia 155:385–399

Wiegand J (1969) Histologische Untersuchungen über die Lokalisation von Kalkniederschlägen in der menschlichen Plazenta. Inaug Diss (Med) FU Berlin

Wiese K-H (1975) Licht- und elektronenmikroskopische Untersuchungen an der Chorionplatte der reifen menschlichen Plazenta. Arch Gynäk 218:243–259

Wigglesworth JS (1969) Vascular anatomy of the human placenta and its significance for placental pathology. J Obstet Gynaecol Brit Commonwealth 76:979–989

Wilkin P (1965) Pathologie du placenta. Étude clinique et anatomique. Masson, Paris

Wohlwill F, Bock HE (1929) Über die Entzündungen der Placenta und fetale Sepsis. Arch Gyn 135:271

Wolf H, Oosting H, Treffers PE (1987) Placental volume measurement by ultrasonography: Evaluation of the method. Am J Obstet Gynecol 156:1191–1194

Wong SY, Gray ES, Buxton D, Finlayson J, Johnson FWA (1985) Acute placentitis and spontaneous abortion caused by Chlamydia psittaci of sheep origin: a histological and ultrastructural study. J Clin Pathol 38:707–711

Wunderlich M (1975) Partielle Blasenmole mit ausgetragenem lebendem Kind. Zentralbl Gynäk 97:239–241

Wynn RM (1975) Development and ultrastructural adaptations of the human placenta. Eur J Obstet Gynecol 5:3–21

Zahn K (1980) Die Rhesus-Erythroblastose – eine immunologisch ausgelöste Erkrankung der Fruchtanlage. Antikörpertiterverlauf, vorgeburtliche Diagnostik und nachgeburtliche Beurteilung der Erkrankung. Inaug Diss (Med) Erlangen

Ziegler M, Riniker B, Gross F (1966) Identifizierung des Renin-ähnlichen Prinzips in der Kaninchenplacenta. Naunyn Schmiedebergs Arch Pharmacol exp Path 255:95–96

Abortursachen
und Morphologie der Abortplazenta

G. Röckelein*

Mit 32 Abbildungen und 3 Tabellen

1 Abort: Definition, Inzidenz und Epidemiologie

Aborte sind die häufigste Komplikation während der Schwangerschaft (EMM-RICH et al. 1977). Nur etwa 30% der befruchteten Ova werden beim Menschen in einer normalen Schwangerschaft ausgetragen (EDWARDS 1986; FÖDISCH u. KNÖPFLE 1984; HÖPKER 1982; ROBERTSON 1988). 15–20% der etablierten Schwangerschaften enden im Abort (BOUÉ et al. 1985; EMMRICH et al. 1977; HARLAP et al. 1980), davon über 90% im I. Trimenon (BOUÉ et al. 1985). Beobachtungen von in vitro Fertilisationen zeigten fast identische Verhältnisse: nur 30% der übertragenen Keime wurden ausgetragen; bei 27 bzw 23% trat ein Spontanabort auf (LANCASTER 1985; SEIBEL 1988). Dabei muß berücksichtigt werden, daß es sich um ein Patientenkollektiv mit besonders gefährdeten Schwangerschaften mit einem hohen Anteil von Mehrlingen handelt.

Aborte sind kein humanspezifisches Ereignis, so finden sich z.B. bei Primaten ebenfalls hohe Abortraten (HENDRICKX u. BINKERD 1980).

1.1 Biologische Bedeutung

Mit dem Rückgang der Geburtenzahlen und dem von unfruchtbaren Paaren oft dringlich geäußerten Kinderwunsch wurde das Interesse an der Ätiologie und Pathogenese der Aborte erheblich gesteigert. Gleichzeitig zwingt der moralische Anspruch, das ungeborene Leben zu schützen, zu Prävention oder Therapie der Schwangerschaftskomplikationen und zur Reduktion der Abortraten (MURPHY 1985). Dabei stellt sich die Frage nach dem Beginn des Lebens. Wird der Zeitpunkt auf die Konzeption festgelegt, muß versucht werden, alle Schwangerschaften zu erhalten, selbst wenn z.B. kein Embryo nachweisbar ist. Da im Abortmaterial embryonale Fehlanlagen und fetale Mißbildungen häufiger sind als bei den Spontangeburten (FÖDISCH 1982), kann der Spontanabort als ein sinnvoller Selektionsmechanismus gedeutet werden (KLINE et al. 1975).

* Meinen Eltern gewidmet.

Frau Renate Ulmer, Humangenetisches Institut der Universität Erlangen-Nürnberg, führte die zytogenetischen Analysen an den Aborten durch und revidierte das Manuskript. Dafür bedanke ich mich. Wesentliche Teile der Doktorarbeiten von Martin Huth und vor allem Joachim Schröder wurden in diesen Beitrag eingearbeitet.

1.2 Definition des Abortes

Als Abort wird die vorzeitige Ausstoßung eines nicht lebensfähigen Konzeptionsproduktes bezeichnet. Die Definition des Abortes hat sich durch verbesserte Therapiemöglichkeiten bei Frühgeborenen gewandelt. Nach WHO werden alle Schwangerschaften als Abort bezeichnet, die vor der 28. Schwangerschaftswoche beendet, mit einem nicht lebensfähigen Kind verbunden waren und einem Gewicht unter 1000 g geboren wurden (ÖNEY 1986; ROMAN u. STEVENSON 1983). Inzwischen haben auch Frühgeborene der 25. bis 28. Schwangerschaftswoche ohne Mißbildungen und einem Gewicht von mehr als 1000 g eine gute Überlebenschance (BROTHWOOD et al. 1988), so daß die Aborte nur noch bis zur 24. Woche (Ende des II. Trimenon) gezählt werden, bei einigen Autoren sogar nur bis zur 20. Schwangerschaftswoche (KALOUSEK u. POLAND 1984; RUSHTON 1984b).

Entstehung und Erhalt einer Schwangerschaft stellt einen außerordentlich komplexen, in vielen Bereichen nur unvollständig aufgeklärten Vorgang dar. Neben der eigentlichen Konzeption, bei der bereits in vielen Fällen lebensunfähige Produkte entstehen, müssen Eitransport in der Tuba uterina, Implantation in ein zeitgerechtes Endometrium und mütterliche (Immun-)Toleranz (VOISIN 1985), Ernährung und Schutz zusammenwirken, um eine Schwangerschaft zu etablieren. In einem derartig komplexen System können Fehlentwicklungen nicht ausbleiben.

Bis vor etwa 25 Jahren wurden exogene, peristatische Ursachen für die Entstehung der meisten Aborte verantwortlich gemacht (BAYER 1964; KRONE 1962; TÖNDURY 1965), sicherlich wesentlich beeinflußt durch die Sauerstoffmangelexperimente von BÜCHNER (z.B. 1952) und die Entdeckung der Rötelnembryopathie durch GREGG. Es zeigte sich aber zur gleichen Zeit durch Chromosomenanalysen an spontanen Aborten, daß in vielen Fällen eine numerische, seltener eine strukturelle Chromosomenanomalie vorlag (CARR 1967; CLENDININ u. BENIRSCHKE 1963; SATO 1965; SZULMAN 1965; THIEDE u. SALM 1964). Es handelt sich also häufig um eine endogene Störung der Eianlage, die schließlich im Abort endet. In jüngerer Zeit wurden erneut Umwelteinflüsse für Aborte verantwortlich gemacht. Besonders in den Blickpunkt gerückt sind dabei neben beruflicher Exposition gegen Chemikalien, ionisierende Strahlen und vor allem Infektionen, teils wegen neuerer Kultur- und Nachweismethoden, teils wegen der enormen Bedeutung, die Infektionen für die veterinärmedizinischen Aborte besitzen.

Meist beschränken sich die Pathologen darauf, den Abort zu dokumentieren (BERRY 1980).

1.3 Klassifikation der Aborte

Für die Klassifikation der Aborte wurden komplexe Einteilungen geschaffen, die allerdings in der Praxis wenig brauchbar waren. Eine von FUJIKARA et al. (1966), HONORÉ et al. (1976) und RUSHTON (1978, 1981, 1984b) gegebene, von FOX (1981) übernommene, einfache Einteilung in Fruchtanlagen mit oder ohne

Embryo, mit oder ohne Nabelschnur spiegelt überwiegend die Unterschiede im Abortmaterial unterschiedlicher Schwangerschaftswochen wider (s. Tabelle 1, 2; s. Abb. 10–13). Für die Klassifikation wird häufig der Embryo bzw. Fetus miteinbezogen (BRUYERE et al. 1987; FANTEL et al. 1980; RUSHTON 1978; SINGH u. CARR 1967) oder als wesentliches Einteilungskriterium herangezogen (BRUYERE et al. 1987; KALOUSEK 1987). In der Routinediagnostik liegen häufig kein Embryo vor, sondern meist durch Abrasio oder mit der Abortzange gewonnene, zerrissene Fruchtsackanteile mit anhängenden Plazentazotten vor. So fand VOGEL (1984) nur in 20% einen geschlossenen Fruchtsack, jedoch in 25% ausschließlich Plazentazotten und in 40% einen rupturierten Fruchtsack. 15% seiner Fälle waren nicht verwertbar. In den meisten Abortfällen, vor allem des I. Trimenon, ist eine Beurteilung der Fruchthöhlengröße nur selten möglich. Zukünftig können hier im Ultraschall erhobene Befunde eine genauere Aussage ermöglichen. So konnte MCFAYDEN (1985) bei der Ultraschalluntersuchung von Schwangerschaften der 7.–12. Woche in 4,28% eine leere Fruchthöhle oder einen toten Embryo nachweisen, von den Schwangerschaften mit einem lebenden Embryo bei dieser Untersuchung fielen später nur 1,29% als Aborte aus. Auch CASHNER et al. (1987) und MACKENZIE et al. (1988) nannten bei sonographisch bis zur 12. Schwangerschaftswoche nachgewiesenem vitalem Embryo eine Abortrate von nur 2% in der Folgezeit, REMPEN (1988) nannte bei sonografisch regelrechten Frühschwangerschaften eine Abortrate von 6,8%, die bei Frauen über 35 Jahre, vorausgegangener vaginaler Blutung und Abortanamnese noch wesentlich höher waren.

BRAMBATI u. LANZANI (1987) untersuchten die Scheitel-Steiß-Längen der Feten in der 7.–9. Schwangerschaftswoche und stellten fest, das die Aneuploiden und auch die karyotypisch normalen Embryonen, die später als Abort abgingen, bereits zu diesem Zeitpunkt eine verzögerte Längenentwicklung erkennen ließen. Mit der Prognose der Schwangerschaft scheint auch die Größe des Dottersackes zu korrelieren: FERRAZZI et al. (1988) beobachteten bei Schwangerschaften mit lebendem Embryo vor allem dann Aborte, wenn gleichzeitig ein zu großer Dot-

---

Tabelle 1. Morphologische Klassifikation der Aborte. (Nach RUSHTON 1978)

Gruppe 1: Windeier:
    a) Mit Hydrops der meisten Plazentazotten
    b) Mischbild von a und c
    c) Stromafibrose und Gefäßobliteration der meisten Plazentazotten

Gruppe 2: Mazerierter Embryo oder Fetus
    Mit Embryo oder Fetus
    Ohne Embryo oder Fetus (Klassifikation nach Plazentabefund: retinierte Plazenta)

Gruppe 3: Frischer Embryo oder Fetus
    Mit Embryo oder Fetus
    Ohne Embryo oder Fetus (Klassifikaton nach Plazentabefund: zeitgerechte Plazenta)

Unklassifizierbar (U): Nur Curettagematerial ohne repräsentative Fruchtanteile

---

Tabelle 2. Morphologische Befunde bei Aborten und Zuordnung zu den Gruppen. (Nach RUSHTON 1978)

	Gruppe
Fruchtsack	
Geschlossen mit:	
Nur Flüssigkeit	1
Verkümmerter amorpher zylindrischer Embryo	1
Mazerierter Embryo oder Fetus	2
Frischer Embryo oder Fetus	3
Aufgerissen mit:	
Nicht nachweisbarer Nabelschnur	1
Nachweisbarer Nabelschnur	
Mazeriert	1 (oder 2)
Frisch	3
Nicht einzuordnen	2 (oder 3)
Embryo oder Fetus	
Verkümmerter amorpher zylindrischer Embryo	1
Mazerierter Embryo oder Fetus	2
Frischer Embryo oder Fetus	3
Nicht einzuordnen	2 (oder 3)
Plazenta	
Ohne Nabelschnurstummel	1
Mit Nabelschnurstummel	
Mazeriert	2
Frisch	3
Nicht einzuordnen	1, 2 (oder 3)
Curettagematerial	
Plazentagewebe	U [a]
Dezidua	U
Blutkoagel	U

[a] Oft histologisch noch einzuordnen. S. Tab. 1 (S. 159)

tersack nachweisbar war, der wahrscheinlich ein Indiz für eine verzögerte Entwicklung darstellt.

Für Aborte wurde von GRAY u. DOYLE (1983) eine saisonale Häufung beschrieben, die wahrscheinlich durch das Kohabitationsverhalten der jeweiligen Bevölkerung bestimmt sei. WARREN et al. (1980) konnten jedoch keinerlei jahreszeitliche Häufung nachweisen.

Da sich sowohl die Häufigkeit wie auch die Ursachen in der ersten Phase, im ersten und zweiten Trimenon der Schwangerschaft unterscheiden (BECKER JM 1981), ist eine Unterteilung in Frühest-, Früh- und Spätaborte sinnvoll (HOFMANN 1969).

2 Frühestaborte

2.1 Diagnose der Frühestaborte

Der Verlust an Schwangerschaften verteilt sich ungleichmäßig auf die verschiedenen Abschnitte der Gravidität. Ein beachtlicher Anteil von 16% soll bereits vor der Implantation (vor dem 6. Tag post conceptionem) verloren gehen, weitere 15% in der Implantationsphase und bis 27% in den ersten 2 Wochen (HÖPKER 1982). WILCOX et al. (1988) registrierten die HCG-Ausscheidung von 221 gesunden Frauen mit Kinderwunsch in insgesamt 707 Menstruationszyklen; von 198 eingetretenen Befruchtungen gingen 22% bereits bis zur Implantationszeit verloren. Diese Schwangerschaften werden in der Regel nicht registriert, sondern als verzögerte Menstruation interpretiert. ROBERTSON (1988) vertritt die Ansicht, daß die meisten dieser Frühestaborte nicht unbedingt in der Menstruationszeit verloren gehen, sondern daß in vielen Fällen die nekrotischen Zellen der Frucht von der Mutter resorbiert werden, also überhaupt kein Abort mit Abgang von embryonalen Gewebsanteilen stattfindet. KLOPPER u. AHMED (1985a, b) konnten durch die Untersuchung von schwangerschaftsspezifischem β-Glykoprotein (SP 1) im Serum bei 9,7% infertiler Frauen den Beginn einer Schwangerschaft beweisen, die noch innerhalb der ersten vier Wochen verloren ging. KLOPPER u. AHMED (1985a, b) bezeichneten diese Schwangerschaften als „biochemische", ein Begriff der besser durch „präklinisch" ersetzt werden sollte (EDWARDS 1986).

2.2 Zytogenetik der Frühestaborte

Da diese Aborte nur als Zufallsbefund einer Untersuchung zugänglich sind, ist über die Morphologie sehr wenig bekannt. Zytogenetische Untersuchungen konnten in zahlreichen Fällen z.T. außergewöhnliche Chromosomenaberrationen wie autosomale Monosomien oder Trisomien von genreichen Chromosomen nachweisen, die in den späteren Schwangerschaftsphasen nicht mehr auftreten. Es liegen dabei weitgehend lebensunfähige Konzeptionsprodukte vor, die sehr früh absterben.

2.3 Endometrium bei Frühestaborten

Schwieriger einzuschätzen sind die euploiden Frühestaborte. Hier könnte vor allem das Endometrium eine große Rolle spielen (PSYCHOYOS u. MARTEL 1985). DALLENBACH et al. (1987) und DALLENBACH u. STERZIK (1987) untersuchten das Endometrium von infertilen Frauen, bei denen eine extrakorporale Befruchtung geplant und dann nicht durchgeführt wurde. Sie fanden dabei am Tag der geplanten in vitro Fertilisation häufig ein nicht zeitgerechtes Endometrium, das für die regelrechte Implantation der Frucht nicht vorbereitet war. Die Bedeutung des Endometriums für die Implantation läßt sich auch aus der

Funktion der Intrauterinpessare ableiten, die durch mechanische oder chemische Reizung des Endometrium eine vorzeitige Dezidualisierung hervorrufen. Dieses unzeitgerechte Endometrium läßt nur in wenigen Ausnahmen eine Implantation des konzipierten Eies zu; ähnlich ist der Pathomechanismus bei der unterwertigen Sekretionsphase des Endometrium, meist verursacht durch einen endometrialen Östrogenrezeptorenmangel. Das Endometrium hinkt hier der Zykluszeit hinterher und läßt so ebenfalls häufig keine Implantation zustande kommen (DALLENBACH-HELLWEG 1987a, 1988). Die Bedeutung des Endometriums als aktiver Teil der Implantation ist allerdings umstritten: die anscheinend problemlose Implantation bei extrauterinen Graviditäten liefert gute Argumente gegen die Notwendigkeit des Endometrium und insbesondere gegen den Einfluß der Zyklusphase (ROBERTSON 1988).

2.4 Immunologie der Frühestaborte

In der frühen Phase der Schwangerschaft könnte die mütterliche Immuntoleranz ungenügend aufgebaut werden und die Frucht, die praktisch immer ein Fremdantigen darstellt, in einer Art Abstoßungsreaktion eliminiert werden. Neben der Trennung der Kreisläufe und der fetalen Antigenunreife sollen nach ADINOLFI u. BILLINGTON (1976) blockierende mütterliche Antikörper gegen paterne Antigene und ein besonderes Milieu im schwangeren Uterus eine bedeutend für die Protektion der Frucht sein (CHAOUAT et al. 1985). Gestützt wird diese Ansicht durch die Untersuchungen von BULMER u. SUNDERLAND (1984), die im Endometrium Lymphozyten nachwiesen, die weder Pan-T- noch HLA-Antigene exprimierten, jedoch für OKT 10 positiv waren. CLARK et al. (1987b) konnten in der Dezidua orthologer Schwangerschaften regelmäßig Lymphozyten mit großen Zytoplasmagranula nachweisen, die sie teilweise als T-Suppressorzellen auffaßten. KABAWAT et al. (1985) und DIETL et al. (1988) fanden vor allem Makrophagen in der Dezidua. Der Synzytiotrophoblast dagegen weist keine der bekannten Klasse II HLA-Antigene auf (CLARK u. SLAPSYSD 1985; FAULK u. McINTYRE 1985; GILL 1983; LALA u. KEARNS 1985; REDMAN et al. 1984; RISK u. JOHNSON 1985; WEGMANN 1985), wohl aber Klasse I HLA-Antigene (TODER et al. 1985). HLA-Antigene exprimieren nicht einmal die Präimplatationsembryonen (KESSLER et al. 1988). Die Fertilität sinkt, wenn bei der Frau Spermien-Antikörper, also Antikörper gegen paterne Histokompatibilitätsantigene, nachweisbar sind, die möglicherweise durch Virusinfektionen induziert werden (METTLER 1985; WITKIN u. DAVID 1988). Dagegen sind verminderte lymphozytotoxische Antikörper mit erhöhten Abortraten verbunden (ZOWISLO et al. 1988). HEINE et al. (1988) konnten im Tierversuch (Maus) die Bedeutung der Immunisierung und die Ausbildung von lymphozytotoxischen Antikörpern nachweisen. Inzwischen wird versucht, bei Frauen mit ungeklärten rezidivierenden Aborten durch Infusion von väterlichen Leukozyten oder gereinigter Plazentamembranbestandteilen die Bildung von zytotoxischen Abwehrmechanismen gegen paterne Lymphozyten zu induzieren (HOFMEYR et al. 1987; JOHNSON 1988). BEHAR (1986) und HINNEY et al. (1988) betonten die Bedeutung der blockierenden Antikörper, die gegen das MHC (major histocompatibility) Antigen Klasse

II gerichtet sind. Für die Entstehung derartiger Antikörper scheint insbesondere der extravillöse Trophoblast verantwortlich zu sein, der sowohl HLA-Antigen Klasse I als auch Klasse II exprimiert (JOHNSON 1988). Die Erkennung von Fremdantigenen durch zytotoxische T-Lymphozyten geschieht ausschließlich durch das MHC-Antigen Klasse II. Die Tarnung des Antigens durch blockierende Antikörper ist möglicherweise ein entscheidender Schritt zur mütterlichen Toleranz der Schwangerschaft.

Neuerdings machten CLARK et al. (1987a) insbesondere auf paraimmunologische Mechanismen bei Aborten aufmerksam: nicht immunologisch gebundene Abwehrzellen, insbesondere Makrophagen, könnten eine entscheidende Rolle bei der Abstoßung von Schwangerschaften besitzen.

Eigenartig ist dabei, daß die Abortrate bei weitgehender HLA-Übereinstimmung der Eltern erhöht sein soll (COULAM 1986; EDWARDS 1986; McINTYRE u. FAULK 1985; ZOWISLO et al. 1988), eine These, der VANOLI et al. (1985) an Hand ihrer Untersuchung von 47 Paaren mit rezidivierenden Aborten widersprachen. Auch LAURITSEN et al. (1976) konnten bei der Untersuchung von 481 Paaren keine Häufungen im Rhesus-, Lutheran-, Mn-, Lewis-, Kell-, P- oder Duffy-System nachweisen. Lediglich bei aneuploiden Spontanaborten fanden sie im HLA-System eine signifikante Häufung von HLA-Typen. Sie schlossen daher, daß Inkompatibilitäten keine bedeutenden Aborturachen darstellen. ZOWISLO et al. (1988) fanden bei 137 Paaren mit rezidivierenden Aborten in 14,7% eine auffällige Übereinstimmung der Partner in 4 und in 11,7% in 5 HLA-Loci.

Lange Zeit wurden auch Unverträglichkeiten im Rhesus- und ABO-System als kausal für Aborte angeführt (KRIEG u. BOHN 1981), dies mag auch für sporadische Fälle zutreffen, die Bedeutung ist aber erheblich überschätzt worden. Die Inkompatibilität in Blutgruppensystemen führt in der Regel zu Störungen der Fruchtentwicklung im II. und III. Trimenon, hier bieten sich mit der intrauterinen Austauschtransfusion neue therapeutische Möglichkeiten (JOSHI u. MUZIO 1988).

Die meisten Hypothesen über den Abort in den ersten Schwangerschaftswochen sind unbewiesen.

Pathomorphologische Untersuchungen derartig früher Konzeptionen konnten bisher nur sporadisch durchgeführt, charakteristische Befunde nicht erarbeitet werden.

3 Frühaborte

3.1 Untersuchung der Frühaborte

Frühaborten liegen häufig genetische Ursachen zugrunde, liegen also im DNA-Bestand der Zellen (LENZ 1982). Neben kleineren strukturellen Defekten, die mit den kommenden Methoden der DNA-Hybridisierung zu fassen sein werden, finden sich in vielen Fällen auch lichtmikroskopisch im Karyogramm erfaßbare Chromosomenstörungen (Abb. 1). Nach FOX (1981) sollen kleine

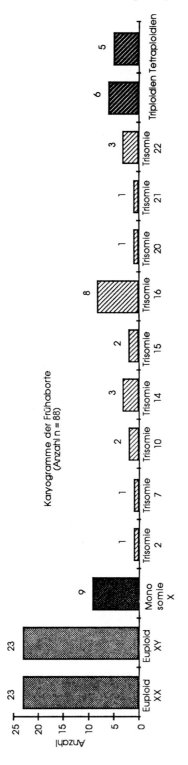

Abb. 1. Karyotypisierung von 88 Frühaborten. 46 Euploide stehen 42 Aneuploide gegenüber. Auf die morphologisch erkennbaren Konstellationen (Monosomie X, Trisomie 16, Trisomie 22 und Triploidie) entfallen zusammen 26 Fälle. Bei zwei der Fälle mit Trisomie 14 lag eine partielle Trisomie vor, kombiniert mit einer Translokation des Zusatzchromosoms auf das Chromosom 13. Ein Fall einer Translokation ist nicht berücksichtigt

DNA-Defekte jedoch nur für sehr wenige Aborte verantwortlich sein. Für die Beurteilung der Frühabortplazenta ist die Kenntnis des Gestationsalters erforderlich, um Entwicklungsverzögerungen zu erkennen (KNOWLES 1987). HAUSMANN et al. (1986) sahen bei der Ultraschalluntersuchung gestörter Frühschwangerschaften in 20 bis 25% Abortiveier, in 20–25% missed abortions, in 2–5% einen Abortus incompletus, jedoch in etwa 50% eine regelhafte Schwangerschaft.

Die prognostische Bedeutung von Aborten in der Frühschwangerschaft ist umstritten, HEBERT et al. (1986) beschrieben eine vom mütterlichen Alter unabhängige Steigerung der Abortraten mit der Länge des Intervalls zur nächsten Schwangerschaft.

3.2 Orthologie der Plazentaentwicklung im I. Trimenon

3.2.1 Synzytium

Die Einschätzung von Entwicklungsstörungen und -verzögerungen setzt die Kenntnis der Orthologie voraus: Etwa am 8. Tag nach der Implantation (15. Tag post conceptionem p.c., FOX 1978) werden die Primärzotten durch das Einwachsen von lockerem Mesenchym in Sekundärzotten transformiert (WYNN 1975). Ebenfalls bis zum 15. Tag p.c. finden sich auf manchen Zotten mehrreihige Trophoblastsäulen. Den Trophoblastsäulen ähnliche Zytotrophoblastverbände finden sich bis weit in das erste Trimenon an den Haftzotten (Abb. 2). Der Trophoblastüberzug ist gleichmäßig hoch und zweireihig (Abb. 2, 3, 4), erst im IV. Schwangerschaftsmonat treten größere Lücken in der Zytotrophoblastschicht und erste Synzytialknoten auf (VOGEL 1986; Abb. 5). Die in der Frühschwangerschaft häufigen Synzytialknospen sind physiologisch und ihre Häufigkeit ist ein Indiz für die Proliferationsaktivität (CANTLE et al. 1987). Ähnliches gilt für die Trophoblastinseln.

3.2.2 Stroma und Gefäße, Erythrozytenentwicklung

Das Mesenchym der Zotten ist bis zum V. Schwangerschaftsmonat retikulär (Abb. 2–6) und enthält ab dem IV. Monat versilberbare Fasern. Erst im VI. Schwangerschaftsmonat findet sich ein fibröses Stroma mit Kollagenfasern in allen Zotten (BOYD 1984; Abb. 8, 9). Innerhalb des Stroma entwickeln sich früh Blutgefäße, die ersten in den Stammzotten und in den Eihäuten sind bereits am 15. Tag nach der Konzeption nachweisbar (HERTIG 1968), sie enthalten bis zum Ende des III. Schwangerschaftsmonat kernhaltige Erythroblasten (KAUFMANN 1981; Abb. 2, 3). Erythroblasten treten erstmals in der 6. Schwangerschaftswoche als intravasale, runde, „nacktkernige" Zellen mit großen Kernen und kaum erkennbaren Zytoplasmen auf, in der 7. Woche ist bereits ein eosinophiler Zytoplasmasaum nachweisbar. In der 8. und 9. Woche wird der Zytoplasmaanteil immer größer, die Kerne werden allmählich pyknotisch. Ab der 10. Woche treten kernlose Erythrozyten auf, die in der 11. Woche bereits die überwiegende Menge darstellen (SZULMAN 1988).

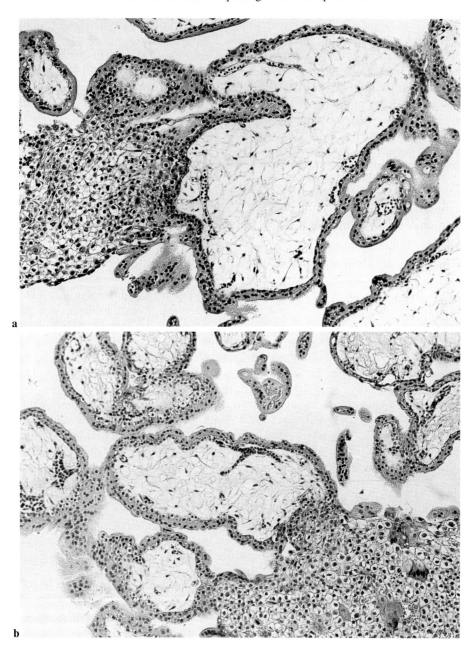

Abb. 2a, b. Orthologie der Plazentaentwicklung: In der 8.–9. Woche finden sich noch reichlich Trophoblastsäulen. Die meisten, aber noch nicht alle Sekundärzotten enthalten wenige dünnwandige, mit kernhaltige Erythrozyten, ein embryonal retikuläres Stroma. Der Trophoblastüberzug ist noch zweireihig und breit (Interruptio, **a** EN 12191/88, **b** 10787/88, HE ×100)

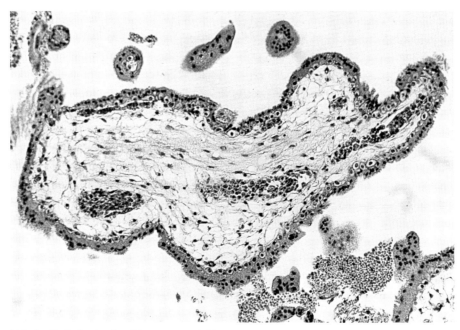

Abb. 3. Orthologie der Plazentaentwicklung: 8.–9. Woche. In einzelnen Zotten deutet sich fibröses Stroma an, der Zytotrophoblast weist die ersten Lücken auf. Fibrinablagerungen fehlen. (Interruptio, EN 10343/88, HE ×100)

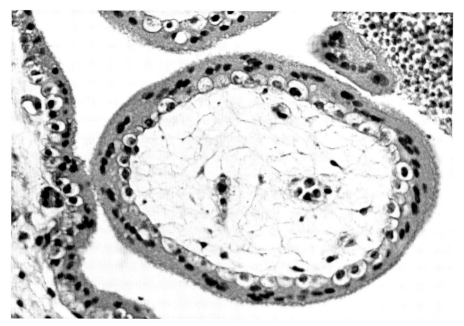

Abb. 4. Orthologie der Plazentaentwicklung: 9. Woche. Breiter, meist noch zweireihiger Trophoblast über einem lockeren retikulären Stroma mit oft bereits mehreren kapillären Blutgefäßen. Spärlich Hofbauer-Zellen. (Interruptio, EN 12188/88, HE ×250)

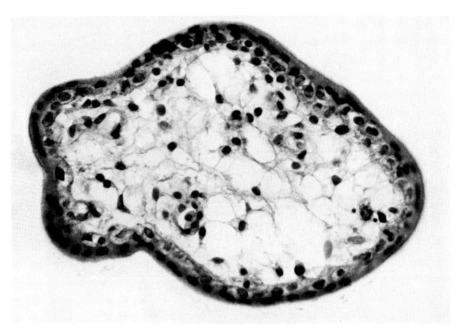

Abb. 5. Orthologie der Plazentaentwicklung: 11. Woche. Der Trophoblastüberzug ist schmäler als in der 9. Woche, der Zytotrophoblast zeigt erste Lücken, das Stroma noch retikulär mit reichlich Hofbauer-Zellen. Obligat enthalten alle Sekundärzotten mindestens ein, hier mehrere Blutgefäße. Die meisten Erythrozyten sind bereits kernfrei. Keinerlei Fibrinoid (Interruptio, EN 12194/88, HE × 250)

Die Entwicklung dieser Gefäße ist gebunden an die Blutzirkulation, die im Embryo etwa mit dem 18. Tag p.c. einsetzt. Gegen diese Allantoisgefäße, die Anschluß an die Zirkulation gewinnen und schließlich die Plazentazirkulation ermöglichen, müssen die ortsständigen, sog. autochthonen Zottenkapillaren abgegrenzt werden (BALIG 1970; HÖRMANN 1949a, b, 1958a, b), die in den ersten Schwangerschaftswochen auftreten, auch wenn kein Kreislauf in der Frucht entwickelt worden ist (KLOOS u. VOGEL 1974). Ab dem IV. bis V. Schwangerschaftsmonat sind in fast allen Zotten mehrere Gefäße, in einzelnen auch Gefäße mit abgrenzbarer Media nachweisbar (Abb. 7, 8, 9).

3.2.3 Hofbauer-Zellen

In das Zottenstroma wandern ab dem II. Schwangerschaftsmonat die Hofbauer-Zellen ein (Abb. 4), deren Menge am Übergang von III. zum IV. Schwangerschaftsmonat ein Maximum erreicht (KAUFMANN 1981b). Die Hofbauer-Zellen liegen zunächst häufig in eigenartigen Lakunen, die als weitlumige Mesenchymkanäle charakteristischerweise in den Zotten der Frühschwangerschaft vorliegen (CASTELLUCCI u. KAUFMANN 1982a, b). Obwohl die Hofbauer-Zellen Makrophagen sind, scheint ihre Vermehrung nicht an das Knochenmark gebunden zu sein, denn CASTELLUCCI et al. (1987) konnten Mitosen der Hof-

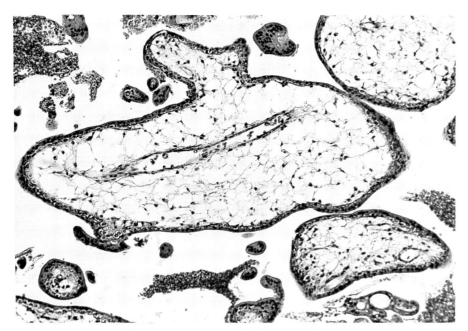

Abb. 6. Orthologie der Plazentaentwicklung: 11. Woche. In den größeren Zotten entwickeln die Gefäße eine zunächst schmale Media (Interruptio, EN 12194/88, HE × 250)

bauer-Zellen in den Plazentazotten beobachten. Allgemein wird eine Abstammung aus chorialem Mesenchym angenommen (CASTELLUCCI et al. 1987). Die Funktion der Kanäle ist nicht bekannt, eine Transportfunktion wird diskutiert (CASTELLUCCI u. KAUFMANN 1982a, b).

3.2.4 Eihäute, sog. Plazentasepten und Dezidua

Die sog. Plazentasepten sind frühestens im II. Schwangerschaftsmonat nachweisbar (BOYD 1987).

Die Eihäute entwickeln sich aus Amnion und Chorion, die am Ende des II. Schwangerschaftsmonats miteinander in Kontakt treten und am Übergang zum IV. miteinander verwachsen. Ebenfalls im III. Schwangerschaftsmonat beginnt der Abbau der im Uterus lumennah gelegenen Plazentazotten, es entsteht das Chorion laeve. FUJIKURA et al. (1971) weisen darauf hin, daß die Zotten in diesen Plazentaanteilen im II. und III. Schwangerschaftsmonat regressiv abgebaut werden, also nicht mehr an der Plazentareifung teilnehmen. Gelangen nur diese Zotten zur pathomorphologischen Untersuchung, sind Fehlinterpretationen unvermeidlich. Eine eingehendere Abort-Diagnose sollte also nur versucht werden, wenn hinreichend repräsentative Zotten vorliegen. An der Implantationszone der Frucht enthält die Dezidua immer reichlich bandförmige Fibrinablagerungen, daneben sind fast regelmäßig Nekrosen der Decidua graviditatis nachweisbar (PIJNENBORG et al. 1980). In der Dezidua orthologer Schwangerschaften finden sich regelmäßig große Lymphozyten mit grob granuliertem Zyto-

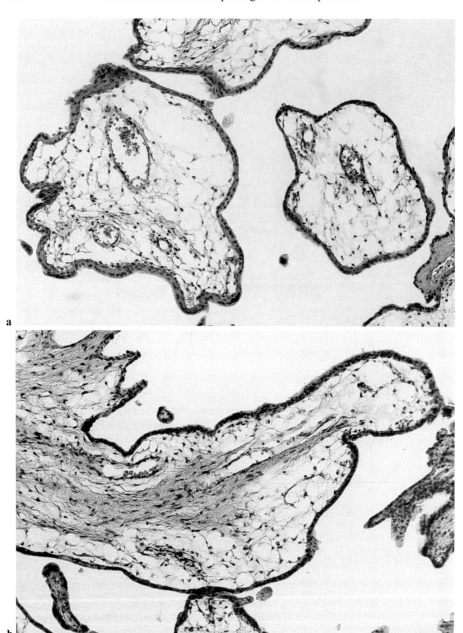

Abb. 7a, b. Orthologie der Plazentaentwicklung: 12.–13. Woche. Der Trophoblastüberzug ist über größere Strecken einreihig, das Stroma besonders der Stammzotten mit reichlich Kollagenfasern (**a** Interruptio, EN 12192/88, HE, ×100). Terminalzotten enthalten in dieser Zeit obligat mehrere sinusoidale Kapillaren (**b** Interruptio, EN 12192/88, HE ×100)

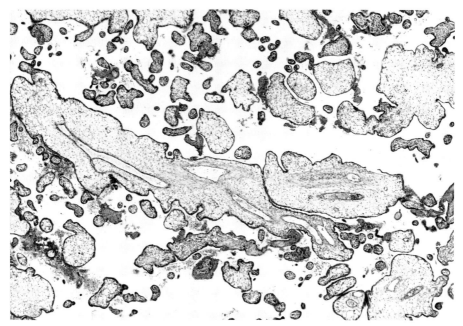

Abb. 8. Orthologie der Plazentaentwicklung: 16. Woche. Inzwischen Untergliederung der Zotten: Stammzotten enthalten dickwandige Blutgefäße und besonders perivaskulär fibröses Bindegewebe, die Terminalzotten noch lockeres Stroma. Der Trophoblastüberzug nahezu durchwegs einreihig, spärlich perivillöse Fibrinoidablagerungen sind ein physiologischer Befund (EN 465/87, HE × 40)

plasma, die mit der Phloxin-Tartrat-Färbung gut darstellbar sind. CLARK et al. (1987a) sahen in einem Teil dieser Zellen T-Suppressorzellen, die offensichtlich für die Erhaltung der Schwangerschaft notwendig sind. Bei Aborten konnten sie diese Zellen nicht mehr nachweisen.

Die Wände der Spiralarterien der Dezidua werden in den ersten Schwangerschaftswochen physiologisch von extravillösen Trophoblastzellen invadiert (RO-BERTSON 1988; HUSTIN 1988), häufig enthalten die Gefäße im I. Trimenon sogar intravasale Zytotrophoblasthaufen, so daß der Eindruck eines Gefäßverschlusses entsteht (HUSTIN 1988). Diese Trophoblastzellen scheinen eine besondere Bedeutung für das Eintreten der mütterlichen Immuntoleranz zu besitzen. Um die 16. Schwangerschaftswoche findet eine zweite Invasionswelle von Trophoblastzellen in die Spiralarterien statt, die dadurch ihr weites Lumen und ihre Trichterform erhalten (ROBERTSON 1988).

3.3 Aneuploide Frühaborte

3.3.1 Definition und Bedeutung der Aneuploidie

Die Aneuploidie, also das zahlenmäßige Abweichen vom normalen Chromosomensatz, wird bei Untersuchungen von Frühaborten durchschnittlich mit etwa

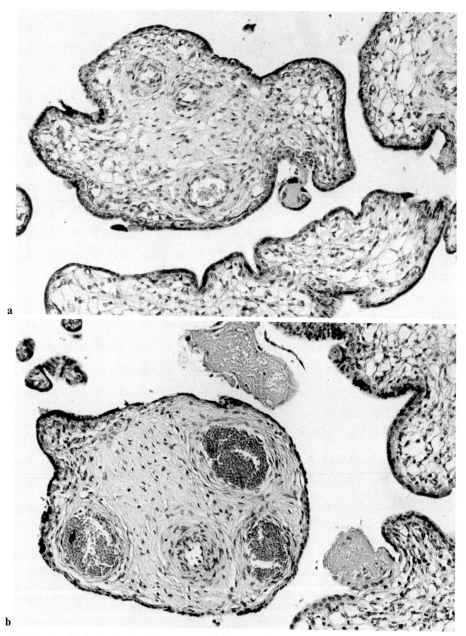

Abb. 9a, b. Orthologie der Plazentaentwicklung: 18. Woche. In den Stammzotten wird immer mehr fibröses Bindegewebe angebaut, die Media der Gefäße wird breiter und allmählich aus dem Stroma herausgelöst. Trophoblastüberzug einreihig (**a, b** EN 9573/87, HE × 250)

50% angegeben, allerdings bei einer Streubreite von 19% (ANDREWS et al. 1984)
über 48% (EIBEN et al. 1987) bis 62% (GÖCKE et al. 1982, 1985). Im eigenen
Material von 88 Aborten aus der Frühschwangerschaft lagen bei 42 Aneuploidien vor (s. Abb. 1). Für nahezu alle Aneuploiden konnte sowohl in den Zellen
der Feten als auch der Plazenten eine erheblich verlangsamte Zellvermehrung
nachgewiesen werden (BOUÉ u. BOUÉ 1976; CURE et al. 1973; HASSOLD u. SANDI-
SON 1983; HUNT u. JACOBS 1985a, b), ein Befund, der die fast konstant nachweis-
bare Retardierung der Fruchtanlagen gegenüber der Schwangerschaftsdauer bei
Aneuploidien möglicherweise erklärt, insbesondere das frühe Absterben des
Embryos. Die Induktionsvorgänge in der frühembryonalen Phase erfordern die
synchrone Zellentwicklung, Verzögerungen auch nur von Stunden sind ein Letalfaktor. Dementsprechend fand HANSMANN (1983) bei Lebendgeburten eine
Aneuploidierate von nur 0,3%. Obwohl die Proliferation der Zellen verzögert
ist, sind sie in der Bildung von Proteohormon, z.B. des HCG oder von Schwangerschaftsprotein 1, nicht beeinträchtigt (RÖCKELEIN et al. 1988a).

Die bei allen Aborten häufig einsetzende vaginale Blutung erlaubt keine
differentialdiagnostische Aussage zum Karyotyp des Abortes (STROBINO u. PAN-
TEL-SILVERMAN 1987).

3.3.2 Methoden der Karyotypisierung

Bis etwa 1975 konnten im Karyogramm nur Chromosomengruppen unterschieden werden, so daß vielfach Trisomien unterschiedlicher Wertigkeit zusammengefaßt werden mußten (GEISLER u. KLEINEBRECHT 1978; NOLL 1977). Erst
mit der Einführung der routinemäßigen Bändertechnik z.B. in der Giemsa-
Trypsin- (GTG) oder Quinacrin-Färbung (QFQ) konnten die Trisomien einzelnen Chromosomen zugeordnet werden. Mit ähnlichen Techniken gelang es, den
Ursprung der überzähligen Chromosomen in über 80% als mütterlich nachzuweisen (JACOBS u. HASSOLD 1980), die meisten Chromosomenaberrationen entstehen in der 1. meiotischen Teilung in der Keimbahn der Frau, die in der
Fetalperiode stattfindet (HASSOLD et al. 1984).

3.3.3 Ursachen der Aneuploidie bei Frühaborten

Wahrscheinlich treten vor allem in der Spätfetalperiode die meisten aneuploiden Teilungen auf. Die Eier gelangen nach der Reihenfolge ihrer Entstehung
zur Ovulation, so daß sich dadurch der Häufigkeitsanstieg mit dem mütterlichen
Alter erklärt (COULAM 1986). Diese Vorstellung rückt gleichzeitig exogene Faktoren bei der Frau in den Hintergrund. Allerdings könnten derartige Einflüsse
bei der 2. meiotischen Teilung wirksam werden, die erst unmittelbar vor der
Ovulation stattfindet und die immerhin noch für 15% der aneuploiden Teilungen
verantwortlich ist. Paterne Ursachen der Aneuploidien sind selten, obwohl auch
3,7% (PEARSON et al. 1973) bzw. 4,7% (MARTIN et al. 1987) der Spermien aneu-
ploid sind. Offensichtlich gelangen sie nicht bis zur Befruchtung, insbesondere
weil der Schleim der Cervix uteri eine Filterbarriere für die Spermien darstellt
(GLASS u. GOLBUS 1978). Eine Alterszunahme für Spermienaneuploidien konnte

bisher nur für die Aberrationen der Geschlechtschromosomen nachgewiesen werden (EDWARDS 1986).

3.3.4 Typen der Aneuploidie bei Frühaborten

Die aneuploiden Chromosomenbefunde können in Monosomien (Fehlen eines Chromosoms, meist des X-Chromosoms), Trisomien (zusätzliches autosomales Chromosom), Triploidien (dritter, vollständiger oder nahezu vollständiger haploider Chromosomensatz nachweisbar) und Tetraploidien (zwei diploide Chromosomensätze pro Zelle) unterteilt werden. Sehr selten finden sich diese Aneuploidien zusammen mit euploiden Zellen als Chromosomen-Mosaik, eine Konstellation die in der Regel nur bei 1–2% der Fälle auftritt (BOUÉ et al. 1975; WARBURTON et al. 1980). Mitteilungen von 22,2% Mosaike (MÜNTEFERING et al. 1987) sind vermutlich auf Kontamination der Zellkulturen durch mütterliche Zellen zurückzuführen und durch direkte Präparation der Mitosen aus den Trophoblastzellen weitgehend vermeidbar (HANSMANN 1986; LESCHOT et al. 1987; EIBEN et al. 1987). Allerdings muß für den Nachweis von Mosaiken gefordert werden, daß mindestens 10, besser aber 23 Metaphasen ausgewertet werden, um mit hinreichender Sicherheit Aneuploidien bei einem kleinen Anteil der Zellklone aufzudecken (MAIER 1987). Daneben sind ebenfalls selten Strukturanomalien der Chromosomen nachweisbar, ein Befund der häufig auf balancierte Translokationen bei einem Elternteil hinweist und denen damit besondere Bedeutung für die genetische Beratung zukommt. Alle anderen Chromosomenaberrationen sind nicht hereditär, so daß also in diesen Fällen keine genetische Familienuntersuchung erfolgen muß (MORTON et al. 1987).

3.3.5 Prognose der aneuploiden Frühaborte, Wiederholungsrisiko

Die prognostische Bedeutung von aneuploiden Aborten ist umstritten. WARBURTON et al. (1987) sahen keinerlei Zusammenhang zwischen einem abnormen Chromosomenbefund des Abortes und dem Karyotyp der nachfolgenden Schwangerschaften, jedoch fand sich bei Aborten mit normalen Karyogrammen ein signifikant höheres Abortrisiko in der Folgeschwangerschaft (MORTON et al. 1987). Dagegen behauptet KNÖRR (1987), daß nach einem aneuploiden Abort ein doppeltes Risiko für eine Aneuploidie und sogar ein zehnfaches Risiko einer Trisomie 21 in der Folgeschwangerschaft besteht. Auch HOOK u. CROSS (1983) und HOOK (1985) errechneten besonders für junge Frauen nach Spontanaborten ein deutlich erhöhtes Risiko für die Geburt eines Down-Kindes. ALBERMAN et al. (1975) erhoben in den Anamnesen gehäuft Aborte bei karyotypisch normalen Fällen, fanden aber bei aneuploiden vermehrt Down-Kinder aus vorhergehenden Schwangerschaften. STEIN et al. (1980) und STENE et al. (1984) konnten nachweisen, daß nach einem trisomen Abort das Risiko für alle Chromosomenaberrationen in der Folgeschwangerschaft erhöht ist. HARLAP et al. (1980) beschrieben ein erhöhtes Risiko in einem Einjahreszeitraum nach einem aneuploiden Abort, Beobachtungen, die konträr zu denen von HEBERT et al. (1986) stehen. RUD u. KLÜNDER (1985) sahen nach einem Abort in der Folgeschwangerschaft mit einer Abortrate von 7,7% keinen Anstieg, allerdings ohne Berücksichtigung der Karyotypen.

Solange diese Diskussion nicht beendet ist, sollten die einfachen Möglichkeiten der histologischen Befundung bei jedem Abort eingesetzt werden. Sicher lassen sich nicht alle Aborte eindeutig zuordnen, jedoch kann in vielen Fällen wenigstens der Verdacht auf eine aneuploide Schwangerschaft dem klinischen Kollegen mitgeteilt werden. MÜNTEFERING et al. (1987) geben die Zahl der allein aus dem morphologischen Bild richtig zugeordneten Aborte mit 30% an, bei weiteren 37% fanden sie in den Aborten Abnormitäten, die ihn den Verdacht auf eine Chromosomenaberration äußern ließen.

3.4 Monosomien

3.4.1 Autosomale Monosomien

Autosomale Monosomien wurden bisher bei der zytogenetischen Analyse der Frühaborte kaum beobachtet (KAJII et al. 1980), obwohl entsprechend den Vorstellungen zur Entstehung der Trisomien immer ein monosomes und trisomes Ei entstehen müssen. Offensichtlich ist das Fehlen eines ganzen Chromosoms ein früh wirksamer Letalfaktor.

3.4.2 Monosomie X

Die Monosomie X ist eine häufige Chromosomenkonstellation, sie findet sich in etwa 25% der aneuploiden Frühaborte (BOUÉ et al. 1985), die Monosomie X stellt somit die häufigste Aberration eines bestimmten Chromosomes dar (WARBURTON et al. 1980), die in den meisten Fällen mit einem Absterben der Frucht in der Frühschwangerschaft verbunden ist (MÜNTEFERING et al. 1982). Weitere Schwangerschaften enden im II. Trimenon als Abort und nur 0,3% der Schwangerschaften werden als Turner-Syndrom ausgetragen. Möglicherweise handelt es sich bei diesen Fällen um eine Monosomie des mütterlichen Gonosoms, während die Monosomie des paternen X-Chromosoms einen Letalfaktor darstellt (HANSMANN 1983). Bei der Monosomie X ist das durchschnittliche mütterliche Alter niedriger als der Altersdurchschnitt bei euploiden Spontanaborten (BOUÉ et al. 1985; ROMAN u. STEVENSON 1983). Die Monosomie X soll durch den Verlust eines Gonosoms nach der Befruchtung entstehen (HANSMANN 1983).

In der Frühschwangerschaft findet sich häufig eine charakteristische Morphologie der Plazenta. In der Regel ist zumindest in einzelnen, größeren Zotten ein Gefäßsystem, vielfach im Fruchtsack ein Nabelschnurstummel (Abb. 10) oder sogar ein autolytischer Embryo nachweisbar (Abb. 10; CANKI et al. 1988). Die Plazentazotten sind meist klein, die Konturen glatt oder gebuchtet, oft finden sich reichlich keulenartige Synzytialknospen (sog. Sprouts, Abb. 14). In den Zotten liegen wenige Hofbauer-Zellen und das Zottenstroma ist häufig vorzeitig fibrosiert und zellreich (Abb. 15), nur selten hydropisch geschwollen. BYRNE et al. (1984) sahen die ödematöse Auftreibung der Plazentazotten als

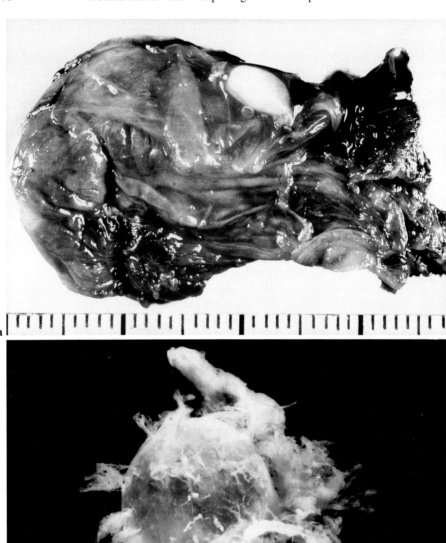

Abb. 10a, b. Abort. Aufgerissener Fruchtsack ohne Embryo oder Nabelschnurstummel (Gruppe 1 nach RUSHTON); in den Eihäuten finden sich gelegentlich weißliche Knoten, die histologisch meist aus kleinen undifferenzierten Zellen bestehen (**a** EN 18973/87, 12. Schwangerschaftswoche = SSW). In anderen Fällen liegt ein kleiner geschlossener Fruchtsack vor, der ausschließlich seröse Flüssigkeit enthält (**b** EN 14149/88, etwa 7. SSW)

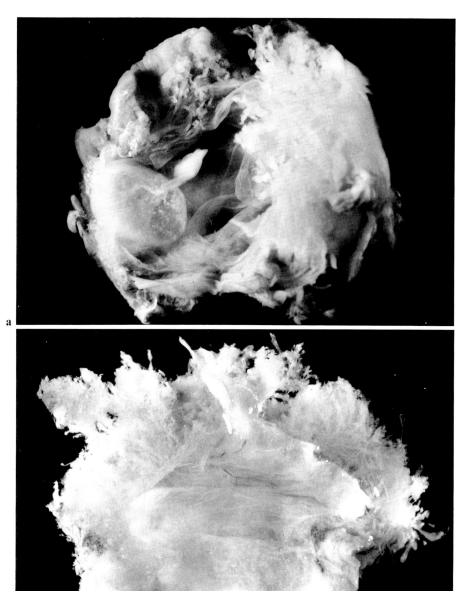

Abb. 11 a, b. Abort. In den meisten Fällen von Frühaborten kann zwar kein Embryo, wohl aber ein Nabelschnurstummel nachgewiesen werden (Gruppe 2 nach Rushton, **a** EN 3510/88, 10. SSW). Oft sind bereits makroskopisch in der Nabelschnur die Gefäße erkennbar (**b** EN 21755/87)

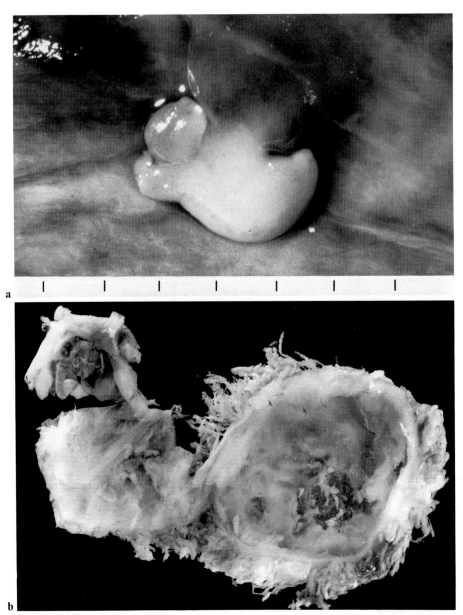

Abb. 12a, b. Abort. Eine dritte Grupee (nach RUSHTON) enthält in einer intakten Eihöhle einen häufig winzigen Embryo, der oft erhebliche Deformationen aufweist (**a** EN 21 755/ 86, 12. Schwangerschaftswoche). Oft ist die Embryoanlage auch autolytisch und kaum noch erkennbar (**b**)

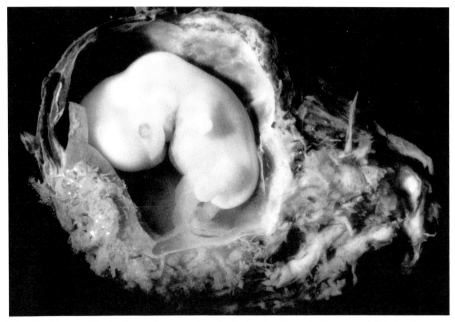

Abb. 13. Abort. Die kleinste Gruppe der Frühaborte (3 nach Rushton) ist durch einen nahezu zeitgerechten, kaum autolytischen und nicht mißgebildeten Embryo gekennzeichnet (EN 4384/87, 9. SSW)

charakteristisch an, ein Befund der jedoch nur in Einzelfällen ausgeprägt nachweisbar ist. Bei von Göcke et al. (1985) wird ein Nebeneinander von großen und kleinen Zotten als typisch angegeben. Insgesamt entspricht die Plazentaentwicklung vom Gefäßsystem her etwa der 5. Schwangerschaftswoche, von der Fibrosierung des Zottenstroma eher der 14.–15. Schwangerschaftswoche, die Aborte treten meist zwischen 10. und 12. Schwangerschaftswoche auf. Müntefering et al. (1982) wiesen auf das Vorkommen von Trophoblastinvaginaten bei der Monosomie X hin.

3.5 Trisomien

3.5.1 Verschiedene Trisomien

Trisomien sind die häufigsten abnormen Chromosomenbefunde beim Frühabort, sie sind in etwa der Hälfte der Fälle nachweisbar. Allerdings verteilen sie sich auf eine Reihe von unterschiedlichen Chromosomen. Während die Trisomie 3, 5, 6, 11, 12, 17 und 19 in weniger als 1% der autosomalen Trisomien nachweisbar ist, entfallen allein auf die Trisomie 16 31,4%. Recht häufig sind auch Fälle von Trisomie 22 (10,3%), 21 (8,6%) und 15 (7,2%). Trisomie 2, 7, 8, 9, 13, 14 und 18 finden sich bei etwa je 5%, Trisomie 4, 10 und 20 bei 2 bis 3%. Noch seltener sind Doppeltrisomien nachweisbar (Verteilung im eigenen Untersuchungsmaterial s. Abb. 1).

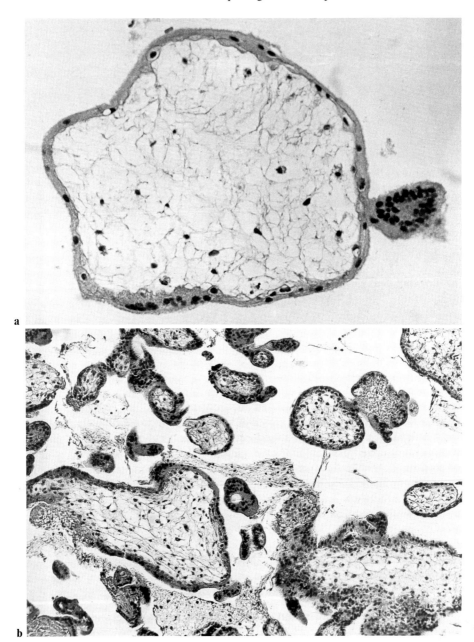

Abb. 14a, b. Abort bei Monosomie X: Nebeneinander von großen, oft gebuchteten Zotten und kleinen Sekundärzotten, kaum Fibrinoid (EN 6570/88, 10. SSW, **a** HE ×140, **b** HE ×100)

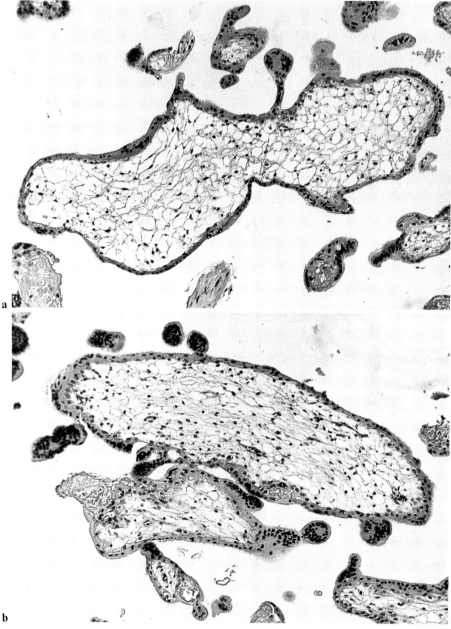

Abb. 15a, b. Abort bei Monosomie X: Retikuläres, stellenweise auch fibrosiertes Zottenstroma mit unterwertiger Gefäßanlage. Trophoblastüberzug mit zahlreichen Knospen,
mäßig breit (EN 6570/88, 10. SSW, HE ×100)

Der einzige gesicherte Risikofaktor für Trisomien ist das mütterliche Alter, eine Beziehung, die durch das Down-Syndrom allgemein bekannt geworden ist. Jedoch gilt die gleiche Abhängigkeit für die anderen Trisomien, die allerdings meist als Abort zugrunde gehen und daher keine so einschneidenden Konsequenzen für die Eltern besitzen. Die Altersabhängigkeit ist für die kleinen Chromosomen (Nr. 21, 22) besonders ausgeprägt. Auf die Abhängigkeit der Abortiveier vom mütterlichen Alter wies bereits KRONE (1962) hin.

Exogene Faktoren für die Entstehung von Aneuploidien wurden inzwischen über 10 Jahre in zahlreichen Studien untersucht, ein konstantes Ergebnis liegt aber für keinen Einzelfaktor vor. Strahlenexposition wurde in einigen Studien als Risikofaktor nachgewiesen, in vielen anderen konnte jedoch kein Zusammenhang nachgewiesen werden. Ähnlich ist die Situation in Bezug auf die oralen Kontrazeptiva, LAURITSEN (1975) konnte jedoch überzeugend nachweisen, daß weder die frühere Einnahme von oralen Kontrazeptiva noch die Einnahme in den ersten Tagen der laufenden Schwangerschaft einen Einfluß auf den Karyotyp der Frucht hat (s. auch Übersicht bei KLINE u. STEIN 1985).

Die Morphologie der Plazentazotten unterscheidet sich bei den einzelnen Trisomien, insbesondere können die beiden Hauptgruppen (Trisomie 16 und 22) recht zuverlässig diagnostiziert werden.

3.5.2 Plazentamorphologie bei Trisomien

Da es sich um heterogene Störungen mit unterschiedlichen Chromosomen handelt, ist nicht zu erwarten, daß sich ein einheitliches morphologisches Bild bietet. Gemeinsamkeiten sind dennoch meist als frühe Entwicklungsverzögerung nachweisbar, in vielen Fällen hinkt die Fruchtentwicklung um mehrere Wochen hinter dem chronologischen Gestationsalter her. Dementsprechend sind häufig keine oder nur rudimentäre Embryonen nachweisbar (POLAND u. MILLER 1973; Abb. 12), ein Zirkulationsapparat im Chorion und in den Zotten fehlt weitgehend. Das Zottenstroma ist in der Regel retikulär, gering hyalin verquollen und ödematös aufgelockert (Abb. 16), gelegentlich finden sich auch einzelne pseudozystisch transformierte Zotten. Hofbauer-Zellen lassen sich nur in geringer Zahl nachweisen. Auffallend ist der gut entwickelte und breite zweireihige Trophoblastüberzug, der jegliche degenerative Stigmata vermissen läßt (Abb. 16, 17). Oft ist eine noch durchgehende Zytotrophoblastschicht nachweisbar (Abb. 17). In vielen Trisomieplazenten liegen einige Trophoblastinvaginate vor als Ausdruck einer Ramifikationsstörung der Zotten, ihre Zahl erreicht jedoch nie die bei Triploidien beobachtete (Abb. 19). Die Zottengröße übertrifft in der Regel sowohl die der euploiden Aborte als auch die Fälle mit Monosomie X (vgl. Abb. 14, 16a, 19 und 26, alle OV 100X, Tabelle 3). Charakteristischerweise ist der intervillöse Raum frei, Fibrinablagerungen sind spärlich (Abb. 16, 17). Allerdings sind häufig kleine intravillöse Fibrinmassen abgelagert. Trophoblastinseln und Synzytialknospen sollen in den trisomen Plazenten als Ausdruck der verlangsamten Proliferation vermindert sein. Gelegentlich finden sich auch girlandenartige Trophoblastproliferate (Abb. 20). Von PHILIPPE (1973) und HONORÉ et al. (1976) wurden erstmals Zytotrophoblastverlagerungen in das Zot-

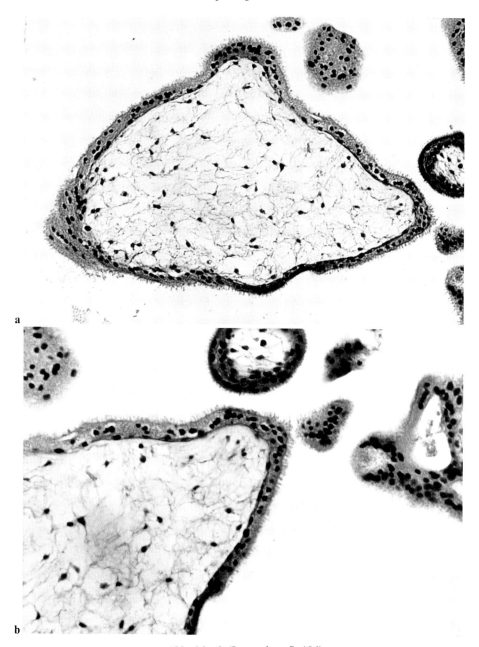

Abb. 16a, b (Legende s. S. 184)

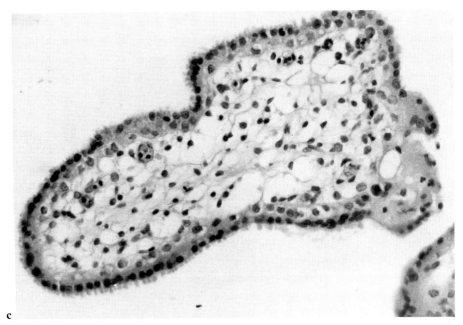

c

Abb. 16a–c. Abort bei Trisomien: Gut erhaltener, sehr breiter Trophoblastüberzug mit noch durchgehender Zytotrophoblastschicht. Oft große Zotten mit embryonal-retikulärem Stroma und mangelhafter Gefäßentwicklung. Kaum Fibrinoid. (Trisomie 22, EN 2073/88, 14. SSW, HE **a** × 100, **b** × 250, **c** Trisomie 16, EN 8635/88, 11. SSW, HE × 250)

tenstroma als Charakteristikum der Trisomien beschrieben. Dieses Merkmal wurde von Fox (1981) mit der von Honoré et al. (1976) verwendeten Abbildung belegt und auch von Müntefering et al. (1982) erwähnt. Wir sahen bei wenigen Fällen im eigenen Untersuchungsgut ein derartiges Phänomen (Abb. 21), fanden aber immunhistochemisch lediglich einige Hofbauer-Zellen, in denen HCG nachweisbar war. Ähnliche Beobachtungen an Hofbauer-Zellen machten Frauli u. Ludwig (1987) und Beck et al. (1986). Die sog. Zytotrophoblastverlagerungen sind demnach eher ein sporadisches Merkmal, der Beweis für die histogenetische Zuordnung als Trophoblastzellen steht aus.

3.5.3 Trisomie 16

Bei der Trisomie 16 wird in der Regel die Embryoentwicklung so früh gestört, daß häufig ein leerer Fruchtsack vorliegt, also ein Windei (Abortivei) im eigentlichen Sinn (s. Abb. 11). Nur gelegentlich ist zum Abortzeitpunkt ein autolytischer, im Durchmesser bis 3 mm großer Embryo nachweisbar (s. Abb. 12). Allerdings beobachtete Kalousek (1987) einen Abort mit Trisomie 16, bei dem sich ein normal entwickelter Embryo fand.

Charakteristisch sind die Plazentazotten. Sie sind vielfach vergrößert, der Trophoblastüberzug ist zwar zweireihig, jedoch hochgradig abgeflacht. Das Zot-

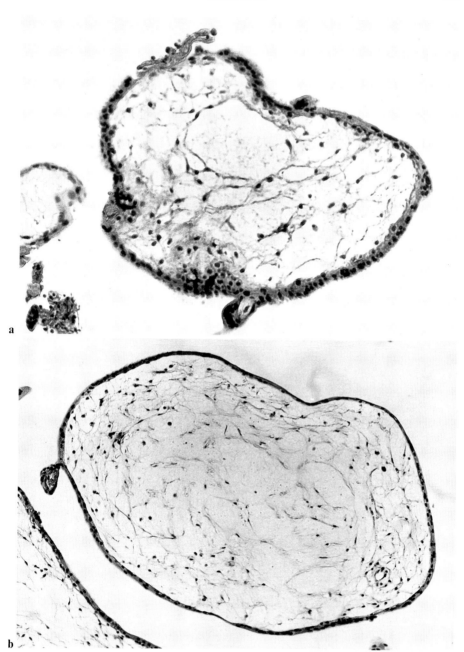

Abb. 17a, b. Abort bei Trisomien: Oft nur fokal sind große hydropisch aufgequollene Zotten nachweisbar, die in der Regel auch keine Gefäße enthalten. Pseudozysten sind nur selten nachweisbar. Der Trophoblastüberzug wird abgeflacht, ist aber oft noch als zweireihig zu erkennen, derartige Zotten sind besonders bei Trisomie 16 nachweisbar, allerdings auch hier nur fokal (**a** EN 9052/88, 12. SSW, HE × 100 nachvergrößert), hydropische Zotten entstehen auch bei anderen Trisomien (**b** Trisomie 7, 11. SSW, HE × 100)

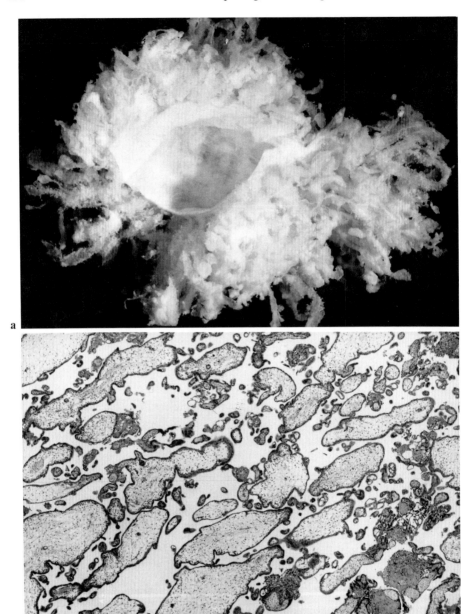

Abb. 18a, b. Abort bei Trisomien 22: Bei einem Teil der Aborte fällt bereits makroskopisch die unzureichende Ramifikation der Plazenta auf: die großen plumpen Zotten werden von stoppelartigen Ausläufern bedeckt; histologisch finden sich zwischen den großen Zotten reichlich kleine und kleinste Sekundärzotten, aber auch primärzottenartige Trophoblastprolifertate. Beachte: keinerlei Fibrinoidablagerungen (**a, b** EN 1433/88, 10. SSW; **b** HE ×40)

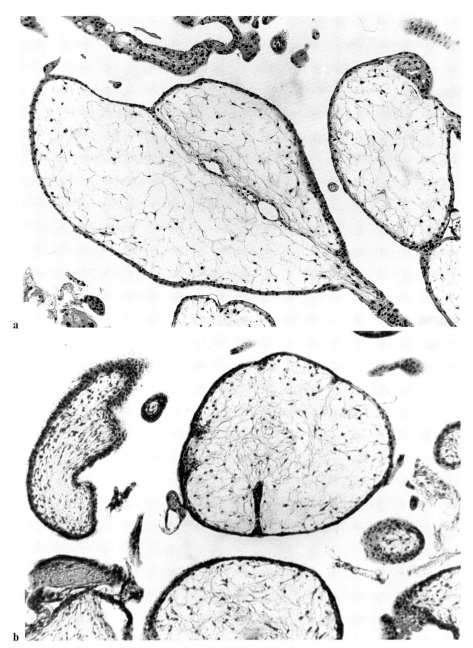

Abb. 19a, b. Abort bei Trisomien: Durch die Ramifikationsstörungen treten sog. Trophoblastinvaginate auf, die teils als Schnittartefakt (**a** Trisomie 22, EN 2073/88, 14. SSW, HE ×100), teils aber auch als echte Invagination aufzufassen sind (längsgeschnitten, **b** Trisomie 2; EN 10950/87, 9. SSW, HE ×100)

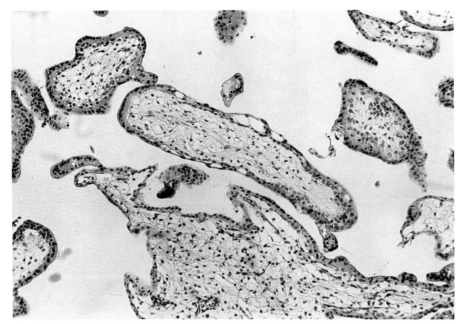

Abb. 20. Abort bei Trisomien: Fokal treten auch bei Trisomien girlandenförmige Trophoblastproliferate auf (Trisomie 14, EN 7633/87, 12. SSW, HE × 100)

tenstroma in diesen Zotten, das fast nie Blutgefäße und nur spärlich Hofbauer-
Zellen aufweist, ist hyalin verquollen und ödematös (Abb. 17). Selten sind in
einzelnen Zotten molenartige Pseudozysten erkennbar. Allerdings finden sich
diese charakteristischen Zotten oft nur fokal oder sporadisch, die übrigen Plazentaanteile entsprechen dann den reifungsverzögerten Trisomieplazenten.

3.5.4 Trisomie 22

Bei der Trisomie 22 finden sich nebeneinander große Zotten mit gebuchteter
Oberfläche und kleine rundliche Zotten (Abb. 18b). Vielfach sind in größeren
Zotten Invaginationen nachweisbar (Abb. 19a). Derartige Invaginate sind
jedoch nicht pathognomonisch, sondern bei vielen anderen aneuploiden Plazenten erkennbar. Der Trophoblastüberzug ist meist breit und läßt eine Degeneration vermissen. Makroskopisch finden sich erstaunlich viele Plazentazotten
(Abb. 18a).

3.6 Triploidie und Partialmole

3.6.1 Entstehung der Triploidien

Triploidien entstehen in der Regel aus einer dispermen Eibefruchtung, seltener durch die Befruchtung mit einem diploiden Spermium (JACOBS 1982). Nicht

immer findet sich bei der Chromosomenanalyse ein genau triploider Chromosomensatz, häufig sind einzelne Chromosomen verloren oder zusätzlich vorhanden. Die Zellen enthalten etwa 150% des normalen DNA-Bestandes, dieser recht große Unterschied ermöglicht die Diagnose in der DNA-Cytomorphometrie (DAVIS et al. 1987; KALOUSEK u. POLAND 1984; TOMMERUP u. VEJERSLEV 1985).

3.6.2 Morphologie der Triploidien: Partialmole

Triploidien gehen häufig mit dem charakteristischen Befund der Partialmole einher: Bereits makroskopisch fallen die häufig umschriebenen aufgetriebenen Zotten auf; diese Bläschen haben einen Durchmesser von 3–10 mm sowie zumindest Eihautanteile (Abb. 22). Häufig kann ein retardierter Embryo nachgewiesen werden, in den Eihäuten und zahlreichen Plazentazotten ist eine Gefäßanlage nachweisbar (Abb. 23). Die Zotten sind häufig erheblich vergrößert auf das vier- bis fünffache gegenüber normalen Plazenten (Abb. 23, Tabelle 3). Innerhalb des meist retikulären Zottenstroma bilden sich Pseudozysten, die mit einer serösen Flüssigkeit gefüllt sind. Der Trophoblastüberzug zeigt eine fokale Proliferation mit Trophoblastgirlanden, daneben auch regelmäßig Invaginate (Abb. 23). Diese Trophoblastproliferate sind auch schon an sehr frühen Aborten etwa der 6.–8. Schwangerschaftswoche nachweisbar, während die Pseudozysten meist erst später entstehen (DALLENBACH-HELLWEG 1987b). Bei der histologischen Untersuchung sollten daher Trophoblastproliferate eine höhere Wertigkeit besitzen als die Pseudozysten. Eine Kernpolymorphie ist immer nachweisbar, sie ist aber in der Regel nur mäßig. Sehr typisch für die Partialmolen sind auch die regelmäßig nachweisbaren Trophablastinvaginate, die als tubulusartige Formationen in das Zottenstroma ragen (Abb. 23). Absolut charakteristisch ist der morphologische Befund nicht, TENG u. BALLON (1984) fanden drei Partialmolen mit normalen Karyogrammen. Bei diesen Molen fehlt die Trophoblasthyperplasie (OHAMA et al. 1986).

Neben diesen mit einer typischen Morphologie einhergehenden Triploidien finden sich in 10–14% der Fälle Triploidien, deren Plazenta weitgehend normal aufgebaut ist (PROCTER et al. 1984; SZULMAN 1984). Derartige Früchte entwickeln sich auch nur gering verzögert; sie fallen meist als Spätaborte an, werden gelegentlich sogar bis zum Termin ausgetragen. Bei Abort im I. Trimenon liegt häufig ein frischer Embryo vor (SZULMAN et al. 1981). Zum Termin geborene Kinder sind nicht lebensfähig (ULMER et al. 1985). Bei diesen morphologisch weitgehend regelrechten Fällen handelt es sich um eine Triploidie maternen Ursprungs, die aus der Befruchtung einer diploiden Zygote entstehen kann. Bei einigen Partialmolen entspricht der histologische Befund weitgehend kompletten Molen (WOMAK u. ELSTON 1985).

Mit diesen Kriterien ist die Differentialdiagnose zur Trisomie 16 und zur kompletten Mole meist leicht: die Trisomie 16 zeigt wenige Gefäße nur gelegentlich fokal Pseudozysten und einen abgeflachten Trophoblastüberzug, die komplette Mole entwickelt keine Gefäße, bandförmige Trophoblastproliferate und ist durch eine hochgradige Kernpolymorphie gekennzeichnet (s. Tabelle 3).

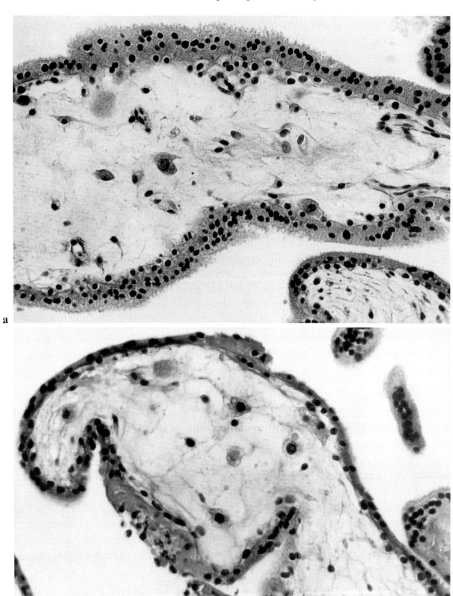

Abb. 21 a, b. Abort bei Trisomien: Als Charakteristikum gelten die sog. „versprengten Trophoblastzellen", die allerdings nur gelegentlich nachweisbar sind: es handelt sich um außerordentlich große, polygonale Zellen mit großen runden Kernen und reichlich eosinophilem Zytoplasma. In den Kernen gelegentlich Nukleolen. Beachte: breiter gut erhaltener Trophoblastüberzug (**a** Trisomie 16, EN 15372/87, 8. SSW, HE ×250; **b** Trisomie 10, etwa 11. SSW, EN 16128/87, HE ×250)

Tabelle 3. Differentialdiagnostische Kriterien bei Frühaborten

	Euploide (46xx, 46xy)	Aneuploide Monosomie X	Trisomien	Triploidien
Intervillosum Fibrin	Reichlich Perivillös	Spärlich	Spärlich Intravillös	Spärlich bis mäßig
Zotten Größe (in μm²)	28 200	29 700	47 600	75 100
Proliferate	Gering	Keulenförmige Epithelknospen	Gering-mäßig fokal	Hochgradig, aber fokal
Trophoblast	Hochgradig degeneriert	Unterschiedlich breit	Sehr breit oft: „Brush border" fokal degeneriert	Normal breit, Invaginate
Zytotropho-blastschicht	Lückenhaft	Unterschiedlich vielfach Lücken	Durchgehend	Fokale Proliferate
Stroma	Kondensiert z.T. embryonal	Teils hydropisch, teils fibrosiert, sehr zellreich	Meist embryonal retikulär, fokal hyalinisiert	Retikulär, Pseudozysten
Gefäße	Komprimiert	Regelmäßig nachweisbar, spärlich, dünnwandig	Teils rudimentär, oft fehlend	Meist vorhanden, mangelhaft entwickelt
Hofbauerzellen Anzahl	Unter-schiedlich	Spärlich	Unterschiedlich,	Mäßig
Verteilung	Gleichmäßig		Fokal angeordnet	
Trophoblast-inseln	Unter-schiedlich	Sehr häufig	Häufig	Mäßig

3.6.3 Prognose der Triploidie, exogene Faktoren

Das Auftreten von Partialmolen sind sporadische Ereignisse, das Wiederholungsrisiko ist gering (HONORÉ 1987). Als exogene Faktoren für die Entstehung wurden von KLINE u. STEIN (1985) erheblicher Kaffeegenuß der Mutter sowie der Gebrauch von vaginalen Spermiziden genannt. Koffein in höherer Konzentration soll die Spermienpenetration und so die disperme Befruchtung erleichtern; vaginale Spermizide aber sollen die Penetrationsfähigkeit der Spermien erhöhen. BRACKEN (1985) fand keine Beweise für den Einfluß von Spermiziden auf Abort- oder Mißbildungsraten. STROBINO et al. (1986) sahen eine gering erhöhte Rate von trisomen Aborten. TAVMERGEN u. MICHELMANN (1988) sahen bei 6,6% ihrer in vitro Fertilisationen Polyploidien, die besonders bei guten Spermiogrammen auftraten und immer durch polysperme Befruchtungen bedingt waren.

3.7 Tetraploidien

3.7.1 Entstehung der Tetraploidie

Tetraploidien entstehen nach der Befruchtung, wenn eine der ersten Teilungen amitotisch verläuft (JACOBS u. HASSOLD 1980). Die Zellen enthalten 96

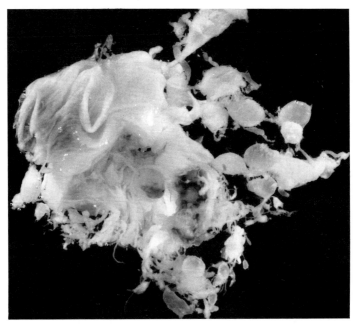

Abb. 22. Abort bei Triploidien: Bei der Triploidie findet man immer eine Eihöhle, daran anhängend pseudozystisch aufgetriebene Zotten. Die Molenbildung ist meist fokal, es sind immer auch schlanke Zotten nachweisbar. Zwischen den Pseudozysten liegen häufig schlanke Abschnitte, so daß der Eindruck eines „Traubenbüschels" entsteht (EN 20409/ 87, 12. SSW)

Chromosomen, Tetraploidien finden sich dabei häufig als Mosaik mit normalen diploiden Zellen. Über die Entstehungsursachen ist bisher nichts bekannt. HUNT u. JACOBS (1985b) beobachteten diesen Befund in Kulturen von Aborten, deuteten ihn aber als in der Kultur entstandenen Artefakt. In den eigenen Untersuchungen trat diese Befundkonstellation bisher dreimal auf, tetraploide Zellen fanden sich in zwei Fällen nur in den kultivierten Zellen, einmal zeigte bereits die direkte Chromosomenpräparation tetraploide Karyogramme. Im Gegensatz dazu konnten TÓTH et al. (1987) auch bei der direkten Chromosomenpräparation ein Mosaik von tetraploiden und normalen Zellen nachweisen.

Auch Tetraploidien sollen durch hohe Koffeinspiegel der Mutter in den ersten Stunden der Schwangerschaft begünstigt werden (KLINE u. STEIN 1985), allerdings konnten diese Befunde nicht bestätigt werden.

3.7.2 Morphologie der Tetraploidie

Die Morphologie der Tetraploidien wurde von TÓTH et al. (1987) beschrieben. Ein Teil der tetraploiden Früchte zeigt eine Plazentamorphologie, die einer Partialmole entspricht. Bei unseren Fällen von Tetraploidie konnte keine partialmolenartige Morphologie nachgewiesen werden, die Zottengröße entsprach etwa den euploiden Aborten (RÖCKELEIN et al. 1988c). Die Differentialdiagnose ist nur durch zytogenetische Untersuchung möglich.

3.7.3 Inzidenz und Prognose

Tri- und Tetraploidien entstehen in etwa 5% der extrakorporalen Infertilisationen durch diploide Spermien oder polysperme Befruchtungen, ohne daß exogene Faktoren bekannt sind (TAVMERGEN u. MICHELMANN 1988). Tetraploidien sind sporadische Ereignisse ohne erkennbares Wiederholungsrisiko.

3.8 Komplette (hydatiforme) Molen

3.8.1 Entstehung der kompletten Molen

Komplette Molen entstehen ausschließlich aus väterlicher DNA (KAJII u. OHAMA 1977; SZULMAN 1984, 1987); meist handelt es sich um die Befruchtung eines Eies, dessen mütterlicher Chromosomensatz verloren gegangen ist (LAWLER u. FISHER 1987); mütterlicherseits wird also nur das Zytoplasma des Eies beigetragen. Nach der Befruchtung wird aus dem haploiden Spermienchromosomensatz ein diploider Chromosomensatz aufgebaut, er enthält also nur jeweils identische väterliche Gene auf den Chromosomenpaaren (HUNT u. JACOBS 1985b). Etwa 10% der kompletten Molen entsteht auch durch eine disperme Befruchtung eines kernlosen Eies (LAWLER u. FISHER 1987), damit kann die Beobachtung von Molen mit einem Karyotyp von 46 XY erklärt werden (HUNT u. JACOBS 1985b).

3.8.2 Inzidenz und Risikofaktoren der Blasenmole

Komplette Molen sind in Mitteleuropa selten, sie sind in weniger als 0,1% der Aborte nachweisbar, WOMACK u. ELSTON (1985) fanden in England eine Häufigkeit von 1:1400 Geburten. In Süd-Ost-Asien und in Hawai reicht die Inzidenz von 1:85 bis 1:400 Geburten (WOMACK u. ELSTON 1985). Derartige Inzidenzunterschiede legen immer den Verdacht nahe, daß Umwelteinflüsse die entscheidende Rolle spielen. Bisher konnten aber noch keine gesicherten ätiologischen Faktoren nachgewiesen werden (BRACKEN 1987). Komplette Molen werden mit steigendem Alter der Mutter häufiger, nach dem 40. Lebensjahr steigt die Inzidenz stark an (BUCKLEY 1984). Daneben scheint die ethnische Zugehörigkeit von Bedeutung zu sein (BRACKEN 1987), eine familiäre Häufung und die Bedeutung der mangelhaften Ernährung ist umstritten (BUCKLEY 1984). Das Wiederholungsrisiko soll zehnfach und damit erheblich sein.

3.8.3 Morphologie der Blasenmole

Die Morphologie der kompletten Mole zeigt makroskopisch diffus aufgetriebene Zotten (Abb. 24). Ein Fruchtsack ist meist nicht nachweisbar. Histologisch

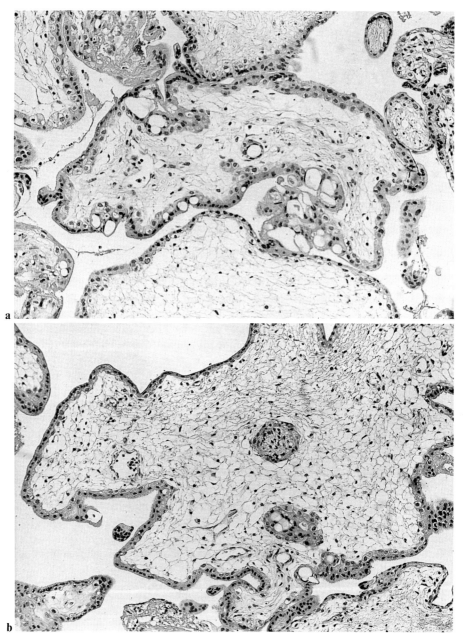

Abb. 23a, b. Abort bei Triploidien: Der Trophoblastüberzug zeigt nur fokal girlandenartige oder zungenförmige Proliferate mit nur gering polymorphen Kernen, in den anderen Abschnitten ist er breit und gut erhalten. Charakteristisch sind daneben die Trophoblastinvaginate, die meist reichlich vorhanden sind. Im stellenweise embryonal-retikulären Stroma dünnwandige Blutgefäße mit teils kernhaltigen Erythrozyten. **c, d** Abort bei Triploiden: Die Zotten sind auch ohne Pseudozysten groß, die Pseudozysten scheinen mit der Schwangerschaftsdauer häufiger zu werden. Auch in Triploidie-Plazenten findet man nur spärlich Fibrinoid (**a** EN 16 733/87, 14. SSW, HE ×100; **b** EN 7926/87, 14. SSW, HE ×100; **c, d** EN 16 733/87, 14. SSW, HE ×100)

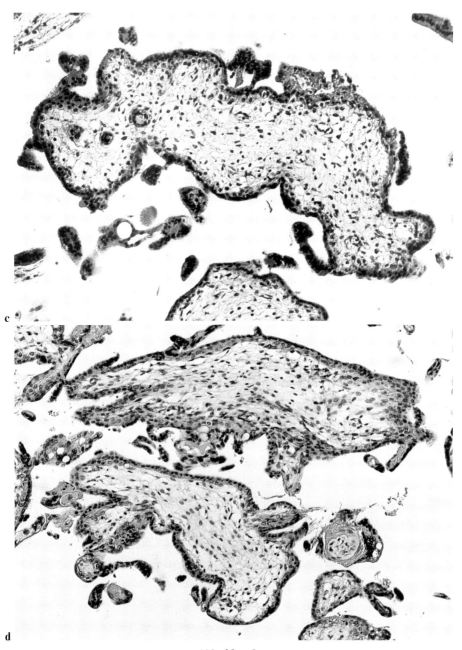

c

d

Abb. 23c, d

fehlt jegliche Gefäßanlage (Dallenbach-Hellweg 1987b; Szulman 1987), dagegen sind in vielen Zotten Pseudozysten erkennbar (Abb. 25), das retikuläre Stroma wird durch diese Zysten häufig komprimiert (Ockleford et al. 1983). Die Zottengröße entspricht der der Partialmole. Kennzeichnend für die Blasenmole sind die Trophoblastwucherungen, die diffus die Zotten umgeben. In diesen Proliferaten finden sich hochgradig hyperchromatische und polymorphe Kerne (Abb. 25; Benirschke 1981).

3.8.4 Prognose der Blasenmole

Die histologische Diagnose einer Blasenmole ist von enormer klinischer Relevanz. Aus kompletten Mole entstehen in 2–10% Choriokarzinome (Brackertz 1983; Fox 1978). Umgekehrt entwickeln sich etwa die Hälfte aller Choriokarzinome aus kompletten Molen (Fox 1978). Die Malignome sollen meist aus kompletten Molen mit dem Karyotyp 46 XY entstehen, also dispermen Molen (Brackertz et al. 1984). Aus Partialmolen sollen sich selten invasive Molen und Choriokarzinome entwickeln, allerdings halten Womack u. Elston (1986) das biologische Verhalten und die Prognose der Partialmolen für nicht hinreichend bekannt.

4 Euploide Frühaborte

4.1 Prognose des euploiden Frühabortes

Bei euploiden Frühaborten kann eine genetische Ursache zwar nicht ausgeschlossen werden, jedoch finden sich häufig morphologische oder klinische Hinweise auf andere Abortursachen. Warburton et al. (1987) und Morton et al. (1987) sahen bei Aborten mit normalen Karyogrammen ein signifikant höheres Abortrisiko in der Folgeschwangerschaft. Roman u. Alberman (1980) fanden ein Absinken der Abortraten mit steigender Schwangerschaftszahl, ohne daß das zunehmende mütterliche Alter diesen statistischen Zusammenhang aufzuheben vermochte.

4.2 Morphologie des euploiden Frühabortes

Auffälligster Befund bei euploiden Aborten des I. Trimenon sind die oft ausgedehnten intervillösen Fibrinablagerungen, die oft ganze Zottenareale gitterinfarktartig umscheiden (Abb. 27, 29). Insbesondere wenn der Implantationsort nicht optimal durch Spiralarterien versorgt wird, wird keine adäquate Durchblutung des Intervillosums aufgebaut. Die so von der mütterlichen Zirkulation abgeschnittene Fruchtanlage kann noch lange retiniert werden, so daß nur noch schemenhafte „Geisterzotten" in den Fibrinmassen liegen (s. Abschn. 4.8). Die Morphologie der Ablagerungen entspricht einer perivillösen Fibrinoidablagerung nach Fox (1978), das im wesentlichen aus Fibrin entsteht (Kaufmann 1981a; Sutcliffe et al. 1982).

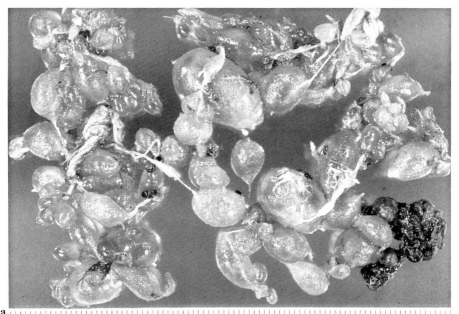

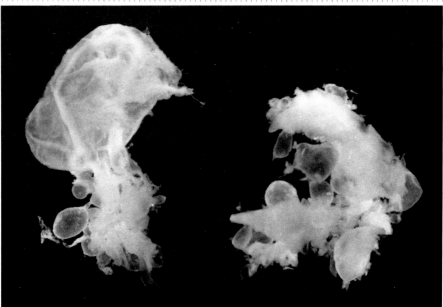

Abb. 24a, b. Abort bei Blasenmole: Makroskopisch zeigen die Blasenmolen teils den Triploidien ähnliche traubenartige Zotten, jedoch keinen Fruchtsack (**a** EN 11481/82, 22. SSW), teils finden sich unregelmäßig aufgetriebene Zotten (**b** EN 330/88, 12. SSW)

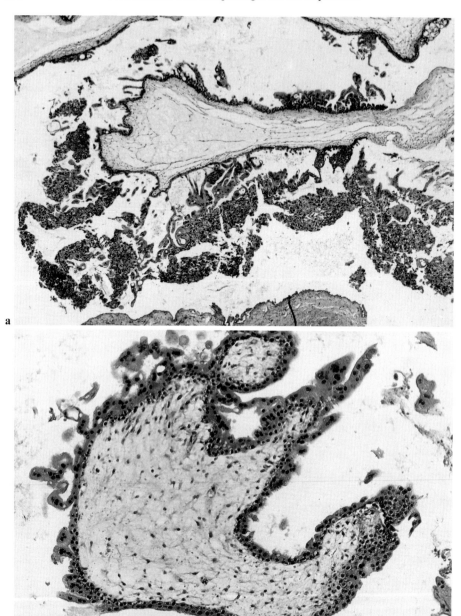

Abb. 25a, b. Abort bei Blasenmole: Histologisch finden sich riesige Zotten, die häufig zentrale Ödemseen und Pseudozysten aufweisen (**a** HE ×40); die Zottenoberfläche wird von enormen Trophoblastproliferaten bedeckt, die oft diffus die ganze Zotte überziehen (**b** HE ×100). **c, d** Abort bei Blasenmole: Die Proliferate bestehen aus hochgradig polymorphen Zellen mit vielfach stark hyperchromatischen Kernen (**c** HE ×250, am unteren Bildrand Pseudozyste), die vielfach Trophoblastsäulen imitieren (**d** HE ×100, alle Abb. EN 330/88, 12. SSW)

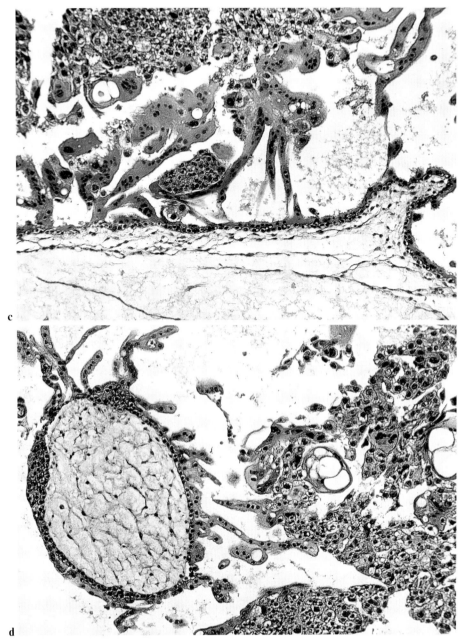

Abb. 25c, d

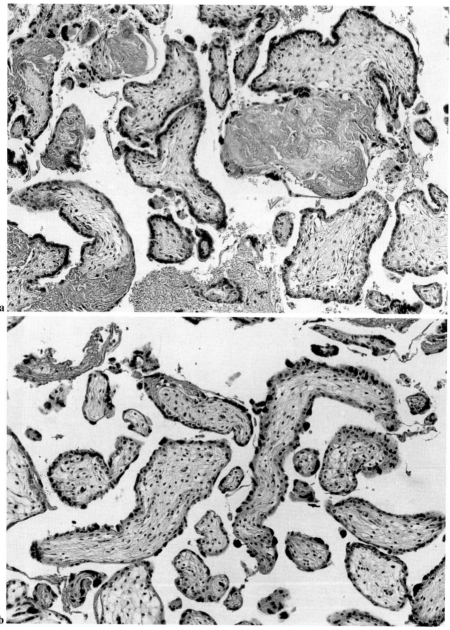

Abb. 26a, b. Frühabort mit euploidem Karyotyp: Die Zotten sind fibrosiert, wirken geschrumpft, die Gefäßanlagen sind komprimiert; der Trophoblastüberzug ist unterschiedlich breit mit pyknotischen Zellkernen, die oft zu kleinen Knospen zusammengefaßt sind (**a** EN 5611/88 II, 14. SSW; **b** 16854/87, 12. SSW, HE × 100)

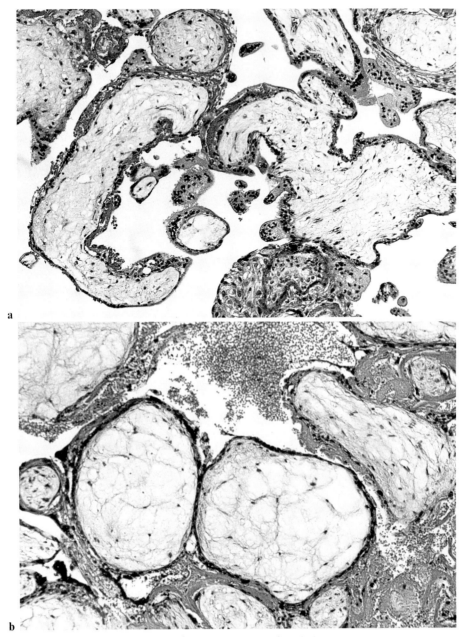

a

b

Abb. 27a, b. Frühabort mit euploidem Karyotyp: Auf zahlreichen Zotten ist der Trophoblastüberzug degeneriert, die Zotten von flächenhaften perivillösen Fibrinmassen umscheidet. Auch hier das Stroma meist fibrosiert, seltener hydropisch verquollen. In vielen Fällen sind große Abschnitte der Plazenta in Fibrinmassen eingemauert (**a** EN 8869/88, 10. SSW; **b** 16854/87, 12. SSW, HE × 100)

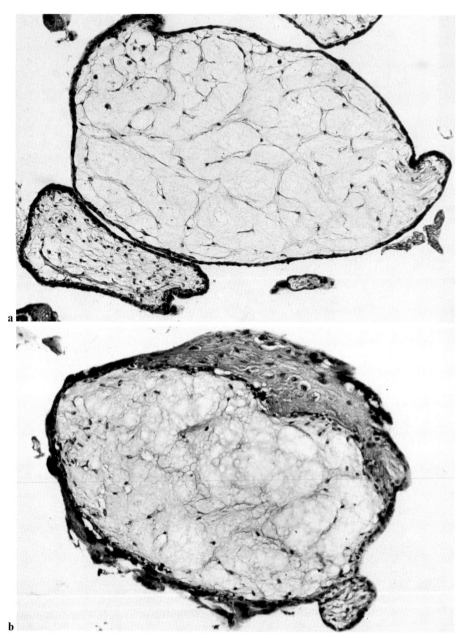

Abb. 28a, b. Frühabort mit euploidem Karyotyp: Plazentazotten mit hydropisch verquollenem Stroma unterscheiden sich von Trisomiezotten durch die Degeneration des Trophoblasten, der häufig durch Fibrinablagerungen ersetzt wird (**a, b** EN 16854/87, 12. SSW, HE × 100 nachvergrößert)

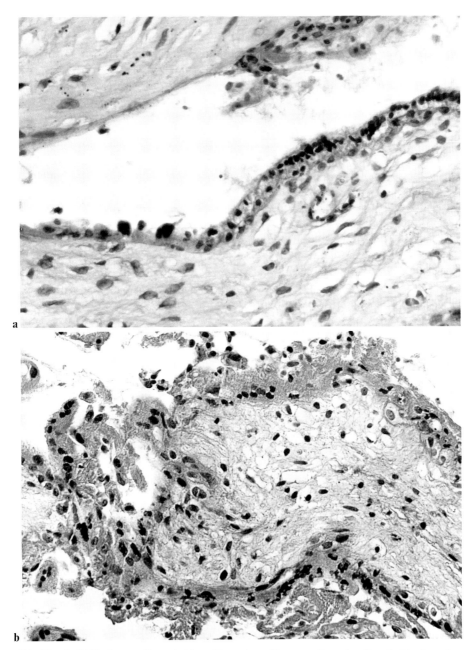

Abb. 29 a, b. Frühabort mit euploidem Karyotyp: Degeneration des Trophoblasten: der Zytotrophoblast ist nur noch gelegentlich nachweisbar, die Zellkerne des Synzytiotrophoblasten wirken kondensiert, teilweise sogar pyknotisch. Stellenweise rücken die Zellkerne zu kleinen Gruppen zusammen, die pseudopapillär aus dem schmalen Trophoblastüberzug aufragen. An anderen Stellen finden sich frische perivillöse Thrombosen (**a** EN 114/87; 12. SSW; **b** EN 228/88, 12. SSW, jeweils HE × 250)

Der Trophoblastüberzug ist oft fokal desquamiert, gelegentlich auch pseudo-papillär aufgestellt (Abb. 28, 29; Tabelle 3), an anderen Stellen zeigen die Tro-phoblastzellen Kernpyknosen. Der Trophoblast ist meist schon herdförmig ein-schichtig. Vielfach kondensiert das Zottenstroma, so daß es fibrosiert wirkt (Abb. 26). Gelegentlich finden sich auch hydropisch aufgequollene Zotten, die sich aber durch ihre Trophoblastmorphologie von aneuploiden Zotten unter-scheiden. Die oft bereits angelegten Zottengefäße werden komprimiert. In derar-tigen Abortfällen ist häufig ein autolytischer, aber wohlgestalteter Embryo nach-weisbar, dessen Entwicklungsrückstand meist nur ein bis zwei Wochen beträgt. Der Rückstand entspricht der uterinen Fruchtretention, die jedoch schwierig abzuschätzen ist. SZULMAN (1988) schlägt vor, die Morphologie der oft lange in gutem Zustand erhaltenen Erythrozyten zu benutzen (s. Abschn. 3.2).

Ähnliche morphologische Befunde könnten auch durch den Verlust des Synzytiotrophoblasten entstehen. Der Synzytiotrophoblast ersetzt im intervillö-sen Raum die Endothelzellen, er trägt auf seiner Oberfläche das Plazenta-Protein PP5, das eine hohe Antithrombinaktivität zeigt (MEISSER et al. 1985; SOMA et al. 1985). Fox (1978) zieht eine immunologische Ursache für die Entstehung von perivillösem Fibrinoid in Betracht. Blutgruppenunverträglichkeiten sind für intervillöse Thromben nicht verantwortlich (BATCUP et al. 1983; SUTCLIFFE et al. 1982). Ein Verlust der Schutzfunktionen des Synzytiotrophoblasten aktiviert die Gerinnung im intervillösen Raum und die Zotten werden mit Fibrin umscheidet.

Bei vielen Frühaborten fehlt die physiologische Invasion von Trophoblastzel-len in die Spiralarterien. ROBERTSON (1988) verglich die Deziduagefäße von Inter-ruptionen mit spontanen Aborten; bei allen 13 Interruptionen waren alle Spiral-arterien von Trophoblastzellen invadiert, dagegen bei den Frühaborten nur in 9 von 21 Fällen. Bei 9 anderen Fällen konnte die Spiralarterieninvasion nicht nachgewiesen werden. Es entsteht der Eindruck, daß bei etwa der Hälfte der Frühaborte der extravillöse Trophoblast die Spiralarterien verfehlt. Die Folgen für die mütterliche Immuntoleranz sind bisher nur spekulativ. Auch HUSTIN (1988) sah bei vielen Frühaborten diese mangelnde Umwandlung von Spiralarte-rien; insbesondere fiel ihm die oft enorme Hyperämie des intervillösen Raumes bei Frühaborten auf, die bei Interruptiones fast immer fehlt. Er nimmt an, daß der intervillöse Raum in der Frühschwangerschaft nur bei sehr geringem Blutdruck durchströmt wird. Der hohe Druck bei weit offenen Spiralarterien zerstöre den Trophoblasten. Wichtigstes Mittel zur Reduktion des Druckes seien die plombenartigen intravasalen Trophoblastmassen in den Spiralarterien. Eine Karyotypisierung der Aborte fand leider nicht statt, so daß nicht belegt werden kann, daß die fehlende Trophoblastinvasion ein Charakteristikum des euploiden Frühabortes darstellt.

4.3 Proteohormone und Plazentaproteine

Bei vielen euploiden Frühaborten sind degenerative Stigmata nachweisbar: der Trophoblast und das Zottenstroma enthalten häufig pyknotische Kerne, der Trophoblastüberzug ist stellenweise desquamiert, an anderen Stellen in Synzytialknoten aufgestellt. Während Plazentazotten von Interruptionen und aneuploiden Aborten immunhistochemisch etwa die gleiche Konzentration des Proteohormons β-HCG aufweisen, enthalten die degenerierten Trophoblastzellen in euploiden Aborten eine deutlich geringere β-HCG im Synzytiotrophoblasten (RÖCKELEIN et al. 1988a). Demgegenüber fanden STEIER et al. (1986) serologisch keine Unterschiede für HCG bei Spontanaborten, ektopen und orthotopen Schwangerschaften, sie konnten allerdings im Blut aus dem Cavum uteri erhöhte Spiegel nachweisen. Für Schwangerschaftsprotein 1 (SP1, BOHN 1985) fanden wir dagegen keine Differenzen (RÖCKELEIN et al. 1988a); GOSSEYE u. FOX (1984) zeigten, daß die Konzentration für SP1 im Synzytiotrophoblasten über die Schwangerschaft fast konstant ist, während BECK et al. (1986) einen Anstieg der Gewebekonzentration bis zu einem Gipfel am Beginn des III. Trimenon nachweisen konnten. Die serologischen Ergebnisse von JANDIAL et al. (1978) ergaben bei drohenden Aborten erniedrigte SP1-Spiegel. Der scheinbare Widerspruch ergibt sich aus der meist zu kleinen Fruchtanlage bei Aborten, mit dieser reduzierten Trophoblastoberfläche erklären sich die erniedrigten Serumspiegel. Damit scheidet auch der Verlust an Proteohormonproduktion als Aborturssache aus.

4.4 Steroidhormone der Plazenta

Die Hormonproduktion für Östriol vollzieht sich in der fetoplazentaren Einheit. Das Ausgangsprodukt, Dehydroepiandrosteron, wird in den embryonalen Nebennieren erzeugt, in der Leber sulfatiert und erst in der Plazenta zu Östriol umgewandelt (GÖRETZLEHNER 1987). Eine de-novo-Synthese ist in der Plazenta nicht möglich. Östrogene sind für den Bestand der Schwangerschaft nur bedingt erforderlich, erkennbar an den Fällen von Sulfatasemangel. Progesteron ist ein für das Überleben der Schwangerschaft notwendiges Hormon (ROMAN u. STEVENSON 1983), das in den ersten Wochen zum großen Teil aus dem Corpus luteum stammt. Die Plazenta ist in der Lage aus Cholesterin Progesteron zu metabolisieren. Eine ausreichende Synthese von Cholesterin ist in der Plazenta nicht möglich, so daß eine Versorgung über das mütterliche oder fetale Blut notwendig ist (GRÖSCHEL-STEWART 1981). Die Progesteronsynthese ist bereits im 2. Schwangerschaftsmonat im Synzytiotrophoblasten nachweisbar (MÜHLENSTEDT et al. 1988). Frühaborte treten meist in der Phase der Involution des Corpus luteum auf, so daß der Verlust an Progesteron als Aborturssache eine Rolle zu spielen scheint. Die Involution des Gelbkörpers beginnt in der 8. Schwangerschaftswoche (MÜHLENSTEDT et al. 1988). ASPILLAGA et al. (1983) fanden einen erheblichen Abfall von Progesteron und Östriol im mütterlichen Blut mit dem Absterben der Embryonen. Progesteron stellt einen wichtigen Faktor zur Erzeugung der mütterlichen Immuntoleranz dar.

4.5 Breus-Mole

Manchmal findet man in Aborten große, unmittelbar unter der Chorionplatte gelegene, z.T. schon ältere und ausgelaugte Blutkoagel, die dort große

Abschnitte des intervillösen Raumes ausfüllen. Sie werden nach dem Erstbe-schreiber als Breus-Molen bezeichnet. Subchoriale Hämatome sollen nach ABACI u. ATERMAN (1968) besonders bei Aborten mit Monosomie X auftreten. HO (1983) beschrieb eine derartige Blutmole, die dort angeführte Literatur gibt keine Hinweise auf besondere chromosomale Konstellationen bei der Breus-Mole. Möglicherweise entstehen die Koagel erst nach dem Absterben des Feten (BRET et al. 1968). Die Entstehung kann durch den vorzeitigen Blasensprung und die damit verbundene Druckentlastung der Plazenta begünstigt werden.

4.6 Endogene Faktoren

Bei 10–15% der euploiden Frühaborte können größere Mißbildungen nach-gewiesen, bei weiteren 8–20% biochemische Störungen aufgedeckt werden (PER-RIN 1984). Ein Teil der Aborte ist durch einen ungünstigen Implantationsort oder durch die mütterliche Abwehr verursacht (s. Abschn. 6).

4.6.1 Infektionen in der Frühschwangerschaft

In der Frühschwangerschaft stellen Infektionen kein wesentliches Abortrisiko dar, obwohl bei 2 unserer 88 Fälle von Frühaborten eine vermutlich infektions-bedingte Entzündung den Abort verursachte: im einen Falle eine Plazentitis (Abb. 30a), im anderen eine Chorioamnionitis (Abb. 30b). Zwar wurden wieder-holt Infektionserreger angeschuldigt, die teilweise bereits mit der Befruchtung in die Schwangerschaft eingebracht sein sollen, jedoch stehen Beweise dafür aus. ROBB et al. (1986) fanden in Spontanaborten in 39% Herpes simplex Viren und nahmen eine latente Endometriuminfektion als Quelle an. Auch SEVER (1980) berichtet über erhöhte Abortraten bei Herpes- und Zytomegaloinfektio-nen. Immerhin gehen etwa 15% der toxoplasmoseinfizierten Schwangerschaften bereits im I. Trimenon ab (SEVER 1980). Die Abortrate von euploiden Früchten ist bei Frauen, die einige Wochen oder Monate vor dem Abort Temperaturen über 37,8% entwickelt hatten, um das Dreifache erhöht (KLINE et al. 1985). FOX (1978) und GAMSU (1977) wiesen auf erhöhte Abortraten bei schweren Allgemeininfektionen der Mutter hin, ohne daß entzündliche Infiltrate der Pla-zenta oder des Embryos beobachtet wurden.

4.7 Exogene Faktoren

4.7.1 Physikalische Einflüsse

Auch für viele exogene Belastungen sind nur statistische Zusammenhänge nachgewiesen. Am besten untersucht ist die Abortinduktion durch Röntgen- und Gammastrahlen, die im Tierversuch wirksam zur Schwangerschaftsunter-brechung verwendet werden können. Allerdings sind dazu relativ hohe Strahlen-dosen notwendig, bei einer Exposition von weniger als 5 Rad soll beim Menschen die Abortrate nicht beeinflußt werden (BRENT 1980). Nach dem Three Mile

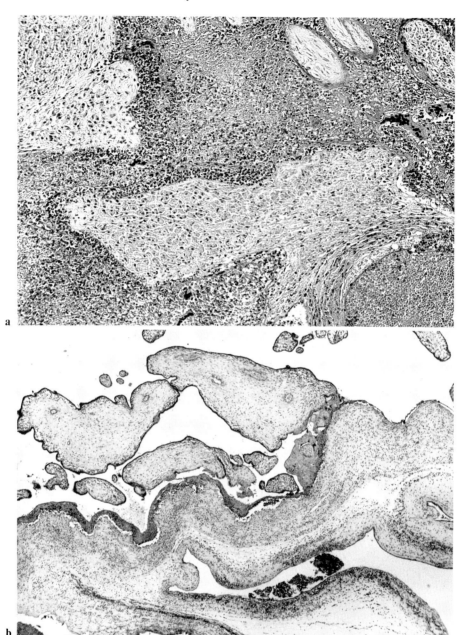

Abb. 30 a–c. Abort mit euploidem Karyotyp: Infektionen sind nur gelegentlich als Abortursache nachweisbar; es können aber bereits in der Frühschwangerschaft gegen Ende des I. Trimenon die typischen Entzündungsreaktionen der Plazenta nachgewiesen werden: als vermutlich hämatogen ausgelöste nekrotisierende Villitis (**a** EN 13 543/87, 12. SSW, HE ×100) und als Chorioamnionitis in der frühen Fetalperiode (**b** EN 10096/87, 16. SSW, HE ×40; **c** ×100), bei der die Möglichkeit eines unsterilen Interruptionsversuches erwogen werden sollte

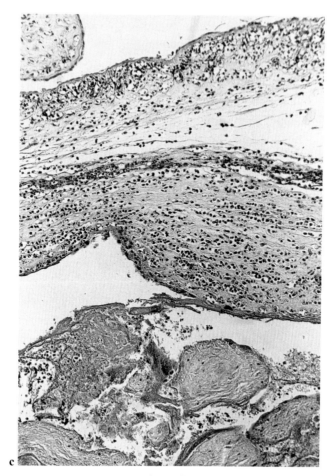

Abb. 30 c

Island Unfall (28. März 1978) konnten GOLDHABER et al. (1983) in der betroffenen Bevölkerung eine Abortrate von 15,1% ermitteln, sie konnten keinen
Anstieg der Abortzahl nachweisen. HELD u. SCHWARZ (1979) wiesen darauf
hin, daß in der Frühschwangerschaft oft geringe Strahlendosen letal wirken
können.

Nach Unfällen mit elektrischen Strom wurden wenige Fälle von Aborten
im I. Trimenon beobachtet (MAZOR u. LEIBERMAN 1987; JAFFE et al. 1986),
derartige Ereignisse haben aber nur anekdotische Bedeutung.

Bei der Untersuchung von berufstätigen Frauen mit Aborten wiesen McDo-
NALD et al. (1986) nach, daß Kälteexposition und körperliche Belastung ebenso
wie lange Arbeitszeiten die Abortraten ansteigen lassen.

4.7.2 Antikonzeptiva

Bei Schwangerschaften, die trotz liegendem Intrauterinpessar eintreten, kommt es häufig zu Aborten. Ein Teil der Aborte wird im I. Trimenon beobachtet, für diese Aborte dürfte das ungenügend angepaßte Endometrium ursächlich sein. Für spätere Aborte muß auch die zunehmende Enge im Cavum uteri in Betracht gezogen werden.

Ob nach langjähriger Einnahme von oralen Kontrazeptiva die Abortrate ansteigt, ist umstritten. Sicher dauert es besonders nach hormonreichen, gestagenbetonten Ovulationshemmern einige Menstruationszyklen, bis das Endometrium wieder normal aufgebaut wird. DALLENBACH-HELLWEG (1978) fand häufig eine Endometriumatrophie, eine unregelmäßige Proliferation oder eine abortive Sekretionsphase. In dieser Phase eintretende Schwangerschaften gehen leichter verloren. Einen Einfluß auf die aneuploiden Aborte konnten POLAND (1970), LAURITSEN et al. (1976) und KLINE et al. (1980b) entgegen den Daten von CARR (1970) nicht nachweisen. DALLENBACH-HELLWEG (1978) fand jedoch deutlich mehr pathologisch veränderte Aborte als in einer Kontrollgruppe von Spontanaborten ohne orale Kontrazeptivaeinnahme.

4.7.3 Chemische Einflüsse

Ausgelöst durch Berichte über erhöhte Abortraten bei Anästhesistinnen, die mit fluorkohlenwasserstoffhaltigen Gasgemischen arbeiteten, entstand eine breite Diskussion über den Einfluß von gewerblich verwendeten Chemikalien. AXELSSON u. RYLANDER (1982) erhoben mittels Fragebogen die Abortanamnesen bei Frauen, die in schwedischen Krankenhäusern tätig waren. Sie fanden eine erhöhte Abortrate, allerdings ohne signifikanten Unterschied. MONSON (1980) sichtete die dazu vorliegenden Studien, es ergaben sich bei Anästhesistinnen Abortraten von 18,2 auf 100 Schwangerschaften, bei anderen Ärztinnen 14,7/100, bei berufstätigen Frauen allgemein 11,0/100 und bei Hausfrauen 9,0/100. Beim Vinylchlorid, einer ebenfalls häufig als Abortursache angeschuldigten, mutagen-teratogenen Substanz, fand sich eine Abortrate von 15,8/100. Allerdings weisen HEINONEN (1986) und MONSON (1980) auf viele methodische Mängel der vorgelegten Studien hin und halten einen statistischen Zusammenhang für nicht nachgewiesen. Auch KLINE u. STEIN (1985) halten einen Einfluß auf die Abortentstehung durch gewerbliche Exposition bisher nicht für gesichert. Die Rate von Aneuploidien ist bei berufstätigen Frauen nicht erhöht (SILVERMAN et al. 1985). Selbst nach dem Dioxinunfall von Seweso konnten REHDER et al. (1978) weder vermehrt Spontanaborte noch DNA-Veränderungen in induzierten Aborten erfassen, die morphologische Untersuchung der Abortplazenten zeigte keine Auffälligkeiten (15 Fälle), bis auf 7 Fälle, bei denen Kalk-Eisenablagerungen in den Basalmembranen des Trophoblasten auffielen (REMOTTI et al. 1981).

HANEY (1984) berichtet über gewerbliche Bleiintoxikationen als Risikofaktor für Aborte. HEINONEN (1986) faßte die Untersuchungsergebnisse für zahlreiche chemische Substanzen zusammen, er fand viele widersprüchliche Ergebnisse, die derzeit keinen verläßlichen Schluß zulassen.

4.7.4 Zytostatika und andere Medikamente

Über den Einfluß von Zytostatika auf die Abortrate wurden widersprüchliche Ergebnisse mitgeteilt: bei Krankenschwestern, die mit dem Mischen von Zytostatikalösungen beauftragt waren, beobachteten SELEVAN et al. (1985) in einer Fall-Kontroll-Studie über erhöhte Abortraten, allerdings ohne die Exposition der Schwestern zu messen. Dies bemängelte KALTER (1986) an dieser Studie und mahnte, nicht unnötige Ängste zu schüren. MULVIHILL u. STEWART (1986) beobachteten bei 99 Patientinnen, bei denen trotz einer Schwangerschaft im I. Trimenon eine Zytostatikatherapie durchgeführt worden war, nur 4 Spontanaborte und 2 Totgeburten. Allerdings war in 14 Fällen eine Interruptio durchgeführt worden. SONG et al. (1988) berichteten über 205 Frauen mit insgesamt 355 Schwangerschaften, bei denen zuvor wegen eines Choriokarzinoms oder einer invasiven Blasenmole eine Chemotherapie durchgeführt worden war. Sie fanden in dieser Gruppe nur 26 Aborte, zwei ektope Schwangerschaften und zwei Totgeburten. 23 Schwangerschaften waren durch Interruptio beendet worden. Die Autoren sahen keinerlei Unterschiede zur Normalbevölkerung.

Nach BOHRER u. KEMMANN (1987) besteht für Frauen, deren Schwangerschaft unter Behandlung mit Gonadotropinen eingetreten ist, eine hohe Abortrate, insbesondere wenn die Frau über 35 Jahre alt und übergewichtig ist (mehr als 81,8 kg Körpergewicht).

Als potentiell fetotoxisch stufte PERNOLL (1986) orale Antidiabetika und Chloroquin ein.

4.7.5 Rauchen und Alkoholgenuß

Als weiterer exogener Faktor wird das inhalative (Zigaretten)-Rauchen verdächtigt, wobei mehrere kontroverse Studien vorliegen. ALBERMAN et al. (1976) konnten keinen Zusammenhang von Abort und Rauchen nachweisen, und auch HEMMINKI et al. (1983) fanden keinen signifikanten Anstieg der Abortraten bei Raucherinnen, obwohl in ihrer Untersuchungsgruppe bei den Raucherinnen mehr Aborte auftraten. Dagegen fanden KLINE et al. (1980a) bei Raucherinnen (mehr als 14 Zigaretten pro Tag) eine auf das 1,73fache gesteigerte Abortrate, eine ähnliche Risikosteigerung wies ANOKUTE (1986) mit 1,7fach nach. HIMMELBERGER et al. (1978) nannte sogar eine auf das siebenfache gesteigerte Abortrate. Auch HOWE et al. (1985) sahen bei Raucherinnen eine erhöhte Abortrate. Die Rate an aneuploiden Aborten scheint nicht erhöht zu sein (KLINE u. STEIN 1985).

Der Einfluß des Alkoholgenusses auf die Abortraten wurde bisher wenig untersucht, lediglich KLINE et al. (1980a) berichteten über eine Steigerung der Abortraten auf das dreifache bei täglichem Alkoholgenuß und wiesen darauf hin, daß die Trinkfrequenz dabei wichtiger sei als die konsumierte Menge. ANOKUTE (1986) konnte eine Dosis-Wirkungs-Beziehung für Alkohol nachweisen: Frauen mit einem Drink pro Tag hatten ein 2,1faches Risiko, bei 2 und mehr Drinks pro Tag stieg es auf das 3,4fache. HARLAP u. SHIONO (1980) sahen bei Frauen, deren Alkoholkonsum mittels Fragebogen höher als 1–2 Drinks pro Tag ermittelt worden war, nur für das II. Trimenon erhöhte Abortraten.

4.8 Missed abortion

Dieser klinische Begriff ist für den Morphologen oft schwer nachvollziehbar. Es wird damit die lange Retention einer Frucht beschrieben sowie die oft atypischen Symptome bei den Frauen. In der Klinik wird eine „missed abortion" inzwischen dann diagnostiziert, wenn sonografisch ein lebloser Embryo ohne Herzaktionen und Körperbewegungen nachgewiesen wird (HAUSMANN et al. 1986). Definitionsgemäß gilt ein Abort als „missed abortion", wenn der Fruchttod 8 Wochen vor der Ausstoßung eingetreten ist (STRAUSS et al. 1967). Dieser Definition können die wenigsten Aborte des I. Trimenon entsprechen, die geforderte Retentionszeit ist hoch angesetzt. Wir stellen diese Diagnose, wenn nur schemenhaft erkennbare Zotten vorliegen, die meist in Massen von Fibrin eingemauert sind. Der Trophoblastüberzug ist degenerativ verändert, die Stromazellen der Zotten zeigen in der Regel bereits pyknotische Kerne. Bei derartigen Schwangerschaften sind meist makroskopisch die Zotten nicht erkennbar und eine zytogenetische Untersuchung mißlingt, da keine vitalen embryonalen Zellen isoliert werden können.

5 Iatrogener Abort (Interruptio) und krimineller Abort

5.1 Methoden der Interruptio

Die Unterbrechung von Schwangerschaften im I. Trimenon wird meist mittels Saugkürettage durchgeführt. Auf eine pathomorphologische Bearbeitung des gewonnenen Materials sollte geachtet werden, denn immerhin bei 0,23% bleibt die Schwangerschaft dabei intakt (KAUNITZ et al. 1985).

Die Interruptio erfolgt in der Regel in der 7.–12. Schwangerschaftswoche. Es handelt sich dabei meist um regelrechte Schwangerschaften, die zeitgerecht entwickelt sind und keine Retentionszeichen aufweisen. Die Zotten enthalten zu diesem Zeitpunkt bereits reichlich dünnwandige Kapillargefäße (Abb. 2–4). Entzündliche Infiltrate im intervillösen Raum fehlen, Fibrinablagerungen sind spärlich (Abb. 2–7). VOGEL (1968) weist zu recht auf die enorme Variabilität der Zottenmorphologie im I. Trimenon hin, die z.T. auch dadurch entsteht, daß bei 2,9% der induzierten Aborte eine Aneuploidie vorliegt (KAJII 1973). In einem Teil der Interruptiones finden sich retardierte und teils auch retinierte Plazenten, die an Spontanaborte erinnern. Wahrscheinlich handelt es sich dabei um Schwangerschaften, die als Abort geendet hätten, wenn nicht die Interruptio zuvor gekommen wäre. EMMRICH et al. (1977) berichtet über eine Rate von 24,6% sicheren und weiteren 19,7% fraglichen Abortiveiern im Interruptionsmaterial der 5.–14. Schwangerschaftswoche.

5.2 Prognostische Bedeutung der Interruptio

Eine rege Diskussion besteht über die Bedeutung von Interruptionen für weitere Schwangerschaften. Obwohl nach BRÄUTIGAM u. KOLLER (1979) bei

Interruptionen in 12,4% mit Komplikationen gerechnet werden muß, zeigten die Untersuchungen von FRANK et al. (1987), HOGUE et al. (1982) und POLAND et al. (1977), daß weitere Schwangerschaften bei diesen Frauen nicht mit einem höheren Abortrisiko behaftet waren. Die Untersuchung von ANOKUTE (1987) konnte auch bei Frauen mit mehrfachen Interruptionen keinen Einfluß auf die Folgeschwangerschaft nachweisen. BRÄUTIGAM u. WARNKE (1981) fanden vermehrt Zervixinsuffizienzen und Spätaborte und wiesen gleichzeitig darauf hin, daß die Komplikationsrate wesentlich ansteigt, wenn die Interruptio nach der 8. Schwangerschaftswoche durchgeführt worden war. Eine erhöhte Rate von aneuploiden Aborten tritt nicht auf (KLINE et al. 1986). In diesem Zusammenhang ist wahrscheinlich die Interruptionstechnik von Bedeutung (BELLER 1979): je schonender der Zervixkanal dilatiert werden kann, desto weniger Zervixinsuffizienzen resultieren. Die neuen Techniken der Portioaufweichung mit Prostaglandinen oder der wiederentdeckten Dilatation mit quellenden Laminariastiften erlauben eine Eröffnung des Muttermundes ohne traumatische Schädigungen (PONNATH 1986). Damit sinkt auch die Rate der Aborte in den Folgeschwangerschaften.

5.3 Chorionzottenbiopsie

Durch die Technik der Chorionzottenbiopsie wurde die Rate für euploiden Aborte kaum erhöht, LIPPMAN et al. (1984) nehmen an, daß der Anstieg etwa 1%, sicher aber weniger als 9% beträgt. FROSTER-ISTENIUS et al. (1988) geben eine Rate von 3% an und weisen gleichzeitig auf das Vorkommen von auf die Plazenta beschränkten Chromosomenmosaike als diagnostischen Fallstrick hin. Die Abschätzung des Risikos ist besonders schwierig, weil die Chorionzottenbiopsie meist bei älteren Schwangeren eingesetzt wird (LESCHOT et al. 1987), die ohnehin hohe Abortraten aufweisen.

5.4 Kriminelle Aborte

Kriminelle Aborte gelangen selten zur pathomorphologischen Untersuchung, es ist auch kaum möglich am Abortmaterial die Diagnose des artefiziellen Abortes zu stellen. Gelegentlich kommt es durch unsterile Manipulationen zur Endometritis mit Infiltraten aus Plasmazellen und Granulozyten. Bei einer rein granulozytären Infiltration der Decidua graviditatis sollte eher an demarkierte Deziduanekrosen als an eine Endometritis gedacht werden. Liegt ein einzeitig erfolgter Abort ohne Retention vor, entspricht der Befund den Interruptionen. Auf Fremdkörper sollte geachtet werden (RUSHTON 1981). Wird das Untersuchungsmaterial als Spontanabort deklariert, kann versucht werden, eine Verletzung der Plazenta, der Eihäute oder des Embryos durch die Instrumentierung nachzuweisen. Eine Chorioamnionitis bei orthotoper Implantation sollte Anlaß sein, eine kriminelle Interruptio auszuschließen. Im Zweifel sollte sowohl eine mikrobiologische Untersuchung eingeleitet werden, aber auch Fruchtwasser oder Blut asserviert werden, um ggfs. Chemikalien nachweisen zu können. Beim Seifenabort soll die Verätzung der Fruchtteile histologisch erkennbar sein. Sowohl mikrobiologische als auch chemische Untersuchungen sind an unfixiertes Gewebe gebunden. Die Rate an kriminellen Aborten hat durch die Liberalisierung der Interruptionsbestimmungen erheblich abgenommen (NORGAARD 1985). Insgesamt wurde die Rate an kriminellen Aborten früher erheblich überschätzt, heute wird diese Möglichkeit oft gar nicht mehr bedacht.

6 Rezidivierende (habituelle) Aborte

6.1 Begriffsbestimmung und Häufigkeit

Während bei den meist als Einzelereignis auftretenden Spontanaborten des I. Trimenon die Chromosomenaberrationen die wichtigste Ursache darstellen, sind die Ursachen des rezidivierenden Spontanabortes vielfältiger (STIRRAT 1983). Rezidivierende Spontanaborte stellen etwa 5–10% aller Spontanaborte (MARONI 1985). Der Begriff des habituellen Abortes ist nicht allgemein akzeptiert, es existiert keine einheitliche Definition. Bei vielen Frauen werden nach mehreren Aborten doch noch Schwangerschaften ausgetragen. Die Prognose ist wohl weitaus günstiger als in den ursprünglichen Untersuchungen angegeben. So fanden HARGER et al. (1983) bei 155 Paaren mit zwei oder mehr Aborten, daß bei mindestens 71% in der Folgezeit ein lebendes Kind geboren wurde.

Die Ursachen des wiederholten Abortes liegen entweder bei der Mutter oder auf seiten der Schwangerschaft. Von seiten des Vaters besteht nur selten ein Abortrisiko.

6.2 Allgemeine Abortursachen bei der Mutter

6.2.1 Infektionen

Infektionen wurden – ähnlich wie bei den spontanen Frühaborten (vgl. S. 206) – wiederholt beschuldigt, für den rezidivierenden Abort verantwortlich zu sein, insbesondere durch Mykoplasmen (STRAY-PEDERSEN et al. 1978). NAESSENS et al. (1987) diskutierten die Bedeutung von Ureaplasma urealyticum für rezidivierende Spontanaborte: bei normalen Schwangerschaften sahen sie eine Infektion der Cervix uteri in 42,6%, bei Frauen mit mehreren Aborten in 64,5%.

Der Beweis eines kausalen Zusammenhanges ist wegen der schwierigen Methodik schwer zu erbringen, zumal gerade Mykoplasmen bei vielen Frauen in der Vagina und Zervix ohne aktive Infektion vorhanden sind (HAAS u. GALLE 1984). In der Regel bleibt das Endometrium bakterienfrei. Daneben werden Listerien, Toxoplasmen und Herpes simplex diskutiert. MAIER (1987) und auch BYRN u. GIBSON (1986) kommen zu dem Ergebnis, daß es bisher keine schlüssigen Beweise für eine infektiöse Genese von rezidivierenden Aborten gibt.

6.2.2 Stoffwechselstörungen der Mutter

Die Bedeutung der weit verbreiteten, milden Hypothyreose ist lange Zeit überschätzt worden (MARONI 1985; MAXSON 1986). Der Diabetes mellitus stellt ein beachtliches Risiko dar für das letzte Trimenon der Schwangerschaft und die Perinatalperiode. In dieser Phase bestehen besonders hohe Spiegel an diabetogenen Plazentahormonen, insbesondere des humanen Plazenta-Laktogens (HPL) (GÖDEL 1979; s. Abschn. 7.7.1).

6.2.3 Kollagenosen

Der manifeste Lupus erythematodes systemicus trägt ein Abortrisiko von bis 40%, aber auch vor Ausbruch der Krankheit soll die Abortrate schon erhöht sein (HARGER et al. 1983). HOWARD et al. (1987) fanden bei 29 Frauen mit rezidivierenden Aborten bei 14 lupusassoziierte Antikörper, nachgewiesen durch eine verlängerte aktivierte partielle Thromboplastinzeit, und empfahlen deshalb, bei allen Frauen mit rezidivierenden Aborten nach derartigen Antikörpern zu suchen.

Da der Lupus erythematodes häufig bei jungen Frauen im gebärfähigen Alter manifest wird (KALDEN 1987), kommt es häufig zu Zusammentreffen mit Graviditäten. HANLY et al. (1988) sahen bei 11 Schwangerschaften von Patientinnen mit einem Lupus erythematodes 3 Aborte (bis zur 27. Schwangerschaftswoche) und einen perinatalen Todesfall. Bei allen Schwangerschaften waren die Plazenten auffällig klein, häufig fanden sich intervillöse Hämatome und sog. Infarkte. Histologisch wurde eine Verdickung der trophoblastären Basalmembranen berichtet. Ein ursächlicher Zusammenhang mit den mütterlichen DNA-Antikörpern beim Lupus erythematodes wird angenommen. Nach FINE et al. (1981) steigt die Rate der Aborte mit der Einschränkung der Nierenfunktion.

Die uterinen Spiralarterien bei diesen Fällen wurden bisher nicht morphologisch untersucht, die wenigen untersuchten Plazenten solcher Schwangerschaften zeigten keine charakteristischen Veränderungen (RUSHTON 1984a).

Für die rheumatoide Arthritis sah KAPLAN (1986) ähnliche Ergebnisse: Er untersuchte die geburtshilflichen Anamnesen von 69 Frauen mit rheumatoider Arthritis und fand hochsignifikant mehr Aborte als in einer Vergleichsgruppe. Die Fertilitätsraten stimmten in beiden Gruppen überein. Die Rate der Aborte war bereits erhöht, bevor die Patientinnen an der rheumatoiden Arthritis erkrankten, so daß KAPLAN (1986) eine „rheumatoide Diathese" für die Ursache der Aborte hielt. Andererseits wiesen SEIDEL (1979) und DONAT (1986) darauf hin, daß die Symptomatik der Grundkrankheit ab dem 2. Schwangerschaftsmonat durch die hohen Hormonspiegel günstig beeinflußt wird.

Zwischen Dermatomyositis und Schwangerschaft sollen keine Wechselwirkungen bestehen, dagegen ist die Beziehung von Sklerodermie und Abort nicht geklärt, da bisher nur wenige Fälle vorliegen (DONAT 1986).

6.2.4 Genitale Ursachen

Eine große Gruppe von rezidivierenden Spontanaborten finden sich bei Frauen mit Uterusmißbildungen (bis 10% bei MAAS 1986; 10–20% nach AUDE-

BERT et al. 1983 und MARONI 1985; 16% nach COULAM 1986; 18% nach MIEDA-
NER-MAIER et al. 1988). Während in der Gesamtbevölkerung nur in 1% Uterusmißbildungen nachweisbar sind, finden sich in der Gruppe der Frauen mit rezidivierenden Aborten 7–29%, es findet also eine Selektion dieser Frauen statt,
wenn nach rezidivierenden Aborten gesucht wird (BERNASCHEK u. KRATOCHWIL
1981). Entscheidend für die Abortinduktion sind offensichtlich die räumlichen
Verhältnisse im Uterus. Am häufigsten liegt ein Uterus subseptus oder bicornis
vor. Aborte finden sich dabei in bis zu 60% der Schwangerschaften (GEORGAKO-
POULOS u. GOGAS 1982), BATES u. WISNER (1984) geben sogar bis 90% Frühaborte an.

Bei einem Teil der Patientinnen mit mehreren Aborten findet sich nur *eine*
Arteria uterina. Das Fehlen einer Arteria uterina soll auch bei sonst regelhaft
gestaltetem Uterus zu gehäuften Aborten führen, bedingt durch eine schlechtere
Blutversorgung im Endometrium (FLAMIGNI et al. 1985; ROCK u. MURPHY
1986). BURCHELL et al. (1978) wiesen auf die Bedeutung der Zahl der Arteriae
uterinae ascendentes hin: sie untersuchten mittels postoperativer Gefäßinjektion
Hysterektomiepräparate und verglichen die Befunde mit den geburtshilflichen
Anamnesen: Frauen mit mehr als der normalen einen Arteria uterina ascendens
auf jeder Seite hatten mehr Aborte zu verzeichnen. BURCHELL et al. (1978) erklär-
ten dies damit, daß es bei zwei aufsteigenden Arterien zu einer schlechteren
Gefäßversorgung der Grenzgebiete kommt, das Endometrium also regional
schlechter mit Blut versorgt ist. Auf die Bedeutung der uterinen Blutversorgung
wies auch GOSDEN (1985) hin, er meint, im Analogieschluß zu den Uteri bei
älteren Nagetieren, daß auch beim Menschen die Blutversorgung des Uterus
mit steigendem Alter abnimmt und dadurch ein Teil der erhöhten Abortrate
bei älteren Frauen erklärt werden könne.

6.2.4.1 Endometriose beim rezidivierenden Abort

Bei der unbehandelten Endometriosis besteht ebenfalls ein erheblich gestei-
gertes Abortrisiko (GROLL 1984; NAPLES et al. 1981). Nach SEMM (1988) entwik-
keln 15% aller Frauen im Laufe ihres Lebens eine Endometriose. WHEELER
et al. (1983) fanden in ihrem Patientengut bei mäßiger unbehandelter Endometriose Abortraten bis 49%, 1984 beschrieben MALINAK u. WHEELER sogar Fertili-
tätsstörungen bei 90%. NAPLES et al. (1981) stellten signifikante Unterschiede
der Abortraten bei Frauen mit und ohne Endometriose fest; konservative oder
chirurgische Therapie ließ die Abortraten erheblich sinken. Bei den von ROCK
et al. (1981) konservativ und chirurgisch behandelten 49 Frauen mit sekundärer
Infertilität fiel die Abortrate von 49 auf 20%. METZGER et al. (1986) sahen
ebenfalls einen enormen Abfall der Abortraten nach chirurgischer Therapie der
Endometriosepatientinnen, wiesen aber gleichzeitig auf die Bedeutung adäquater
Vergleichsgruppen bei derartigen Untersuchungen hin. Die Therapiemaßnahmen
waren außerordentlich unterschiedlich, so daß ein direkter Vergleich nicht möglich ist (Zusammenfassung bei SCHWEPPE 1984). Auch SEMM (1988) sieht einen
wahrscheinlichen Zusammenhang zwischen Endometriose und Aborten. CHECK
et al. (1987) widersprachen diesen Thesen, sie fanden bei Frauen mit laparosko-
pisch gesicherter Endometriose Abortraten von 25,7%, aber auch solche von

30% bei subfertilen Frauen ohne Endometriose. Sie schlossen daraus, daß andere Faktoren entscheidend sein müßten, ohne jedoch die Faktoren zu benennen.

6.2.4.2 Uterusmyome

Uterusmyome stellen oft ein Hindernis für die geordnete Implantation und später für die Ausweitung des Uterus während der Schwangerschaft dar (ELIAS u. SIMPSON 1980), 18% dieser Frauen sollen rezidivierende Spontanaborte aufweisen (Beispiele s. Abb. 31). Besondere Bedeutung haben dabei submuköse Myome. Die Abortrate steigt mit der Größe und der Menge der Myomknoten, allerdings sind nur etwa 50% der Uterusmyome mit Schwangerschafts- oder Geburtskomplikationen verbunden (BÖTTCHER u. BELLER 1977). Die Abortrate wird mit bis 25% angegeben (BÖTTCHER u. BELLER 1977). Myome können sich insbesondere in der ersten Hälfte der Schwangerschaft vergrößern, aber auch verkleinern oder sogar verschwinden. Neben der Wirkung auf das Endometrium wurden auch Kreislaufstörungen insbesondere im venösen Schenkel als pathogenetisches Prinzip diskutiert (CANDIANI u. FEDELE 1987).

Da bei diesen Frauen häufig gleichzeitig weitere Genitalerkrankungen wie Endometriumpolypen vorliegen, sollte vor einer Myomenukleation eine eingehende Diagnostik erfolgen. Auch Endometriumadhäsionen gelten als Risikofaktor für den rezidivierenden Spontanabort. Endometriumadhäsionen entstehen

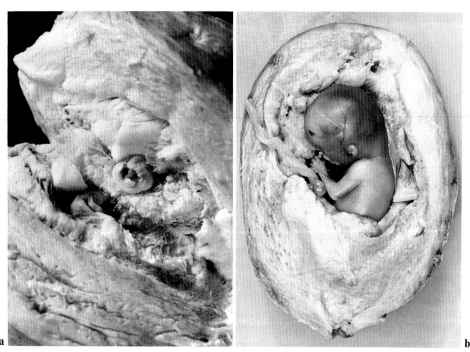

a   b

Abb. 31 a, b. Spätabort aus mütterlicher Ursache: Gravide Uteri bei Uterus myomatosus. (**a** Früh-, **b** Spätgravidität, Bilder freundlicherweise von Prof. Dr. V. BECKER überlassen)

am häufigsten nach diagnostischen oder postpartalen Kürretagen, seltener nach einer Endometritis.

6.2.4.3 Zervixinsuffizienz

Eine häufige Ursache des rezidivierenden Spontanabortes ist die Zervixinsuffizienz, die selten kongenital, überwiegend akquiriert ist. Ursache ist die oft recht unkritisch indizierte Portiokonisation oder die Portiodilatation anläßlich einer Interruptio oder diagnostischen Abrasio. Letztere Ursache wird wohl künftig seltener zu beobachten sein, da die Verwendung von Prostaglandinen zur Portioauflockerung das Trauma an der Portio verringert. McDONALD (1963) nennt als wichtigstes Trauma die Geburt: von seinen 76 Patientinnen mit Zervixinsuffizienz waren nur 2 Nulligravidae. Der Abort tritt meist im II. Trimenon ein (SCHWARZ 1984; s. Abschn. 7).

6.2.4.4 Corpus luteum-Insuffizienz

Eine Corpus luteum-Insuffizienz wird mit einer Häufigkeit von 25–33% der Patientinnen diagnostiziert (COULAM 1986), MIEDANER-MAIER et al. (1988) sahen eine Ovulationsstörung oder eine Lutealinsuffizienz bei der Hälfte ihrer 70 Paare mit rezidivierenden Aborten. Ein Progesteronmangel in den ersten Tagen der Schwangerschaft verursacht einen Abort im I. Trimenon, dabei ist die Rolle des ungenügend sekretorisch transformierten Endometrium entscheidend (MAXSON 1986).

6.2.4.5 Chromosomale und genetische Ursachen

Chromosomale Ursachen liegen den rezidivierenden Aborten in 5,4–16,7% zugrunde, ihre Ursache kann durch zytogenetische Diagnostik der Eltern nachgewiesen werden (ROTT et al. 1972). Die größte Bedeutung haben strukturelle Chromosomenaberrationen, meist in Form der Translokationen (COULAM 1986; DEWALD u. MICHELS 1986; McMANUS u. DE ARCE 1986; NOOR u. HASSAN 1984; SINGHANIA et al. 1985). Bei diesen Fällen liegt bei 90% der Eltern eine balancierte Translokation vor, die bei immerhin 4–8% der Paare mit rezidivierenden Aborten nachgewiesen werden können. Lediglich FITZSIMMONS et al. (1983) sahen nur bei 2,3% der Paare mit rezidivierenden Aborten elterliche Chromosomenaberrationen. McMANUS u. DE ARCE (1986) fanden bei 84 Paaren mit rezidivierenden Aborten fünf elterliche Chromosomenaberrationen, davon vier bei den Müttern.

Die numerischen Aberrationen stellen beim rezidivierenden Abort eine Minderheit dar, wahrscheinlich sind sie nur zufällige Ereignisse bei Frauen, deren sonstige Aborte aus anderer Ursache erfolgten.

Daneben sind in der Bevölkerung chromosomale Varianten nachweisbar, die als Polymorphismen aufgefaßt werden müssen. Es handelt sich um perizentrische Inversionen des Chromosomes 9, Vermehrung des zentromernahen Chromatins bei Chromosom 1, 9 oder 16, große Satelliten auf akrozentrischen Chromosomen oder lange Y-Chromosomen, die nicht als Erklärung rezidivierender Aborte herangezogen werden dürfen (MÜHLENSTEDT et al. 1988).

Mit dem Nachweis von balancierten Translokationen entstehen häufig erhebliche psychologische Spannungen in den Beziehungen der Paare.

GLASS u. GOLBUS (1978) vermuten, daß für rezidivierende Aborte neben Chromosomenaberrationen auch Einzelgen- und resultierende Enzymdefekte verantwortlich sein könnten, deren Aufdeckung allerdings bisher nicht gelungen ist.

6.2.4.6 Immunologische Faktoren

Für eine erfolgreiche Schwangerschaft scheint – anders als bei der Organtransplantation – eine weitgehende Übereinstimmung der Gewebsantigene von Mutter und Frucht schädlich zu sein. Paare mit rezidivierenden Aborten sollen eine überzufällig große Übereinstimmung in ihren HLA-Antigenen aufweisen (MCINTYRE u. FAULK 1987; MENGE u. BEER 1985; ZOWISLO et al. 1988). Dadurch sollen die zellvermittelte Immunität blockierende Substanzen nicht hinreichend gebildet werden, so daß die Frucht abgestoßen wird. Allerdings konnten die Untersuchungen von VANOLI et al. (1985) keine erhöhte HLA-Übereinstimmung bei Paaren mit rezidivierenden Aborten nachweisen (s. Abschn. 2.4).

Insgesamt sind in den letzten Jahren die Kenntnisse über Ursachen rezidivierender Spontanaborte erheblich gewachsen, COULAM (1986) gibt an, daß bei 85% eine Ursache nachgewiesen werden kann. Mit diesem Kenntniszuwachs hat die histomorphologische Beurteilung nicht Schritt gehalten. Morphologische Untersuchungen der rezidivierenden Aborte, insbesondere unter Berücksichtigung der Karyogramme und der immunologischen Situation, liegen bisher nicht vor.

7 Spätaborte

Das II. Trimenon stellt eine vergleichsweise stabile Phase der Schwangerschaft dar, die Abortrate beträgt nur etwa 10% aller Aborte. Ein Unterschied ergibt sich auch in den Abortursachen, da in dieser Zeit exogene Faktoren erheblichen Einfluß nehmen.

7.1 Mütterliche Stoffwechselsituation

7.1.1 Diabetes mellitus

Die zahlenmäßig bedeutendste Stoffwechselstörung bei der Mutter ist der Diabetes mellitus, nicht nur in Form des Gestationsdiabetes sondern durch die gute therapeutische Führung der Patientinnen zunehmend auch des juvenilen Diabetes mellitus. Die Abortrate in dieser Patientengruppe soll nach PEDERSEN (1977) nicht erhöht sein, zu ähnlichen Ergebnissen kam KALTER (1985, 1987), der alle bisherigen Studien über die Beziehung Diabetes mellitus und Abort kritisch sichtete. Kontrollierte Studien konnten kein erhöhtes Abortrisiko belegen. CRANE u. WAHL (1981) fanden bei 489 Schwangerschaften von 154 Diabetikerinnen mit einer Abortrate von 12,2% keinen Unterschied zur Kontrollgruppe, die eine Abortrate von 10,9 bzw. 14,5% aufwies. Die Autoren konnten auch kein erhöhtes Risiko für rezidivierende Aborte belegen. FEIGE (1986) teilte eine Abortrate von 14,6% für Diabetikerinnen mit, die von der Stoffwechselführung abhängig sei. Dagegen fanden MIODOVNIK et al. (1984) in einer prospektiven Studie bei Diabetikerinnen erhöhte Abortraten bis 30%, die bei schweren Diabetesfällen bis auf 44% anstiegen. Auch bei jüngeren Frauen scheint ein höheres Risiko zu bestehen. Allerdings lagen auch hier die meisten Aborte im I. Trimenon (87%) und nur 13% traten als Spätabort (gerechnet bis zur 20. Schwangerschaftswoche) auf, obwohl die Stoffwechselsituation der Mutter besonders in der 2. Schwangerschaftshälfte durch Plazentahormone belastet wird (GÖDEL 1979). BURKHART et al. (1988) geben die Rate an Lebendgeburten bei Gesunden mit 78% an, bei Diabetikerinnen dagegen mit 67,3%. SUTHERLAND u. PRITCHARD (1986) beobachteten bei Diabetikerinnen signifikant häufiger Spontanaborte. MIMUONI et al. (1987) und MIODOVNIK et al. (1985) wiesen darauf hin, daß bei Diabetikerinnen mit Aborten der Glykohämoglobinspiegel höher und gleichzeitig der Magnesiumserumspiegel niedriger sei als bei Diabetikerinnen mit ungestörter Schwangerschaft. WEISS u. HOFMANN (1985) konstatieren einen erheblichen Rückgang der Infertilität und der Abortraten für Frauen mit einer konsequenten Diabetesüberwachung, insbesondere wenn der Glykohämoglobinspiegel verwendet wird. Auch die Mißbildungsrate der Feten läßt sich erheblich erniedrigen.

Bei den meisten Plazenten von Diabetikerinnen finden sich Reifungsstörungen der Zotten, die als sog. Monster- oder Riesenzotten oft nur herdförmig oder einzeln nachweisbar sind (BECKER u. EMMRICH 1981; FOX 1978; s.S. 110). Daneben finden sich gehäuft retardierte, oft in Gruppen angeordnete Zotten (VOGEL u. KLOOS 1975). Jedoch sind auch in normalen Plazenten immer erhebliche Reifungsunterschiede der Plazentazotten nachweisbar, die topographisch an die Zentren der Plazentone gebunden sind (SCHUHMANN u. WEHLER 1971). Die morphologischen Diagnosemöglichkeiten werden weiter dadurch eingeschränkt, daß die Hälfte der Plazenten von Diabetikerinnen zeitgerecht entwickelt sind (HAUST 1981) und eine charakteristische Morphologie häufig fehlt (PEDERSEN 1977).

7.1.2 Hyper- und Hypoparathyreoidismus

Während der Schwangerschaft muß die Mutter etwa 25 g Kalzium für den Feten bereitstellen, der Hauptbedarf entsteht allerdings im III. Trimenon. Über eine Aborthäufung bei Frauen mit Störungen des Kalziumstoffwechsels ist nichts bekannt, es besteht aber ein erhöhtes Risiko der Früh- und Todgeburt (ZIEGLER 1981).

7.2 Leber- und Nierenerkrankungen

Schwere chronische Erkrankungen der Mutter gehen mit einer deutlichen Subfertilität einher.

Bei chronischen Leberkrankheiten, insbesondere klinisch manifesten Leber-zirrhosen, stellt sich eine sekundäre Amenorrhoe ein (GÜLZOW u. TEICHMANN 1979; HAEMMERLI 1966). Bei einem erheblichen Teil dieser Patientinnen kommt es unter der Belastung der Schwangerschaft zu einer Dekompensation der Leber-funktion (HOLTERMÜLLER u. WEISS 1979). BORHANMANESH u. HAGHIGHI (1970) beobachteten bei 21 Leberzirrhotikerinnen mit überwiegend gut kompensierter Zirrhose 9 Schwangerschaften. Im Schwangerschaftsverlauf trat bei zwei Patien-tinnen ein Ikterus auf, drei Frühgeburten, zwei Totgeburten und ein mütterlicher Todesfall im 5. Monat belegen die Risiken in dieser Patientengruppe. KAUL-HAUSEN et al. (1986) empfehlen für Leberzirrhotikerinnen die konsequente Kon-trazeption.

Histopathologisch wurden nur wenige Plazenten aus derartigen Schwanger-schaften untersucht. LIEBHARDT u. WOJCICKA (1970) beobachteten hämosiderin-beladene Makrophagen in den Membranen, der Chorionplatte und gelegentlich auch in den Plazentazotten, daneben eine verringerte Zottenvaskularisation, Stromafibrose und ausgeprägte Synzytialknoten. Wir beobachteten bei einer 23 Jahre alten Frau mit einer in der 16. Schwangerschaftswoche dekompensierten Leberzirrhose einen Ikterus der Abortplazenta mit reichlich Gallepigmentablage-rungen in den Hofbauer-Zellen und im Synzytiotrophoblasten (vgl. S. 114, RÖCKE-LEIN et al. 1988 b). In derartigen, allerdings seltenen Fällen muß an eine Stoffwech-selstörung der Plazenta im Sinne der cholämischen Plazentose gedacht werden.

Bei der hepatischen Porphyrie bestehen keine Besonderheiten des Schwanger-schaftsverlaufes (GÜLZOW u. TEICHMANN 1979).

Eine chronische Niereninsuffizienz geht meist mit einer sekundären Infertili-tät einher, besonders wenn die Dauerdialysebehandlung notwendig ist (ZIEGEN-HAUSEN et al. 1988). Dennoch eintretende Schwangerschaften bedeuten eine Be-lastung sowohl durch den größeren Pool an harnpflichtigen Substanzen als auch durch die Verstärkung der oft nachweisbaren Anämie. Als kritische Grenze gilt nach WULF (1963) ein Hämoglobingehalt von 40%. Allerdings liegt bei den chronisch niereninsuffizienten Schwangeren häufig auch eine arterielle Hypertonie und hypertonische Gefäßerkrankungen vor, die auch die Spiralarte-rien betreffen (s. Abschn. 7.6.2). Bei nahezu allen Schwangerschaften von chro-nisch Nierenkranken muß mit einer Propfgestose gerechnet werden.

Während der Schwangerschaft progrediente Glomerulonephritiden sind mit einem hohen maternen Risiko belastet, so daß in diesen Fällen zur Interruptio aus medizinischer Indikation geraten wird (DUTZ et al. 1979). Dagegen verlaufen Schwangerschaften beim nephrotischen Syndrom und bei kompensierten Zysten-nieren in der Regel unauffällig (DUTZ et al. 1979).

7.3 Mütterliche Herzfehler

Patientinnen mit erworbenen Herzfehlern kommen mit der Schwangerschaft relativ gut zurecht. Meist handelt es sich um rheumatische Herzerkrankungen, mit denen in 1–4% der Schwangerschaften zu rechnen ist (KAULHAUSEN et al. 1986). Anders ist die Situation bei schweren angeborenen Herzfehlern. BATSON

(1974) berichtet über 28 Schwangerschaften bei 11 Frauen mit einer Eisenmenger Reaktion, meist auf dem Boden eines Vorhof- oder Ventrikeldefektes, bei drei Frauen traten insgesamt 6 Aborte auf. Die anderen acht Frauen trugen 22 Schwangerschaften aus. Dagegen fand er bei den 27 Schwangerschaften von 8 Frauen mit Fallotscher Tetralogie 13 Aborte sowie 3 Totgeburten bei fünf der Patientinnen. Trotz dieser hohen Rate von Aborten hält er Schwangerschaften bei diesen Frauen für erwünscht, da die mütterliche Gefährdung gering zu sein scheint. Keine seiner Patientinnen verstarb im Rahmen einer Schwangerschaft.

7.4 Weitere Erkrankungen der Mutter

Bei der Colitis ulcerosa besteht kein Einfluß auf den Schwangerschaftsverlauf (DONAT 1986), dagegen soll bei akuten Phasen der Enterocolitis Crohn während der Schwangerschaft mit hohen Abortraten zu rechnen sein (ARENDT et al. 1979). MARTIMBEAU et al. (1975) berichteten anläßlich von zwei eigenen Fällen in einer Literaturübersicht über eine hohe Gefährdung von Mutter und Kind beim akut während der Schwangerschaft exazerbierten M. Crohn. Sie diskutierten aber nicht die Ergebnisse von NORTON u. PATTERSON (1972), die 18 Frauen mit M. Crohn untersuchten. In dieser Patientengruppe kam es bei 59 Schwangerschaften zu 7 Aborten und einer Totgeburt. NORTON u. PATTERSON (1972) konnten keinen gegenseitigen Einfluß von M. Crohn und Schwangerschaften nachweisen.

Eine Sarkoidose der Mutter stellt kein Risiko für die Schwangerschaft dar (STEINBRÜCK u. LACHMANN 1979).

7.5 Mütterliche Infektionen

Über den mütterlichen Blutstrom oder aszendierend über den Zervixkanal in die Plazenta eingebrachte Erreger spielen insbesondere im II. Trimenon als Abortursache eine große Rolle. Es handelt sich dabei meist um Bakterien, seltener Pilze, Viren oder Protozoen (Toxoplasma gondii) (SEVER 1980). Der Nachweis ist vom aktuellen Stand der immunologischen, mikrobiologischen und histologischen Methoden abhängig, ein Methodenfortschritt erzeugt in der Regel eine Welle von Mitteilungen. Dies führt zu einer Überschätzung der Bedeutung von gerade diskutierten Erregern. Entzündungsinfiltrate sind in der Plazenta zudem häufig: SARRUT et al. (1983) wiesen in 38,4% von 1069 Plazenten Infiltrate nach, aber nur in 9,7% eine mikrobielle Amnionitis. Septische Aborte wurden früher in 2–7% berichtet, sind in den letzten Jahren aber seltener geworden; zugenommen haben dagegen die Chorioamnionitiden (WILDFÜHR et al. 1979).

7.5.1 Viren

7.5.1.1 Hepatitis B

Virale Infektionen gelangen fast ausschließlich hämatogen in die Plazenta. Allerdings ist die klinische Relevanz der Infektion schwer abzuschätzen. So fanden NAUMOVA et al. (1985) molekularbiologisch das Genom des Hepatitis B Virus in fünf Plazenten, bei denen nur in vier Fällen eine Hepatitis B der Mutter nachgewiesen wurde. In drei Fällen war das Virus in das Genom der Plazentazellen integriert. Über Funktionsstörungen oder Entzündungsinfiltrate bei diesen Plazenten oder über die Situation der Kinder wurde nicht berichtet. KHUDR u. BENIRSCHKE (1972) beobachteten zwei Plazenten, die in der ikterischen Phase der Hepatitis geboren worden waren, in einem Fall Bilirubinablagerungen in den Hofbauer-Zellen sowie im Synztiotrophoblasten. Entzündungsinfiltrate beschrieben sie nicht, aber ALTSHULER u. RUSSEL (1975) sahen 4 ihrer 12 Fälle von diffuser Villitis im Zusammenhang mit einer Hepatitis, da die Kinder an einer perinatalen Hepatitis erkrankten.

PASTOREK et al. (1988) fanden bei der Nachuntersuchung von 60 Frauen mit einer Hepatitis B Antigenämie keinerlei Unterschiede zu einer gleich großen Kontrollgruppe bezüglich Schwangerschaftsverlauf und -ausgang.

7.5.1.2 Herpes simplex Virus

Ähnlich umstritten ist die Bedeutung der Infektion mit Herpesvirus, die von NAIB et al. (1970) diskutiert wurde. Bei den von ihnen bis zum IV. Schwangerschaftsmonat beobachteten 21 Herpes-Infektionen waren 7 mit einem Abort verbunden. GOLDSMITH (1984) vermutete eine kausale Rolle des Herpes simplex Virus, das nicht nur eine Plazentitis, sondern auch eine aszendierende Chorioamnionitis hervorrufen kann (FOX 1978). ROBB et al. (1986) fanden in 39% aller Spontanaborte Herpes simplex Antigene, bei den Windeiern sogar in 69%, dagegen in iatrogenen Aborten nur in 14%. Die Infektion soll aus einer latenten Endometriuminfektion der Frau in die Plazenta gelangen (ROBB et al. 1986). Herpestypische Einschlüsse wurden nicht beobachtet, lediglich eine unspezifische Villitis (s.S. 229). Auch BRAUN et al. (1987) halten eine chronische Herpesinfektion als Abortursache für möglich. Da die Herpes simplex Durchseuchung in den letzten Jahren gestiegen ist, müßten mehr Fälle von plazentaren Infekten auftreten.

7.5.1.3 Zytomegalovirus

Zytomegalovirus-Infektionen sind morphologisch diagnostizierbar wegen der pathognomischen, eulenaugenartigen Kerneinschlüsse, die sich auch an der Plazenta lichtmikroskopisch nachweisen lassen (BENIRSCHKE et al. 1974; MONIF u. DISCHE 1972). Die Einschlüsse finden sich sowohl in Stromazellen als auch in Endothelien, Trophoblastzellen und gelegentlich in Nabelschnurzellen (MOSTOUFI-ZADEH et al. 1984). In der Plazenta entstehen fokale Zottennekrosen, häufiger aber intravillöse Rundzellinfiltrate der Zotten, die neben Lymphozyten besonders perivaskulär angeordnete Plasmazellen enthalten (ALTSHULER u. RUSSEL 1975; MONIF u. DISCHE 1972; MOSTOUFI-ZADEH et al. 1984). Die Infektion führt beim Feten zu angeborenen Mißbildungen, die besonders das Zentralnervensystem betreffen. Aborte bei derartig mißgestalteten Kindern wurden beobachtet. SEVER (1980) nennt für Frühaborte eine Infektionsrate mit Zytomegalie von 1,5%, PECKMAN u. MARSHALL (1983) eine Infektionsrate von 0,4–2,4% aller Schwangerschaften, insbesondere da bei der Mutter oft über Monate eine Virämie besteht (WILDFÜHR et al. 1979).

7.5.1.4 Röteln

Rötelnviren sind teratogen, sie werden nach Ansicht von TÖNDURY u. SMITH (1966) mit infizierten Endothelzellen der Mutter in den intervillösen Raum embolisiert. Neben den bekannten Mißbildungen bei Infektion in den ersten Schwangerschaftswochen reagiert die Plazenta mit einer Endarteriitis, die durch die resultierende Plazentainsuffizienz Spätaborte auslösen kann (BECKER 1981a). ALTSHULER u. RUSSEL (1975) berichteten über intravillöse Entzündungsinfiltrate durch Lymphozyten, Makrophagen und neutrophile Granulozyten, Plasmazellen seien spärlich. GARCIA et al. (1985) dagegen sahen in der Frühphase der Infektion gitterinfarktartige Fibrinablagerungen und auch Einschlußkörperchen in der Plazenta. ALTSHULER (1984) dagegen bestreitet den Nachweis pathognomonischer Einschlüsse in Plazentazellen. Insgesamt sind Rubeolen-Plazentitiden außerordentlich selten. Ihre Zahl wird mit der konsequenten Impfung weiter sinken.

7.5.1.5 Parvoviren

Seit einigen Jahren wird gelegentlich der Abort bzw. intrauterine Fruchttod bei einer Infektion durch Parvoviren insbesondere B 19 berichtet (BOND et al. 1986; BROWN et al. 1984; MORTIMER et al. 1985b; SCHWARZ et al. 1987). Die Infektion der Mutter geht dem Absterben der Schwangerschaft oft einige Wochen voraus, bei der Mutter ist neben mildem Fieber oft eine Arthralgie und ein Erythema infectiosum nachweisbar. Die Früchte zeigen einen hochgradigen Hydrops, ohne daß eine chromosomale oder hämodynamische Ursache vorliegt (BROWN et al. 1984). Die Infektion wird in der Regel durch DNA-Hybridisierung verifiziert, die Erreger sind so auch in der Plazenta nachweisbar (BOND et al. 1986). Daneben können die Viruspartikel auch im Transmissionselektronenmikroskop dargestellt werden (BOND et al. 1986). BROWN et al. (1984) fanden morphologisch ein Plazentaödem.

Es ist anzunehmen, daß weitere Viren als Aborturursache aufgedeckt werden. Beschuldigt werden, meist gestützt auf kasuisistische Mitteilungen, Masern, Pokkenimpfvirus und Epstein-Barr Virus. Jedoch sind virale Infekte während einer Schwangerschaft fast immer nachweisbar, die Koinzidenz allein belegt keine Kausalität. Die Bestimmung von Antikörpern hilft auch nur in wenigen Fällen, da oft nicht zwischen Infektionen vor Monaten oder vor Jahren unterschieden werden kann. LE et al. (1983) wiesen nach, daß z.B. Epstein-Barr Virus nur außerordentlich selten als primäre Infektion während einer Schwangerschaft auftritt, dagegen bei einem hohen Anteil von Schwangeren bereits Antikörper vorliegen. PECKMAN u. MARSHALL (1983) sahen nach Varizelleninfektionen keinen Einfluß auf den Schwangerschaftsverlauf. Bei der Beurteilung der Kausalität werden die neuen Techniken der DNA-Hybridisierung helfen, den Erreger in den Plazenten nachzuweisen (s. aber NAUMOVA et al. 1985). Über einen Befall der Plazenta z.B. mit HIV-Viren (Human immunodefiency virus) gibt es keine eindeutigen Befunde, obwohl die vertikale Erregerübertragung von Mutter auf das Kind vielfach nachgewiesen werden konnte. Nicht klar ist dabei der Infektionsweg. Am häufigsten wird eine Infektion während des Geburtsvorganges angenommen, denkbar ist aber auch eine diaplazentare Infektion. Untersuchungen von Plazenten von HIV-positiven Müttern konnten nur diskrete Endothel-schädigungen ohne direkten Erregernachweis aufdecken (JIMINEZ et al. 1988). Ähnliche Endothelläsionen sahen GARCIA et al. (1985) bei Rubeoleninfektionen in der Schwangerschaft.

7.5.2 Bakterien

Bakterien gelangen meist aszendierend an die Fruchtanlage und führen dann zur Chorioamnionitis; bei hämatogener Infektion dagegen entsteht eine nekroti-sierende Plazentitis (Abb. 32).

7.5.2.1 Listeria monocytogenes

Sehr früh wurde die Listeriose als Abortursache bekannt, jedoch ist das charakteristische Krankheitsbild der Granulomatosis infantiseptica selten (BYRN u. GIBSON 1986). Bei diaplazentarer hämatogener Infektion finden sich in der Plazenta kleine Granulome. Listerien sind große plumpe Stäbchenbakterien, die meist schon in der Routinehistologie auffallen. Im Zweifelsfall hilft eine Gram-Färbung oder Versilberung nach Levaditi, in der sich Listerien positiv darstellen (BECKER 1981a). Im Abortmaterial sollen die Plazenten inkonstant Entzündungsinfiltrate aufweisen (BECKER 1981a). Die Listeriose ist insgesamt selten (SEELIGER et al. 1968). In der Regel stellt sich die Infektion im II. oder III. Trimenon ein, jedoch können auch gelegentlich Infektionen im I. Trimenon nachgewiesen werden (z.B. PEZESHKIAN et al. 1984).

Die Listerien sind weit verbreitet, sie sind sowohl in menschlichen wie tieri-schen Exkrementen, Boden- und Abwasserproben nachgewiesen worden. Beson-dere Beachtung fand in den letzten Jahren der Nachweis in der Rinde bestimmter Käsesorten (SEELIGER 1987).

7.5.2.2 Ureaplasmen und Mykoplasmen

Häufiger als Erreger des septischen Abortes werden Chlamydien (insbeson-dere Chlamydia trachomatis) und Mykoplasmen (hier besonders Mycoplasma hominis) sowie Ureaplasma (besonders U. urealyticum) angeschuldigt (BAR-BACCI et al. 1986; HARWICK et al. 1967; JONES 1967; STRAY-PEDERSEN et al. 1978; ZINSERLING et al. 1986). Seit der Mitteilung von STRAY-PEDERSEN et al. (1978), die eine hohe Koinzidenz von Aborten mit Mykoplasmennachweis im Endome-trium angaben, folgten Untersuchungsreihen, die die Befunde von STRAY-PEDER-SEN et al. (1978) nicht verifizieren konnten. Insbesondere besteht das Problem in der Probennahme und Weiterverarbeitung: Mykoplasmen sind häufig Bestandteil der apathogenen Vaginalflora und werden sexuell übertragen (BYRN u. GIBSON 1986), es kommt leicht zur Kontamination der Abstriche. Zudem sind Mykoplasmen außerordentlich empfindlich, das Untersuchungsmaterial muß sofort, noch körperwarm in Kultur genommen werden. Aber auch unter Beachtung dieser Vorgaben konnten MUNDAY et al. (1984) keine Unterschiede bezüglich der Mykoplasmenhäufigkeit von Spontanabort-Patientinnen zu nor-malen Wöchnerinnen nachweisen. Auch BYRN u. GIBSON (1986) sehen einen kausalen Zusammenhang von Mykoplasmen oder Ureaplasmen mit Aborten

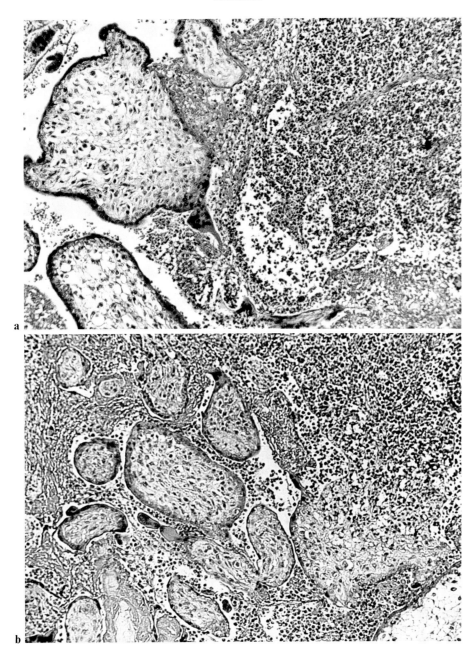

Abb. 32a, b (Legende s. S. 226)

als nicht erwiesen. MADAN et al. (1988) untersuchten 432 Totgeburten und perinatale Todesfälle, bei denen sie in 8,3% eine Mykoplasmeninfektion nachweisen
konnten; diese Fälle zeigten häufiger chorioamniale Entzündungsinfiltrate.

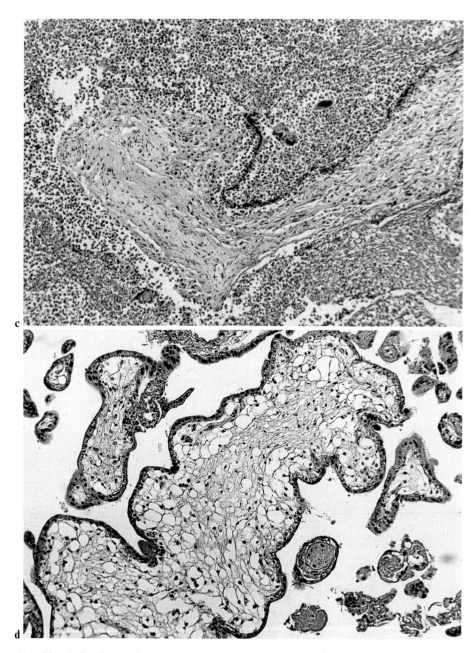

c

d

Abb. 32 a–d. Septischer Spätabort: Nekrotisierende Villitis mit massenhaft Fibrinablagerungen im Intervillosum. Durchsetzung der Fibrinmassen mit neutrophilen Granulozyten,
teils mit Ausbildung von „intervillösen Mikroabszessen" (**a**). Infiltration der (mütterlichen!) Leukozyten aus dem Intervillosum in die Zotten mit Zerstörung der Zotten (**b, c**),
abschnittsweise mit Ablederung des Synzytiotrophoblasten (**c**, oben). **c, d** Die Infiltrate
des Intervillosum sind fokal mit einem Durchmesser von weniger als 2 bis 3 cm. In
den verbleibenden Plazentaabschnitten findet sich häufig eine unspezifische Villitis, also
eine fetale Reaktion: manche Plazentazotten reagieren mit Fibrose (**c**), die meisten aber
mit einer recht spärlichen Rundzellinfiltration, bestehend aus Makrophagen, Lymphozyten und wenigen Plasmazellen (**d**; alle Abb. EN 86/77 703, HE × 100)

NAESSENS et al. (1987) sahen signifikant mehr Ureaplasma urealyticum bei Frauen mit Spontanaborten (53,3%) als bei normalen Schwangerschaften (42,6%), die Infektionsrate stieg bei Frauen mit mehreren Aborten sogar auf 64,5%.

Nach ZINSERLING et al. (1986) führen die obligat intrazellulären Mykoplasmen zu einer Vakuolisierung insbesondere der Trophoblastzellen. Der direkte Erregernachweis kann durch PAS- oder Azur-Eosin-Färbung erleichtert werden, es stellen sich dann feine zytoplasmatische Granula mit hellem Hof dar. Ein Teil der infizierten Trophoblastzellen wird degenerativ verändert, es entstehen um die Zotten Fibrinablagerungen, die meist schüttere Granulozyteninfiltrate aufweisen. HARWICK et al. (1967) beschrieben eine akute granulozytäre Plazentitis bei einem septischen Abort durch Mykoplasmen, jedoch werden ausgedehnte entzündliche Infiltrate bei der Mykoplasmeninfektion meist vermißt (ZINSERLING et al. 1986). DISCHE et al. (1979) beschrieben drei Aborte mit einer Chorioamnionitis, bei zwei fanden sich daneben auch plazentare Infiltrate. In der ausgetragenen Schwangerschaft wiesen DONG et al. (1987) auf die häufige Kombination von chorioamnionalen Entzündungsinfiltraten mit Mykoplasmennachweis im Fruchtwasser hin.

Bei der Infektion mit Mykoplasmen kommt es häufig zu einer Endarteriitis obliterans placentae (s. Abschn. 7.9.2). SANDER et al. (1986) sahen bei einem Teil ihrer Fälle mit hämorrhagischer Endovaskulitis der Plazentagefäße im Transmissionselektronenmikroskop mykoplasmenähnliche Mikroorganismen. Die morphologische Ähnlichkeit der hämorrhagischen Endovaskulitis zur Endarteriitis obliterans nach BECKER (z.B. 1981) läßt in der Tat an eine entzündliche, vielleicht sogar infektiöse Genese denken.

7.5.2.3 Chlamydien

Chlamydien sind häufige Erreger der postabortalen Endometritis (meist Chlamydia trachomatis, BARBACCI et al. 1986). Da der direkte Nachweis schwierig ist, untersuchten GLASER et al. (1988) Abortpatientinnen serologisch auf Chlamydien: sie fanden eine geringe Häufung bei Frauen mit wiederholten Aborten und nahmen wenigstens für Einzelfälle einen Zusammenhang an. MADAN et al. (1988) fanden bei keinem der 432 Totgeburten Chlamydien. In einem Teil der Fälle gelingt der direkte Nachweis des Erregers auch im Abortmaterial: WONG et al. (1985) beschrieben einen septischen Abort bei einer Bauersfrau mit grippeähnlicher Vorerkrankung, bei der Chlamydia psittaci als Erreger nachgewiesen werden konnte. Bereits in der Histologie fanden sich im Trophoblasten große Haufen von basophilen Einschlüssen, die in der Giemsa-Färbung stark blau anfärbbar waren. Mit spezifischen Antikörpern ist der Nachweis im Gewebe möglich. Chlamydien sind strikt intrazelluläre Erreger (SWEET et al. 1983). Zur Unterscheidung von Chlamydia psittaci kann eine Jodierung der Bakterien verwendet werden, bei der sich nur Chlamydia trachomatis positiv darstellt (SWEET et al. 1983). Chlamydien sind bei Wiederkäuern eine außerordentlich häufige Abortursache und in einer Reihe von humanen septischen Aborten stellten Tiere das Erregerreservoir dar. Auch veterinärpathologisch handelt es sich um nekrotisierende Plazentitiden (HEDSTROM et al. 1987).

7.5.2.4 Brucellen

Brucella-Infektionen, als Abortursache bei Haustieren von enormer Bedeutung (seuchenhaftes Verwerfen der Kühe; BRINLEY MORGAN u. WRATHALL 1977), wird beim Menschen kaum beobachtet (FOX 1977). Es liegen nur wenige kasuistische Mitteilungen vor, die oft spärliche Angaben zur Plazentamorphologie enthalten, es wird aber angenommen daß die Morphologie der der Plazentitis bei Haustieren entspricht (BLANC 1981).

7.5.2.5 Campylobacter

In den letzten Jahren wurde immer wieder auf die Bedeutung von Campylobacter fetus (früher: Vibrio foetus) als Agens beim menschlichen septischen Abort hingewiesen (GILBERT et al. 1981; HOOD u. TODD 1980; JOST et al. 1984), ein Erreger, der sein Reservoir ebenfalls vor allem in Huftieren hat (GRIBBLE et al. 1981). COID u. FOX (1983) beschrieben eingehend die Morphologie der durch Campylobacter foetus ausgelösten Plazentitis: makroskopisch finden sich multiple weiße Herde, die ausgedehnten intervillösen Fibrinmassen entsprechen und die teils abszeßartige, teils diffuse Leukozyteninfiltrate enthalten. Die Entzündungsinfiltrate zerstören stellenweise die Plazentazotten. In anderen Plazentazotten, die nicht in Fibrin eingescheidet sind, fanden COID u. FOX (1983) eine unspezifische Villitis mit unterschiedlich dichter lymphozytärer Infiltration des oft fibrosierten Zottenstroma. Der morphologische Befund läßt keinen Zweifel, daß die Erreger hämatogen in die Plazenta gelangen. COID u. FOX (1983) beschreiben in ihrem Fall keinen histologischen Erregernachweis im Gewebe. Campylobacteres sind in der Regel versilberbar, z.B. mit der Warthon-Starry Methode; es handelt sich um kurze, plumpe, gebogene, extrazellulär gelegene Stäbchen.

Diesen interessanten Kasuistiken wird allerdings Bedeutung genommen durch die Untersuchungen von MUNDAY et al. (1984), die 241 Schwangerschaften prospektiv verfolgten. 76 Aborte traten ein, Chlamydien (Chlamydia trachomatis) waren nur bei einer Frau nachweisbar, Mycoplasma hominis bei einer weiteren. Auch bei EMMRICH (1986) spielten die intervillösen Entzündungen eine geringe Rolle: er sah bei 100 Spontanaborten des II. Trimenon nur eine derartige Entzündung sowie eine Panplazentitis.

7.5.2.6 Andere bakterielle Infektionen

Praktisch bedeutender scheinen die Infektionen mit Streptokokken zu sein, die allerdings nicht hämatogen, sondern als aszendierende Infektion auftreten. Es stellt sich dabei keine Plazentitis ein, sondern eine Chorioamnionitis (s. Abschn. 7.6.5, S. 233). So fanden DAUGAARD et al. (1988) bei Frauen mit Aborten signifikant häufiger Streptokokken im Urin und in der Cervix uteri als bei unauffälligen Schwangeren. MACGOWAN u. TERRY (1987) untersuchten 214 Aborte des II. Trimenon, sie fanden 40 Fälle mit Chorioamnionitis oder fetaler Pneumonie; immerhin 5 waren durch Streptococcus milleri verursacht.

Bei septischen Aborten, die von einer Hämolyse begleitet sind, liegen häufig Clostridien zugrunde (WILDFÜHR et al. 1979). Typhus und Paratyphuserkrankungen der Mutter führen in 80% der Schwangerschaften zum Abort im II. Trimenon, die Rate bei der Diphtherie beträgt etwa 35% (WILDFÜHR et al. 1979). Einen septischen Abort durch Haemophilus influenae berichteten AMSTEY u. OGDEN (1987).

Bei einer Tuberkulose der Mutter ist das Abortrisiko auf das zehnfache gesteigert (STEINBRÜCK u. LACHMANN 1979), obwohl nur sehr selten eine direkte Infektion der Plazenta durch Tuberkelbakterien nachweisbar ist (FLAMM 1959).

Leprainfektionen in der Plazenta wurden bisher nicht beobachtet (DUNCAN et al. 1984).

7.5.3 Unspezifische Villitis

Als Differentialdiagnose der infektiösen, hämatogen entstehenden Plazentitis, die eine erhebliche klinische Relevanz besitzt und meist mit einem septischen Abort verbunden ist, muß die sogenannte unspezifische Villitis abgegrenzt werden. ALTSHULER u. RUSSEL (1975) unterschieden drei Formen der Villitis, die möglicherweise verschiedene Stadien darstellen: eine proliferierende, die ohne Gewebsnekrosen verläuft, eine nekrotisierende, eine reparative mit Granulationsgewebe sowie die Stromafibrose, die wahrscheinlich das Narbenstadium darstellt. Die meist nur mäßig und herdförmig ausgeprägte unspezifische Villitis ist außerordentlich häufig: RUSSEL (1980) sah eine Entzündung in 7,6% seiner zum Termin geborenen Plazenten, BJORO u. MYHRE (1984) fanden bei 14,8% eine ausgeprägte, bei 13,8% eine mäßige Villitis, KNOX u. FOX (1984) berichten eine Häufigkeit von 136 auf 1000 Plazenten, MORTIMER et al. (1985a) von 10 auf 120 unselektionierte Plazenten. Die klinische Relevanz ist vergleichsweise gering: bei ausgeprägten unspezifischen Villitiden berichten ALTHABE et al. (1982), ALTHABE u. LABARRERE (1985), BJORO u. MYHRE (1984), FOX (1981), KNOX u. FOX (1984) LABARRERE u. ALTHABE (1987), MORTIMER et al. (1985a) und RÜSCHOFF et al. (1985) übereinstimmend über eine fetale Retardierung und untergewichtige Kinder, die zu perinataler Asphyxie neigten. Aborte durch diese Entzündung wurden nicht beobachtet. Die Ätiologie ist unklar (BECKER 1981a), KNOX u. FOX (1984) erwogen die Möglichkeit einer subklinisch abgelaufenen Infektion zumindest bei einem Teil dieser Fälle.

7.5.4 Pilze

Die Chorioamnionitis wird in der Regel durch Bakterien hervorgerufen, eine Pilz-Infektion stellt eine seltene Ausnahme dar. BUCHANAN et al. (1979) berichteten über Pilzgranulome und -myzele bei einer 27 Jahre alten Frau über eine Candidainfektion bei gleichzeitig liegendem Intrauterinpessar. Auch BECKER (1981) und FOX (1978) sahen candidabedingte Chorioamnionitiden. Auf eine Plazentitis durch Kokzidien wies BLANC (1981) hin, bei der es sich morphologisch um eine granulomatöse Entzündung handelte.

7.5.5 Protozoonosen

7.5.5.1 Toxoplasmose

Toxoplasma gondii ist ein diaplazentar auf den Feten übertragbares, obligat intrazelluläres Protozoon, das entweder hämatogen oder aus einer Endometritis toxoplasmotica an die Frucht gebracht wird. Die Existenz einer Endometritis toxoplasmotica wird allerdings von PIEKARSKI (1977) unter Berufung auf DAL-LENBACH-HELLWEG bestritten. Als häufigste Infektionsquelle ist – entgegen weit verbreiteten Vorstellungen – nicht der Katzenkot, sondern roh verzehrtes, infiziertes Schweinefleisch anzuschuldigen (PIEKARSKI 1977). Da in der Regel nur die Erstinfektion der Mutter mit einer Parasitämie einhergeht (THALHAMMER 1981), ist nur in solchen Fällen mit einer Plazentainfektion zu rechnen. Die Rate an Toxoplasmaerstinfektion während einer Schwangerschaft liegt in Deutschland zur Zeit bei etwa 0,75% (SANDER u. NIEHAUS 1983). Der Erregerübertritt in den Feten gelingt in der Spätschwangerschaft weitaus leichter (THALHAMMER 1981). Nach SEVER (1980) läßt sich der Zeitpunkt der Toxoplasmainfektion in 15% für das I., in 25% für das II. und in 50% für das III. Trimenon der Schwangerschaft annehmen. In der Bundesrepublik Deutschland wurden 1985 64 Fälle von konnataler Toxoplasmose gemeldet (zum Vergleich: 2 Fälle von Rötelnembryopathie, MONES et al. 1988). Die recht hohe Zahl an Infektionen hat z.B. Österreich veranlaßt, ein Screening-Programm auf Toxoplasmose zu etablieren.

Für Aborte ist Toxoplasma gondii nur selten verantwortlich (THALHAMMER 1981). Meist ist in diesen Fällen auch nur die Plazenta und der Fetus selbst nicht infiziert.

Morphologisch lassen sich in wenigen Fällen die typischen Protozoenzysten nachweisen (BECKER 1981 a), in anderen findet sich nur eine unspezifische Villitis (FOX 1978). Häufig ist auch bei nachgewiesener Toxoplasmose des Feten die Plazenta morphologisch unauffällig (BECKER 1981 a).

7.5.5.2 Weitere Protozoen: Malaria, Trypanosomen und Bilharzien

Sowohl Malariaerreger als auch Trypanosomen gelangen hämatogen in die intervillösen Plazentaräume. Offensichtlich wegen des vergleichsweise geringen Blutstromes werden sie sogar angereichert, so daß sie im Intervillosum leichter zu erkennen sind als im peripheren Blut (FLAMM 1959). Malariapigmentablagerungen kommen im Gegensatz zur Aussage von FLAMM (1959) in der Plazenta vor (FOX 1977; GAMSU 1977). Bei beiden Protozoonosen sind erhöhte Abortraten zu beobachten (GAMSU 1977; TOBIN et al. 1977).

Auf die häufige Beteiligung der Plazenta bei der urogenitalen Bilharziose wies FOX (1977) hin, allerdings sind die Parasiteneier morphologisch meist nur bei ausgedehntem Befall nachweisbar. Die entzündliche Reaktion ist diskret.

7.6 Pathologie des Fruchthalters

Mit dem steigenden Alter der Graviden nimmt auch die Zahl der Frauen zu, die bei bestehenden Uterusmyomen empfängt (s. auch Abschn. 6). Durch

Myome besteht ein recht hohes Abortrisiko, das einmal durch die Auswirkungen auf das Endometrium zum anderen aber durch die mangelnde Dehnbarkeit des Uterus oder Störungen der Blutzirkulation erklärt wird. Ein großer Teil der Aborte tritt im II. Trimenon ein, die Abortrate soll allein durch ein Myom von mehr als 3 cm Durchmesser auf 3% steigen.

7.6.1 Uterusfehlbildungen

Uterusfehlbildungen wurden bei den rezidivierenden Aborten abgehandelt (s. Abschn. 6.2.4).

7.6.2 Abruptio placentae und retroplazentares Hämatom

Bei der Abruptio placentae handelt es sich um eine Einblutung in die Decidua basalis, so daß ein retroplazentares Hämatom entsteht (RÜTTGERS 1981). Derartige Hämatome sind recht häufig, ihre klinische Bedeutung ist im wesentlichen von der Größe abhängig (SAUERBREI u. PHAM 1986). Sie sollen durch eine umschriebene fibrinoide Nekrose von Spiralarterien entstehen, aus denen sich dann das Blut in die Basalplatte ergießt. In der Umgebung liegen häufig Deziduanekrosen (NAEYE et al. 1977). Dementsprechend finden sich häufig Grundkrankheiten, die mit fibrinoiden Nekrosen der Spiralarterien einhergehen, insbesondere bei der EPH-Gestose (Präeklampsie, KROHN et al. 1987) oder Degenerationen der Basalgefäße (RÜTTGERS 1981). Als weitere Risikofaktoren gelten Zwillingsschwangerschaften und mütterliches Alter unter 20 Jahre, aber auch der Diabetes mellitus der Mutter (KROHN et al. 1987). Nach NAEYE et al. (1977), NAEYE (1981) und YLÄ-OUTINEN et al. (1987) soll Zigarettenrauchen ein Risikofaktor sein. Retroplazentare Hämatome finden sich selten in der ersten Schwangerschaft (KAREGARD u. GENNSER 1986).

Die Inzidenz wird von 10,3/1000 Lebendgeburten (HEMMINKI et al. 1987) über 6,5/1000 Geburten (KROHN et al. 1987) bis 0,44% (KAREGARD u. GENNSER 1986) angegeben, die Letalität beträgt 3,96/1000 Geburten (NAEYE et al. 1977). Das Wiederholungsrisiko ist mit zehnfach (KAREGARD u. GENNSER 1986) bzw. 11fach (YLÄ-OUTINEN et al. 1987) beträchtlich.

Retroplazentare Hämatome verhindern die mütterliche Blutzirkulation in den betroffenen Plazentaabschnitten. Kleine Hämatome sind außerordentlich häufig und werden in der Regel kompensiert (RUSHTON 1984a). So fanden SAUERBREI u. PHAM (1986) bei 30 retroplazentaren, sonographisch diagnostizierten Hämatomen der 10.–20. Schwangerschaftswoche 3 spontane Aborte, 4 Totgeburten und 7 Frühgeburten. Das an das Hämatom angrenzende Plazentagewebe entwickelt oft einen sog. anämischen Infarkt, wenn die Kreislaufstörung über längere Zeit bestanden hat (FOX 1978). Größere Blutungen gefährden die Schwangerschaft, so daß Aborte auftreten. EMMRICH (1986) eruierte bei 20% seiner Aborte aus dem II. Trimenon Zirkulationsstörungen der Plazenta als Abortursache, bei der Mehrzahl handelt es sich um retroplazentare Hämatome (12%). Die pathomorphologische Diagnose ist nicht immer leicht: bei ganz frischen Hämatomen ist die Abgrenzung gegen peripartale (-abortale) Blutungen notwendig, bei älteren entstehen in der Plazenta Infarkte (NAEYE et al. 1977), eine Verwechslung mit Gitterinfarkten der Plazenta kann vorkommen. Seit der routinemäßigen Ultraschalluntersuchung kann der Pathomorphologe diagnostische Unterstützung durch den Geburtshelfer erfahren, retroplazentare Hämatome lassen sich in Sitz und Größe darstellen und somit sind die wesentlichen prognostischen Faktoren erfaßbar (CARDWELL 1987; SAUERBREI u. PHAM 1986).

Klinisches Leitsymptom der Abruptio placentae ist die vaginale Blutung (HIBBARD u. HIBBARD 1963; ROEMER 1986), die aber nur bei großen zentralen oder randständigen Hämatomen auftritt (RÜTTGERS 1981). Das Leben der Mutter und des Feten kann durch das Auftreten einer disseminierten intravasalen Gerinnung bei der Mutter gefährdet werden (MONTEIRO et al. 1987; SHER 1977), allerdings ist diese Komplikation nach ROEMER (1986) nur bei 5 bis 10% zu erwarten.

7.6.3 Maternal floor infarct

Der „Maternal floor infarct" erfüllt nicht die Kriterien eines Infarktes im konventionellen Sinne: FOX (1978) hält die Bezeichnung als Maternal floor infarct für inadäquat, da es sich nicht um eine umschriebene, vitale ischämische Nekrose handelt. Es finden sich in der Basalplatte ausgedehnte Fibrinablagerungen. Die Häufigkeit wird mit 1/200 Plazenten angegeben (NAEYE 1985). Es sollen keine arteriellen Durchblutungsstörungen mit dem Maternal floor infarct verbunden sein, jedoch liegen in 17% Totgeburten vor, bei mazerierten Feten des II. Trimenons sogar in 22,1% (RUSHTON 1988). FOX (1978) und RUSHTON (1988) vertreten die Ansicht, daß es sich dabei um eine Retentionsfolge bei abgestorbener Schwangerschaft handelt, durch die Fibrinmassen in der Basalplatte werde die Durchblutung des intervillösen Raumes vermindert. Allerdings enthält die geburtshilfliche Anamnese der Frauen mit Maternal floor infarct überdurchschnittlich häufig Aborte (50% bei NAEYE 1985).

7.6.4 Zervixinsuffizienz

Die Zervixinsuffizienz ist klinisch außerhalb der Schwangerschaft schwierig zu diagnostizieren. Dennoch sollte sie bei jeder Frau mit einem Abort im II. Trimenon unbedingt ausgeschlossen werden. Es handelt sich in der Regel um eine erworbene Störung, die durch vorangehende Geburten, besonders nach Zangeneinsatz, oder durch Interruptionen gesetzt wurde (KAULHAUSEN 1986; MARTIUS 1986; THOMSON u. BARON 1983). Bei etwa 2% aller Schwangerschaften ist mit dem Auftreten zu rechnen (KAULHAUSEN 1986). Bei Primiparae mit leerer gynäkologischer Anamnese tritt gelegentlich eine Zervixinsuffizienz auf, wenn die Mutter während der Schwangerschaft mit Östrogenen behandelt worden war (KISSANE 1981).

Die Gefährdung der Frucht bei der Zervixinsuffizienz entsteht im wesentlichen durch den vorzeitigen Blasensprung und die aszendierende Infektion in die Eihöhlen. Der Blasensprung soll durch eine lokale Entzündung des ungeschützten unteren Eipoles verursacht werden (MARTIUS 1986; PERKINS et al. 1987; WOODS et al. 1986).

7.6.5 Vorzeitiger Blasensprung und Chorioamnionitis

Die aszendierende Chorioamnionitis stellt im II. Trimenon der Schwangerschaft die häufigste Abortursache dar: VOGEL (1984) sah die aszendierende Infektion des Amnion bei 41,5% seiner fetalen Aborte (15.–27. Schwangerschaftswoche), hämatogene Infektionen vom Typ der Plazentitis dagegen nur in 3%. Die Erreger sind meist Darmbakterien: es finden sich Escherichia coli, Staphylokokken, Haemophilus influencae, Proteus mirabilis, Pseudomonaden und Klebsiellen (FOX 1978). Wachsende Bedeutung schreibt FOX (1978) der Chorioamnionitis durch Gonokokken zu. Pilze, vor allem Candida-Arten, aszendieren nur selten.

Neben der intakten Cervix uteri stellen die Eihäute und das Fruchtwasser wichtige Abwehrbarrieren dar. Das Fruchtwasser besitzt antimikrobielle Eigenschaften (FOX 1978). Zusätzlich kann therapeutisch die intrazervikale Infusion von Antibiotika versucht werden (OGITA et al. 1988).

In seltenen Fällen kann die Chorioamnionitis auch durch die diagnostische Fruchtwasserpunktion verursacht werden. SIEKMANN et al. (1985) sahen in 0,4% der Punktionen eine chorioamnionale Infektion, das Risiko fiel bei höheren Schwangerschaftswochen.

7.7 Zwillingsschwangerschaften

Mehrlingsschwangerschaften stellen atavistische Relikte dar (WERNICKE 1987), die den menschlichen Uterus an die Grenze seiner Kompensationsmöglichkeiten bringen. Der Uterus simplex des Menschen ist zum Tragen von Einlingen differenziert (BABENERD 1973). So stellt sich wegen des großen intrauterinen Volumens häufig eine Zervixinsuffizienz ein, die z.T. zum Abort, z.T. zur Frühgeburtlichkeit (GÜNTHARD u. SCHMID 1978) führt. Als weiteres Problem tritt bei Mehrlingsschwangerschaften oft eine Plazentainsuffizienz auf (MARTIUS 1986), wahrscheinlich bedingt durch die vergleichsweise kleinen Plazentagrundflächen und die nicht beliebig steigerbare Uterusdurchblutung. DÖRING et al. (1978) wiesen auf die auf das vierfache erhöhten Raten von Spätgestosen (EPH-Gestosen) bei Zwillingen hin.

Bei Zwillingsschwangerschaften findet sich ein erhöhtes Abortrisiko insbesondere für das zweite Trimenon der Schwangerschaft, die Verluste bei Zwillingsschwangerschaften sind zweimal häufiger als bei Solitärschwangerschaften (WERNICKE 1987). VARMA (1979) verfolgte 30 in der Frühgravidität mit Ultraschall diagnostizierte Mehrlingsschwangerschaften: 14 wurden mit mindestens einem lebenden Kind beendet, in 36,7% trat ein Abort auf; bei 5 von 7 Frauen mit normalem Schwangerschaftsverlauf fand sich neben der intakten Gravidität ein Windei. VOGEL (1984) berichtet, daß bei 9% seiner fetalen Aborte Zwillinge vorlagen. Die Häufigkeit von ausgetragenen Zwillingen wird für Europäer mit 1,18% (1:85) angegeben, jedoch scheint die Inzidenz abzunehmen (FOX 1978). Die alte Hellinsche Regel über die Häufigkeit von Mehrlingen verliert ihre Gültigkeit (FREYE 1987). Nur etwa die Hälfte der angelegten Zwillingsschwangerschaften wird ausgetragen: ROBINSON u. CAINES (1977) untersuchten den Verlauf bei 30 im I. Trimenon sonografisch nachgewiesenen Zwillingen, von denen nur 14 als Gemini ausgetragen wurden. Bei den meisten Fällen ging ein Fetus zugrunde, ohne daß klinische Symptome nachweisbar waren. In einem Fall fand sich ein Fetus papyraceus als Relikt, in den anderen Fällen konnte bei der Entbindung kein Hinweis auf die ursprüngliche Doppelanlage erfaßt werden. Diese Schwangerschaftsverläufe werden als „vanishing twin" bezeichnet. In anderen Fällen bleiben Rudimente der Zwillingsanlage als Akardius erhalten (z.B. HEY 1984; SHANKLIN u. PERRIN 1984).

Bei den meisten abortierten Zwillingen kann ein fetofetales Transfusionssyndrom nachgewiesen werden (VOGEL 1984), das im Extremfall mit einem Fetus papyraceus einhergeht (BECKER 1981b). Der Nachweis sollte morphologischerseits nicht allein durch die makroskopische Beurteilung der Feten und der Choriongefäße, sondern möglichst durch postpartale Injektionstechniken der Plazentagefäße erfolgen, da nur so auch Anastomosen in den Plazenten dargestellt werden können (FOX 1978). VOGEL (1986) untersuchte morphologisch monozygote Zwillingsplazenten und fand in etwa 15% ein fetofetales Transfusionsyndrom unterschiedlichen Ausmaßes.

BASSERMANN et al. (1984) beobachteten bei einer Zwillingsplazenta, bei der ein Kind 5 Wochen vor der Geburt operativ entfernt worden war, Endothelproliferate der großen Plazentagefäße, die zu einem postabortalen Verschluß dieser Gefäße geführt hatten.

7.8 Zytogenetik des Spätabortes

Während in der Frühschwangerschaft häufig numerische oder strukturelle Chromosomenanomalien als Ursache der Aborte aufgedeckt werden können, sind zytogenetische Störungen für die Spätaborte seltener nachweisbar. Es handelt sich meist um Chromosomenkonstellationen, die auch, allerdings zahlenmäßig noch seltener, bei den Tot- und Lebendgeburten auftreten.

Bei den Spätaborten werden zwischen 15 und 25% Chromosomenanomalien nachgewiesen (BALDWIN et al. 1982). Der Anteil ist um so höher, je mehr mißgebildete Feten untersucht werden (KALOUSEK u. POLAND 1984). BYRNE u. BLANC (1985) wiesen nach, daß die Kombination von solitärer Nabelschnurarterie und gröberen Mißbildungen der Feten mit hoher Wahrscheinlichkeit einen aneuploiden Abort anzeigt. Sie fanden überwiegend Fälle von Trisomie 18, seltener von Monosomie X und Triploidie. Aborte mit Trisomie 21 dagegen zeigten diese Merkmale nicht. Bei Monosomie X findet sich häufig ein Hydrops der Plazenta und des Feten, jedoch kann bei Chromosomenaberrationen auch eine Oligo- oder Anhydramnie beobachtet werden (GRÜNSTEIDEL u. VOIGT 1988).

Die Befundkonstellationen Trisomie 18 und 21, Monosomie X und Triploidien stellen das Hauptkontingent im II. Trimenon. Konsequente zytogenetische Untersuchungen von Aborten des II. Trimenons liegen zwar nicht vor, jedoch lassen sich die Studien über Amniozentesen mit Einschränkungen übernehmen: FERGUSON-SMITH u. YATES (1984) faßten 52965 Amniozentesebefunde aus Europa zusammen und fanden 613 Fälle von Trisomie 21 (1,16%), 121 von Trisomie 18 (0,23%) und 39 von Trisomie 13 (0,07%). Die Häufigkeit wird durch diese Zahlen überschätzt, da diese Trisomien erheblich vom Alter der Mutter abhängig sind und dies gleichzeitig die häufigste Indikation der Amniozentese darstellte. Seltener werden Fälle mit Trisomie 7 (BYRNE u. BLANC 1985) oder Trisomie 9 (PFEIFFER et al. 1984) nachgewiesen. Mit der Technik der Chorionzottenbiopsie wurde inzwischen häufig nachgewiesen. daß eine Aneuploidie auf die Plazenta beschränkt sein kann (KALOUSEK et al. 1987), in diesen Fällen treten gelegentlich durch eine Plazentainsuffizienz Aborte im II. Trimenon auf. Mit der Konstellation der aneuploiden Plazenta oder der aneuploiden Eihäute (PFEIFFER et al. 1984) muß in bis zu 2% der pränatal diagnostizierten Aneuploidien gerechnet werden (SCHULZE et al. 1987; VERJAAL et al. 1987). Diese Fälle stellen eine große Belastung für den genetischen Diagnostiker dar, da mit dem Nachweis der Aneuploidie meist die Indikation zur Interruptio gestellt wird.

STENE et al. (1984) untersuchten das Wiederholungsrisiko in der Folgeschwangerschaft nach einem durch Amniozentese diagnostizierten Aneuploidie; sie fanden eine Rate von 1,3% für Mütter unter 34 und von 1,8% über 34 Jahre. Die Raten sind im Vergleich zu FERGUSON-SMITH u. YATES (1984) kaum unterschiedlich, so daß kein besonderes Wiederholungsrisiko besteht.

Die morphologische Untersuchung dieser Plazenten ergibt nur unspezifische Befunde, oft nur herdförmig ausgebildete Reifungsstörungen. In vielen Fällen bleibt die Pathomorphologie der Plazenta so uncharakteristisch, daß BECKER (1986) die Existenz einer „Mißbildungsplazenta" bestreitet (vgl. S. 75) und die Plazentabefunde allein (ohne pathomorphologische Auswertung des Feten) helfen dem klinischen Genetiker kaum (SIEVERS 1982).

7.9 Fetale Fehlbildungen

Intrauterin sind die Organe des Feten wenig gefordert, viele Störungen sind über die Plazenta hinweg durch den mütterlichen Organismus kompensierbar. Zusätzlich ergeben sich aus der fetalen Kreislaufkonstellation günstige hämodynamische Verhältnisse, so daß z.B. viele angeborene Herzfehler erst nach der Geburt klinisch manifest werden. So bleiben ernsthafte Krankheiten des Feten intrauterin kaschiert.

Eine Ausnahme bilden hier fetale Herzrhythmusstörungen, die häufig mit einem Hydrops fetalis einhergehen. Von diesem Hydrops ist auch die Plazenta betroffen, das Organ ist meist blaß, aufgequollen und zeigt histologisch ein erhebliches interstitielles Ödem (vgl. S. 107).

Von den fetalen Herzfehlern dekompensieren nur wenige intrauterin. Ein Beispiel ist die Pulmonalklappenaplasie, die ohne gleichzeitig bestehende Pulmonalisstenose häufig bereits intrauterin zum Herzversagen führt (HOFBECK et al. 1989).

7.9.1 Reifungsstörungen der Plazenta

Bei Aborten des II. Trimenon finden sich nach EMMRICH (1986) bei 31% plazentare Reifungsstörungen. Meist handelt es sich um frühe Reifungsdissoziationen, die in vielen Fällen mit einer Chorangiomatose einhergeht. In anderen

Fällen spricht EMMRICH (1986) von einer starken diskordanten Plazentationsstörung mit unterschiedlich großen, ödematösen Zotten und mangelhaft entwickel-
tem Gefäßapparat. Ohne derartige Abnormitäten der Gefäßbildung sei aber
die Bedeutung des Plazentabefundes für das Abortgeschehen schwer einzuschätzen. Die Beziehung zum Karyotyp in diesen Fällen ist nicht abgeklärt.

7.9.2 Endarteriitis obliterans

Bei einem Teil der Aborte des II. Trimenon sind fibröse Lumeneinengungen
der Stammzottengefäße nachweisbar, also eine Endarteriitis obliterans nach
BECKER (1963). Beziehungen zu infektiösen Noxen sind in Einzelfällen nachweisbar (s. Abschn. 7.5.2.2, S. 224f und Abschn. 7.9.2). EMMRICH (1986) sah derartige
Befunde nur in 2% seiner fetalen Aborte, VOGEL (1984) dagegen sah die Endarteriitis obliterans oder die daraus folgende Avaskularität der Zotten (Zottenstro-
mafibrose) bei 13,5%.

7.9.3 Verschiedene fetale Erkrankungen

Einzelfallberichte liegen über eine Reihe von fetalen Krankheiten vor, die
zum Absterben des Feten im II. Trimenon geführt haben. REUS u. GEBBERT
(1988) berichteten über ein Teratom der Plazenta, in diesem Fall bestand ein
Hydramnion, der Abort erfolgte in der 24. Schwangerschaftswoche. Das Kind
wies einen Hydrozephalus auf.

Fetomaternale Transfusionen können zu fetaler Retardierung oder zum
Abort führen (STILLER u. SKAFISCH 1986).

Angeborene Leukämien sind gelegentlich Ursache eines Abortes oder einer
Totgeburt (LAS HERAS et al. 1986; PARUSSIS 1984). STILLER u. SKAFISH (1986)
sahen eine fetomaternale Transfusion mit Hämolyse bei der Mutter, bei der
in der Plazenta multiple Chorangiome auffielen.

7.9.4 Exogene Ursachen

TASLAMI u. HERRIK (1986) sahen im Koffeingenuß der Mutter einen wesentlichen Faktor für den Abort im II. Trimenon.

Mechanische Interruptionsversuche im II. Trimenon oder Traumen der Mutter können selten zum vorzeitigen Blasensprung führen (BECKER 1981c). Die
Zusammenhangsfrage zwischen einem Trauma und einem nachfolgenden Abort
muß sehr zurückhaltend beantwortet werden. Häufiger treten Aborte nach einem
schweren Schockzustand der Mutter auf, bei dem offensichtlich die Uterusdurchblutung das lebensnotwendige Limit des Feten unterschritten hatte.

Durch Amniozentesen soll ein Risiko von 0,5% für das Absterben der
Schwangerschaft bedingt sein (LESCHOT et al. 1985).

Literatur

Abaci F, Aterman K (1968) Changes of the placenta and embryo in early spontaneous abortion. Am J Obstet Gynecol 102:252–263

Adinolfi MC, Billington WD (1976) Ontogeny of aquired immunity and feto-maternal immunological interactions. In: Beard RW, Nathanielsz PW (eds) Fetal physiology and medicine. Saunders, London

Alberman E, Creasy M, Elliott M, Spicer C (1975) Previous reproductive history in mothers presenting with spontaneous abortions. Br J Obstet Gynaecol 82:366–373

Alberman E, Creasy M, Elliott M, Spicer C (1976) Maternal factors associated with fetal chromosomal anomalies in spontaneous abortions. Br J Obstet Gynaecol 83:621–627

Althabe O, Labarrere C, Telenta M (1982) Chronic villitis of unknown aetiology in placentae of idiopathic small for gestational age infants. Placenta 3:309–318

Althabe O, Labarrere C (1985) Chronic villitis of unknown aetiology and intrauterine growth-retarded infants of normal and low ponderal index. Placenta 6:369–373

Altshuler G (1984) Placental infection and inflammation. In: Perrin EVDK (ed) Pathology of the placenta. Contemporary issues in surgical pathology, vol 5. Churchill Livingstone, New York

Altshuler G, Russel P (1975) The human placental villitides: a review of chronic intrauterine infection. Curr Top Pathol 60:64–112

Amstey MS, Ogden E (1987) Haemophilus influencae infection and midtrimester abortion. Am J Obstet Gynecol 157:514–518

Andrews T, Dunlop W, Roberts DF (1984) Cytogenetic studies in spontaneous abortuses. Hum Genet 66:77–84

Anokute CC (1986) Epidemiology of spontaneous abortions: the effects of alcohol consumption and cigarette smoking. J Natl Med Assoc 78:771–775

Anokute CC (1987) Epidemilogy of spontaneous abortions – the effect of previous abortions. Royal Soc Health J 107:31–33

Arendt R, Gülzow M, Schmitt W, Zastrow R (1979) Erkrankungen des Verdauungskanals. In: Kyank H, Gülzow M (Hrsg) Erkrankungen während der Schwangerschaft, 3. Aufl. Thieme, Leipzig

Aspillaga MO, Whittaker PG, Grey CE, Lind T (1983) Endocrinologic events in early pregnancy failure. Am J Obstet Gynecol 147:903–908

Audebert AJM, Cittadini E, Cognat M (1983) Habitual abortion and uterine malformations. Acta Eur Fertil 14:273–278

Axelsson G, Rylander R (1982) Exposure to anaesthetic gases and spontaneous abortion: response bias in a postal questionnaire study. Int J Epidemiol 11:250–256

Babenerd J (1973) Mehrlingsschwangerschaft und Mehrlingsgeburt. Med Klin 68:1577–1582

Baldwin JV, Kalousek DK, Dimmik JE (1982) Diagnostik pathologic investigation of the malformed conceptus. Perspect Pediatr Pathol 7:65–73

Balig W (1970) Unterformen des Abortiveies. Inaug-Diss, Berlin

Barbacci MB, Spence MR, Kappus EW, Burkman RC, Rao L, Quinn TC (1986) Postabortal endometritis and isolation of Chlamydia trachomatis. Obstet Gynecol 68:686–690

Bassermann R, Arnholdt H, Berg D (1984) Zum Problem der plazentaren Stammzottengefäßverschlüsse. Untersuchungen an einer in utero verbliebenen Zwillingsschwangerschaft nach selektiver Sectio parva. Geburtsh Perinat 44:566–569

Batcup G, Tovey LAD, Longster G (1983) Fetomaternal blood group incompatibility studies in placental intervillous thrombosis. Placenta 4:449–454

Bates WG, Wiser LW (1984) Uterine function and abnormality causing infertility. In: Aiman J (ed) Infertility. Diagnosis and management. Springer, New York Berlin Heidelberg Tokyo (Clinical perspectives in obstetrics and gynecology, pp 143–160)

Batson GA (1974) Cyanotic congenital heart disease and pregnancy. J Obstet Gynaecol Br Commonwlth 81:549–553

Bayer R (1964) Abortiveier durch Ovipathien und Embryopathien. Zentralbl Gynäkol 86:281–307

Beck Th, Schweikhart G, Stolz E (1986) Immunohistochemical localisation of HPL, SP1, and β-HCG in normal placentas of varying gestational age. Arch Gynecol 239:63–74

Becker JM (1981) Placental and abortion pathology. In: Berry CL (ed) Paediatric pathology. Springer, Berlin Heidelberg New York, pp 33–65

Becker V (1963) Funktionelle Morphologie der Placenta. Verh Dtsch Ges Gynäk 34:3–28

Becker V (1981a) Materne Erkrankungen der Plazenta. In: Becker V, Schiebler Th, Kubli F (Hrsg) Die Plazenta des Menschen. Thieme, Stuttgart New York

Becker V (1981b) Plazenta bei Mehrlingsschwangerschaften. In: Becker V, Schiebler Th, Kubli F (Hrsg) Die Plazenta des Menschen. Thieme, Stuttgart New York

Becker V (1981c) Trauma und Fremdkörper. In: Becker V, Schiebler Th, Kubli A (Hrsg) Die Plazenta des Menschen. Thieme, Stuttgart New York

Becker V (1986) Plazentadiagnostik bei Mißbildung und Abort. Ärzteblatt Rheinland-Pfalz, S 68–71

Becker V, Emmrich P (1981) Inkompatibilitätskrankheiten. In: Becker V, Schiebler Th, Kubli F (Hrsg) Die Plazenta des Menschen. Thieme, Stuttgart New York

Behar SM (1986) The immunology of idiopathic spontaneous abortion and infertility. Einstein Quart 4:163–166

Beller FK (1979) Früh- und Spätkomplikationen nach Schwangerschaftsunterbrechung durch chirurgische Methoden. Arch Gynäkol 228:349–363

Benirschke K (1981) Abortions and moles. In: Naeye RL, Kissane JM, Kaufman N (eds) Perinatal diseases. Williams & Wilkins, Baltimore

Benirschke K, Mendoza GR, Bazeley PL (1974) Placental and fetal manifestations of cytomegalovirus infection. Virchows Arch [B] 16:121–139

Bernaschek G, Kratochwil A (1981) Schwangerschaften im Uterus bicornis. Sonographische Diagnose und Verlaufskontrolle. Z Geburtshilfe Perinatol 185:243–247

Berry CL (1980) The examination of embryonic and fetal material in diagnostic histopathology laboratories. J Clin Pathol 33:317–326

Bjoro K, Myhre E (1984) The role of chronic non-specific inflammatory lesions of the placenta in intra-uterine growth retardation. Acta Pathol Microbiol Immunol Scand [Suppl] 92:133–137

Blanc WA (1981) Pathology of the placenta, membranes, and the umbilical cord in bacterial, fungal, and viral infections in man. In: Naeye RL, Kissane JM, Kaufman N (eds) Perinatal diseases. Williams & Wilkins, Baltimore

Bohn H (1985) Biochemistry of placental proteins. In: Bischof P, Klopper A (ed) Proteins of the placenta. Karger, Basel

Bohrer M, Kemmann E (1987) Risk factors for spontaneous abortion in menotropin-treated women. Fertil Steril 48:571–575

Bond PR, Caul EO, Usher J (1986) Intrauterine infection with human parvovirus. Lancet I:448

Borhanmanesh F, Haghighi P (1970) Pregnancy in patients with cirrhosis of the liver. Obstet Gynecol 36:315–324

Böttcher H-D, Beller FK (1977) Uterus myomatosus und Schwangerschaft. Z Geburtshilfe Perinatol 181:241–250

Boué A, Gropp A, Boué J (1985) Cytogenetics of pregnancy wastage. In: Harris H, Hirschhorn K (eds) Advances in human genetics. Plenum, New York

Boué J, Boué A, Lazar P (1975) Retrospective and prospective epidemiological studies of 1500 karyotyped spontaneous human abortions. Teratology 12:11

Boué JG, Boué A (1976) Chromosomal anomalies in early spontaneous abortion (Their consequences on early embryogenesis and in vitro growth of embryonic cells). In: Gropp A, Benirschke K (eds) Developmental biology and pathology. Springer, Berlin Heidelberg New York (Current Topics in Pathology, vol 62, pp 193–208)

Boyd PA (1984) Quantitative structure of the normal human placenta from 10 weeks of gestation to term. Early Hum Dev 9:297–307

Boyd PA (1987) Placenta and umbilical cord. In: Keeling JW (ed) Fetal and neonatal pathology. Springer, Berlin Heidelberg New York Tokyo, pp 45

Bracken MB (1985) Spermicidal contraceptives and poor reproductive outcomes: the epidemiologic evidence against an association. Am J Obstet Gynecol 151:552–556

Bracken MB (1987) Incidence and aetiology of hydatiform mole: an epidemiological review. Br J Obstet Gynaecol 94:1123–1135

Brackertz M (1983) Zur Genetik der Blasenmolen. Geburtshilfe Frauenheilkd 43:461–468

Brackertz M, Gille J, Schindler D (1984) Gibt es genetische Risikofaktoren für das Auftreten eines Choriokarzinoms? Geburtshilfe Frauenheilkd 45:103–106

Brambati B, Lanzani A (1987) A clinical look at early post-implantation pregnancy failure. Hum Reprod 2:401–405

Braun RW, Kirchner H, Munk K, Schröder CH (1987) Herpessimplex-Virus. Kohlhammer, Stuttgart, p 84

Bräutigam HH, Koller S (1979) Statistische Erhebung über Komplikationen nach Schwangerschaftsabbruch in der Bundesrepublik Deutschland. Arch Gynäkol 228:344–348

Bräutigam HH, Warnke W (1981) Zur Häufigkeit von Spätkomplikationen des legalen Schwangerschaftsabbruches in der Bundesrepublik Deutschland. Z Geburtshilfe Perinatol 185:193–199

Brent RL (1980) Radiation-induced embryonic and fetal loss from conception to birth. In: Porter IH, Hook EB (eds) Human embryonic and fetal death. Academic Press, New York

Bret AJ, Fransioli G, Grépinet J (1968) Mole de Breus. Mole tubéreuse ou haematoma subchroiale tuberosum. Ses rapports avec avortements avec aberrations chromosomiques. Rev Fr Gynecol Obstet 63:237–254

Brinley Morgan WJ, Wrathall AE (1977) Aetiology, diagnosis, prevention and control of infections affecting pregnancy in farm animals. In: Coid CR (ed) Infections and pregnancy. Academic Press, London

Brothwood M, Wolke D, Gamsu H, Cooper D (1988) Mortality, morbidity, growth and development of babies weighing 501–1000 grams and 1001–1500 grams at birth. Acta Paediatr Scand 77:10–18

Brown T, Anand A, Ritchie LD (1984) Intrauterine parvovirus infection associated with hydrops fetalis. Lancet II:1033

Bruyere JH, Ayra S, Kozel SJ, Gilbert EF, FitzGerald JM, Reynolds JF, Lewin SO, Opitz JM (1987) The value of examining spontaneously aborted human embryos and placentas. Birth Defects 23:169–178

Buchanan R, Sworn MJ, Noble AD (1979) Abortion associated with intrauterine infection by Candida albicans. Br J Obstet Gynaecol 86:741–744

Buckley JD (1984) The epidemiology of molar pregnancy and choriocarcinoma. Clin Obstet Gynecol 27:153–159

Büchner F (1952) Zur Biologie und Pathologie der Entwicklung. Med Klin 47:605–611

Bulmer JN, Sunderland CA (1984) Immunohistochemical characterization of lymphoid cell population in early human pregnancy. Immunology 52:349–357

Burchell RC, Creed F, Rasoulpour M, Whitcomb M (1978) Vascular anatomy of the human uterus and the pregnancy wastage. Br J Obstet Gynaecol 85:698–706

Burkart W, Hanke JP, Schneider HPG (1988) Fertilität der Diabetikerin und der gesunden Frau. Ber Gynäk Geburtsh 125:577

Byrn WF, Gibson M (1986) Infectious causes of recurrent pregnancy loss. Clin Obstet Gynecol 29:925–941

Byrne J, Blanc WA (1985) Malformations and chromosome anomalies in spontaneously aborted fetuses with single umbilical artery. Am J Obstet Gynecol 151:340–342

Byrne J, Blanc WA, Warburton D, Wigger J (1984) The significance of cystic hygroma in fetuses. Hum Pathol 15:61–67

Candiani GB, Fedele L (1987) Recurrent spontaneous abortion: state of the art and new horizon. Acta Eur Fertil 18:91–104

Canki N, Warburton D, Byrne J (1988) Morphological characteristics of monosomy X in spontaneous abortions. Ann Genet (Paris) 31:4–13

Cantle SJ, Kaufmann P, Luckhardt M, Schweikhart G (1987) Interpretation of syncytial sprouts and bridges in the human placenta. Placenta 8:221–234

Cardwell MS (1987) Ultrasound diagnosis of abruptio placentae with fetomaternal hemorrhage. Am J Obstet Gynecol 157:358–360

Carr DH (1967) Chromosome anomalies as a cause of spontaneous abortion. Am J Obstet Gynecol 97:283–293

Carr DH (1970) Chromosome studies in selected spontaneous abortions. I. Conception after oral contraceptives. Can Med Assoc J 103:343–351

Cashner KA, Cristopher CR, Dysert GA (1987) Spontaneous fetal loss after demonstration of a live fetus in the first trimester. Obstet Gynecol 70:827–830

Castellucci M, Kaufmann P (1982a) A three-dimensional study of the normal human placental villous core: II. Stromal architecture. Placenta 3:269–286

Castellucci M, Kaufmann P (1982b) Evolution of the stroma in human chorionic villi throughout pregnancy. In: Kaufmann P, King BF (eds) Structural and functional organization of the placenta. Bibliotheca Anatomica 22. Karger, Basel

Castellucci M, Celona A, Bartels H, Steininger B, Benedetto V, Kaufmann P (1987) Mitosis of Hofbauer cell: possible implications for a fetal macrophage. Placenta 8:65–76

Chaouat G, Kolb JP, Rivière M, Chaffaux S (1985) Local and systemic regulation of maternal antifetal cytotoxicity during murine pregnancy. In: Toder V, Beer AE (eds) Immunology and immunopathology of reproduction. Karger, Basel (Contributions to gynecology and obstetrics, vol. 14)

Check JH, Chase JS, Nowroozi K, Wu C (1987) Spontaneous abortion rate in patients with endometriosis treated with progesterone. Int J Fertil 32:366–368

Clark DA, Slapsysd RM (1985) Immunoregulatory mechanisms in the uterus and survival of the fetus. In: Toder V, Beer AE (eds) Immunology and immunopathology of reproduction. Karger, Basel (Contributions to gynecology and obstetrics, vol. 14)

Clark DA, Croy BA, Wegmann TG, Chauoat G (1987a) Immunological and para-immunological mechanisms in spontaneous abortion: recent insights and future directions. J Reprod Immunol 12:1–12

Clark DA, Mowbray J, Underwood J, Lidell H (1987b) Histopathologic alterations in the decidua in human spontaneous abortion: loss of cells with large cytoplasmic granules. Am J Reprod Immunol Microbiol 13:19–22

Clendenin TM, Benirschke K (1963) Chromosome studies on spontaneous abortions. Lab Invest 12:1281

Coid CR, Fox H (1983) Campylobacters as placental pathogens. Short review. Placenta 4:295–306

Coulam CB (1986) Unexplained recurrent pregnancy loss: epilogue. Clin Obstet Gynecol 29:999–1004

Crane JP, Wahl N (1981) The role of maternal diabetes in repetitive spontaneous abortion. Fertil Steril 36:477–479

Cure S, Boué A, Boué J (1973) Consequence of chromosomal anomalies on cell multiplication. In: Boué A, Thibault C (eds) Les accidents chromosomiques de la reproduction. Inserm, Paris

Dallenbach C, Sterzik K (1987) Histologische Endometriumbefunde bei Patientinnen am Tage des geplanten Embryo-Transfers. Verh Dtsch Ges Pathol 71:458

Dallenbach C, Sterzik K, Dallenbach-Hellweg G (1987) Histologische Endometriumbefunde bei Patientinnen am Tage des geplanten Embryo-Transfers. Geburtshilfe Frauenheilkd 47:623–627

Dallenbach-Hellweg G (1978) Häufigkeit von Spontanaborten mit und ohne vorherige Einnahme von Ovulationshemmern anhand morphologischer Untersuchungen. Gynäkol Rundsch 18:213–219

Dallenbach-Hellweg G (1987a) Morphologische Endometriumbefunde bei der physiologischen und gestörten Implantation. Verh Dtsch Ges Pathol 71:452–453

Dallenbach-Hellweg G (1987b) Vor- und Frühstadien der Blasenmole. Verh Dtsch Ges Pathol 71:455

Dallenbach-Hellweg G (1988) Endometrial factors in pregnancy failure. XVII International Congress of the International Academy of Pathology & 8th World Congress of Academic and Environmental Pathology, Dublin 1988. Abstract Nr. 197

Daugaard HO, Thomsoen AC, Henriques U, Ostergaard A (1988) Group B streptococci in the lower urogenital tract and late abortion. Am J Obstet Gynecol 158:28–30

Davis JR, Kerrigan DP, Way DL, Weiner SA (1987) Partial hydatiform moles: deoxyribonucleic acid content and course. Am J Obstet Gynecol 157:969–973

Dewald GW, Michels VV (1986) Recurrent miscarriages: cytogenetic causes and genetic counseling of affected families. Clin Obstet Gynecol 29:865–885

Dietl J, Horny HP, Buchholz F (1988) Lymphoretikuläre Zellen der Dezidua: eine immunhistologische und elektronenmikroskopische Studie. Ber Gynäk Geburtsh 125:674

Dische MR, Quinn PA, Czelgledy-Nagy E, Sturgess JM (1979) Genital mycoplasma infection. Intrauterine infection: pathologic study of the fetus and placenta. Am J Clin Pathol 72:167–174

Donat H (1986) Immunreaktive Erkrankungen in der Schwangerschaft. Zentralbl Gynakol 108:961–973

Dong Y, Clair PJS, Ramzy I, Kagan-Hallet KS, Gibbs RS (1987) A microbiologic and clinical study of placental inflammation at term. Obstet Gynecol 70:175–182

Döring GK, Hoßfeld CG, Auer A (1978) Über die Risiken der Zwillingsschwangerschaft und -geburt. Geburtshilfe Frauenheilkd 38:516–524

Duncan ME, Fox H, Harkness RA, Rees RJW (1984) The placenta in leprosy. Placenta 5:189–198

Dutz H, Birnbaum M, Retzke U, Scholz B (1979) Erkrankungen der Nieren und der Harnwege. In: Kyank H, Gülzow M (Hrsg) Erkrankungen während der Schwangerschaft, 3. Aufl. Thieme, Leipzig

Edwards RG (1986) Causes of early embryonic loss in human pregnancy. Hum Reprod 1:185–198

Eiben B, Borgmann S, Schübbe I, Hansmann I (1987) A cytogenetic study directly from chorionic villi of 140 spontaneous abortions. Hum Genet 77:137–141

Elias S, Simpson JL (1980) Evaluation and clinical management of patients at apparent increased risk for spontaneous abortion. In: Porter IH, Hook EB (eds) Human embryonic and fetal death. Academic Press, New York

Emmrich P (1986) Abortursachen. Pathologisch-anatomische Befunde an den Nachgeburten von Spontanaborten im II. Schwangerschaftstrimenon. Pathologe 7:258–262

Emmrich P, Köpping H (1981) A study of placental villi in extrauterine gestation: a guide to the frequency of blighted ova. Placenta 2:63–70

Emmrich P, Mauthe A, Hufnagel U (1977) Häufigkeit von Abortiveiern im Interruptiomaterial. Zentralbl Gynakol 99:541–546

Fantel AG, Shepard TH, Vadheim-Roth C, Stephens TD, Coleman C (1980) Embryonic and fetal phenotypes: prevalence and other associated factors in a large study of spontaneous abortion. In: Porter IH, Hook EB (eds) Human embryonic and fetal death. Academic Press, New York

Faulk PW, McIntyre JA (1985) Immunology of placental antigens. In: Bischof P, Klopper A (eds) Proteins of the placenta. Karger, Basel

Feige A (1986) Diabetes mellitus und Schwangerschaft. In: Wulf K-H, Schmidt-Mathiesen H (Hrsg) Die gestörte Schwangerschaft. Klinik der Frauenheilkunde und Geburtshilfe, Bd 5. Urban & Schwarzenberg, Berlin München Wien

Ferguson-Smith MA, Yates JRW (1984) Maternal age specific rates for chromosome aberrations and factors influencing them: report of a collaborative European study on 52965 amniocenteses. Prenat Diagn 4:5–44

Ferrazzi E, Brambati B, Lanzani A, Oldrini A, Stripparo L, Guerneri S, Makowski EL (1988) The yolk sac in early pregnancy failure. Am J Obstet Gynecol 158:137–141

Fine LG, Barnett EV, Danovitch GM, Nissenson AR, Conolly ME, Lieb SM, Barrett CT (1981) Systemic Lupus erythematosus in pregnancy. Ann Intern Med 94:667–677

FitzSimmons J, Wapner RJ, Jackson LG (1983) Repeated pregnancy loss. Am J Med Genet 16:7–13

Flamigni C, Gianaroli L, Ferraretti AP, Jasonni VM, Melega C, Possati G (1985) Uterine pathology and infertility. Acta Eur Fertil 16:25–34

Flamm H (1959) Die pränatalen Infektionen des Menschen. Thieme, Stuttgart

Födisch HJ (1982) Pathologisch-anatomische Mißbildungsdiagnostik – Heute. Verh Dtsch Ges Pathol 66:36–53

Födisch HJ, Knöpfle G (1984) Patho-anatomische Teratologie. Gynakologe 17:2–12

Fox H (1977) Infections of the placenta. In: Coid CR (ed) Infections and pregnancy. Academic Press, London

Fox H (1978) Pathology of the placenta. Saunders, London

Fox H (1981) A contemporary approach to placental pathology. Pathology 13:207–223

Frank PI, Kay CR, Scott LM, Hannaford PC, Haran D (1987) Pregnancy following induced abortion: maternal morbidity, congenital abnormalities and neonatal death. Br J Obstet Gynaecol 94:836–842

Frauli M, Ludwig H (1987) Identification of human chorionic gonadotropin (HCG) secreting cells and other cell types using antibody to HCG and a new monoclonal antibody (mABlu-5) in cultures of human placental villi. Arch Gynecol Obstet 241:97–110

Freye H-A (1987) Genetisches und Peristatisches zur Zwillingsforschung. Zentralbl Gynakol 109:1401–1408

Froster-Iskenius U, Klink F, Grzejszczyk G, Sömmer F, Schwinger E, Oberheuser F (1988) Chorionzottenpunktion. Zentralbl Gynakol 110:146–157

Fujikara T, Froehlich LA, Driscoll SG (1966) A simplified anatomic classification of abortions. Am J Obstet Gynecol 95:902–905

Fujikara T, Ezaki K, Nishimura H (1971) Chorionic villi and syncytial sprouts in spontaneous and induced abortions. Am J Obstet Gynecol 110:547–555

Gamsu H (1977) Health of mother, fetus and neonate following bacterial, fungal and protozoal infections during pregnancy. In: Coid CR (ed) Infections and pregnancy. Academic Press, London

Garcia AGP, Marques RLS, Lobato YY, Fonseca MEF, Wigg MD (1985) Placental pathology in congenital rubella. Placenta 6:281–295

Geisler M, Kleinebrecht J (1978) Cytogenetic and histologic analysis of spontaneous abortion. Hum Genet 45:239–251

Georgakopoulos PA, Gogas CG (1982) Zur Fertilität bei Uterusmißbildungen. Geburtshilfe Frauenheilkd 42:533–536

Gilbert GL, Davoren RA, Cole ME, Radford NJ (1981) Midtrimester abortions associated with septicaemia caused by Campylobacter jejuni. Med J Aust 1:585–586

Gill TJ (1983) Immunogenetics of spontaneous abortions in humans. Transplantation 35:1–6

Glaser D, Oehme A, Ritzerfeld W, Horst F (1988) Erfahrungen mit der Chlamydienserologie in der Abortsprechstunde. Ber Gynäk Geburtsh 125:516

Glass RH, Golbus MS (1978) Habitual abortion. Fertil Steril 29:257–265

Göcke H, Muradow I, Cremer J (1982) Morphologische und zytogenetische Befunde bei Frühaborten. Verh Dtsch Ges Pathol 66:141–146

Göcke H, Schwanitz G, Muradow I, Zerres K (1985) Pathomorphologie und Genetik in der Frühschwangerschaft. Pathologe 6:249–259

Gödel E (1979) Diabetes mellitus. In: Kyank H, Gülzow M (Hrsg) Erkrankungen während der Schwangerschaft, 3. Aufl. Thieme, Leipzig

Göretzlehner G (1987) Endokrinologie der Schwangerschaft. Zentralbl Gynakol 109:73–87

Goldhaber MK, Staub SL, Tokuhata GK (1983) Spontaneous abortion after the Three Mile Island nuclear accident: a life table analysis. Am J Publ Health 73:752–759

Goldsmith FM (1984) Possible herpesvirus role in abortion studied. JAMA 251:3067–3070

Gosden RG (1985) The aging uterus. In: Edwards RG, Purdy JM, Stepoe PC (eds) Implantation of the human embryo. Academic Press, London

Gosseye S, Fox H (1984) An immunohistochemical comparison of secretory capacity of villous and extravillous trophoblast in human placenta. Placenta 5:329–348

Gray RH, Doyle PE (1983) Conception and fertility. In: Baron SL, Thomson AM (eds) Obstetrical epidemiology. Academic Press, London

Gribble MJ, Salit IE, Isaak-Rennton J, Chow AW (1981) Campylobacter infections in pregnancy. Am J Obstet Gynecol 140:423–426

Groll M (1984) Endometriosis and spontaneous abortion. Fertil Steril 41:933–935

Gröschel-Stewart U (1981) Plazenta als endokrines Organ. In: Becker V, Schiebler Th, Kubli A (Hrsg) Die Plazenta des Menschen. Thieme, Stuttgart New York

Grünsteidl W, Voigt HJ (1988) Pränatale Diagnostik und Prognose der Oligo-Hydramnie. Ber Gynäk Geburtsh 125:582

Gülzow M, Teichmann W (1979) Erkrankungen der Leber. In: Kyank H, Gülzow M (Hrsg) Erkrankungen während der Schwangerschaft, 3. Aufl. Thieme, Leipzig

Günthard HP, Schmid J (1978) Schwangerschaft und Geburt bei Zwillingen. Geburtshilfe Frauenheilkd 38:270–280

Haas GG jr, Galle CP (1984) The cervix in reproduction. In: Aiman J (ed) Infertility. Diagnosis and management. Springer, New York Berlin Heidelberg Tokyo

Haemmerli UP (1966) Jaundice during pregnancy. Springer, Berlin Heidelberg New York

Haney AF (1984) Environmental factors in infertility. In: Aiman J (ed) Infertility. Diagnosis and management. Springer, New York Berlin Heidelberg Tokyo (Clinical perspectives in obstetrics and gynecology, pp 231–245)

Hanly JG, Gladman DD, Rose TH, Laskin CA, Urowitz MB (1988) Lupus pregnancy. Arthritis Rheum 31:358–366

Hansmann I (1983) Factors and mechanisms involved in nondisjunction and X-chromosome loss. In: Cytogenetics of the mammalian X chromosome, Part A. Basic mechanisms of X chromosome behavior. Liss, New York, pp 131–170

Hansmann I (1986) Cytogenetic analysis of early human abortuses after preparation of chromosomes directly from chorionic villi. Hum Genet 72:189

Harger JH, Archer DF, Marchese SG, Muracca-Clemens M, Garver KL (1983) Etiology of recurrent pregnancy losses and outcome of subsequent pregnancies. Obstet Gynecol 62:574–581

Harlap S, Shiono PH (1980) Alcohol, smoking, and incidence of spontaneous abortions in the first and second trimester. Lancet II:173–176

Harlap S, Shiono PH, Ramcharan S (1980) A life table of spontaneous abortions and the effects of age, parity, and other variables. In: Porter IH, Hook EB (eds) Human embryonic and fetal death. Academic Press, New York

Harwick HJ, Iuppa JB, Purcell RH, Fekety FR (1967) Mycoplasma hominis septicemia associated with abortion. Am J Obstet Gynecol 99:725–727

Hassold T, Sandison A (1933) The effect of chromosome constitution on growth in culture of human spontaneous abortions. Hum Genet 63:166–170

Hassold T, Chiu D, Yamane JA (1984) Parental origin of autosomal trisomies. Ann Hum Genet 48:129–144

Hausmann M, Mühlhaus K, Gembruch U (1986) Ultraschalldiagnostik. In: Schneider J, Kaulhausen H (Hrsg) Lehrbuch der Gynäkologie und Geburtshilfe. Kohlhammer, Stuttgart

Haust DM (1981) Maternal diabetes mellitus – effects on the fetus and the placenta. In: Naeye RL, Kissane JM, Kaufman N (eds) Perinatal diseases. Williams & Wilkins, Baltimore

Hebert CC, Bouyer J, Collin D, Menger I (1986) Spontaneous abortion and interpregnancy interval. Eur J Obstet Gynecol Reprod Biol 22:125–132

Hedstrom OR, Sonn JR, Lassen ED, Hultgren BD, Crisman RO, Smith BB, Snyder SP (1987) Pathology of Campylobacter jejuni abortion in sheep. Vet Pathol 24:419–426

Heine O, Neppert J, Mueller-Eckhardt G (1988) Immunologische Untersuchungen zur Ursache des habituellen Aborts. Ber Gynäk Geburtsh 125:673

Heinonen PO (1986) Spontaneous abortions, stillbirths and birth defects in epidemiological search for risk indicators. In: Chambers PL, Gehring P, Sakai F (eds) New concepts and developments in toxicology. Elsevier, Amsterdam

Held F, Schwarz R (1979) Ionisierende Strahlen. In: Kyank H, Gülzow M (Hrsg) Erkrankungen während der Schwangerschaft, 3. Aufl. Thieme, Leipzig

Hemminki K, Mutanen P, Saloniemi I (1983) Smoking and the occurence of congenital malformations and spontaneous abortions: multivariat analysis. Am J Obstet Gynecol 145:61–66

Hemminki E, Glebatis DM, Therriault GD, Janerich DT (1987) Incidence of placenta previa and abruptio placentae in New York State. NY State J Med 87:594–598

Hendrickx AG, Binkerd PE (1980) Fetal deaths in nonhuman primates. In: Porter IH, Hook EB (eds) Human embryonic and fetal death. Academic Press, New York

Hertig AT (1968) Human trophoblast. Thomas, Springfield

Hey A (1984) Der Foetus amorphus. Pathologe 5:106–109

Hibbard BM, Hibbard ED (1963) Aetiological factors in abruptio placentae. Br Med J [Clin Res] S 1430–1436

Himmelberger DH, Broen BW, Cohen EN (1978) Cigarette smoking during pregnancy and the occurrence of spontaneous abortion and congenital abnormality. Am J Epidemiol 108:470–479

Hinney B, Günther E, Kuhn W (1988) Der Nachweis schützender Antikörper in der Schwangerschaft. Ber Gynäk Geburtsh 125:673

Ho HC (1983) Massive subchorionic hematoma. Arch Pathol Lab Med 107:438

Höpker W-W (1982) Mißbildungen im Obduktionsgut. Verh Dtsch Ges Pathol 66:24–36

Hörmann G (1949a) Pathogenese und Definition des Abortiveies. Geburtshilfe Frauenheilkd 8:80

Hörmann G (1949b) Systematische klinische und morphologische Untersuchungen über die entwicklungsunfähige Schwangerschaft. In: Stoeckel W (Hrsg) Sammlung von Abhandlungen aus dem Gebiet der Frauenheilkunde und Geburtshilfe. Marhold, Halle

Hörmann G (1958a) Versuch einer Systematik plazentarer Entwicklungsstörungen. Geburtshilfe Frauenheilkd 18:345–348

Hörmann G (1958b) Zur Systematik einer Pathologie der menschlichen Plazenta. Arch Gynäk 191:297–344

Hofbeck M, Röckelein G, Singer H, Rein J, Gittenberger Groot AC de (1989) Coarctation of the aorta in tetralogy of Fallot with absent pulmonary valve. Unveröffentlicht

Hofmann D (1969) Die Fehlgeburt, 2. Aufl. Urban & Schwarzenberg, München

Hofmeyr GJ, Joffe MI, Bezwoda WR, van Iddekinge B (1987) Immunologic investigation of recurrent pregnancy loss and consequences of immunization with husbands' leukocytes. Fertil Steril 48:681–684

Hogue CJ, Cates W, Tietze C (1982) The effects of induced abortion on subsequent reproduction. Epidemiol Rev 4:66–94

Holtermüller KH, Weis HJ (1979) Gastroenterologische Erkrankungen in der Schwangerschaft. Gynakologe 12:41–51

Honoré LH (1987) Recurrent partial hydatiform mole: report of a case. Am J Obstet Gynecol 156:922–924

Honoré LH, Dill FJ, Polland BJ (1976) Placental morphology in spontaneous human abortions with normal and abnormal karyotypes. Teratology 14:151–166

Hood M, Todd JM (1980) Vibrio fetus – a cause of human abortion. Am J Obstet Gynecol 86:506–511

Hook EB (1985) Down syndrome live births and prior spontaneous abortions of unknown karyotype. In: Prevention of physical and mental congenital defects, Part C: Basic and medical science, education, and future strategies. Liss, New York, pp 21–24

Hook EB, Cross PK (1983) Spontaneous abortion and subsequent Down syndrome livebirth. Hum Genet 64:267–270

Howard MA, Firkin BG, Healy DL, Choong S-CC (1987) Lupus anticoagulant in women with multiple spontaneous miscarriage. Am J Hematol 26:175–178

Howe G, Westhoff C, Vessey M, Yeates D (1985) Effects of age, cigarette smoking, and other factors on fertility: findings in a large prospective study. Br Med J [Clin Res] 290:1697–1700

Hunt PA, Jacobs PA (1985a) In vitro growth and chromosome constitution of placental cells. I. Spontaneous and elective abortions. Cytogenet Cell Genet 39:1–6

Hunt PA, Jacobs PA (1985b) In vitro growth and chromosome constitution of placental cells. II. Hydatidiform moles. Cytogenet Cell Genet 39:7–13

Hustin J (1988) Spontaneous abortion during the first twelve weeks of pregnancy. A histological study of 3714 cases. XVII International Congress of the International Academy of Pathology & 8th World Congress of Academic and Environmental Pathology, Dublin 1988. Abstract Nr 286

Jacobs PA (1982) Human triploidy: relationship between parental origin of the additional haploid complement and development of partial hydatidiform mole. Ann Hum Genet 46:223–231

Jacobs PA, Hassold TJ (1980) The origin of chromosome abnormalities in spontaneous abortion. In: Porter IH, Hook EB (eds) Human embryonic and fetal death. Academic Press, New York

Jaffe R, Fejgin M, Aderet NB (1986) Fetal death in early pregnancy due to electric current. Acta Obstet Gynecol Scand 65:283

Jandial V, Towler CM, Horne CHW, Abramovich DR (1978) Plasma pregnancy-specific β1-glycoprotein in complications of early pregnancy. Br J Obstet Gynaecol 85:832–836

Jiminez E, Unger M, Vogel M, Lobeck H, Wagner G, Schwiermann J, Schäfer A, Grosch-Wörner I (1988) Morphologische Untersuchungen an Plazenten HIV-positiver Mütter. Pathologe 9:228–234

Johnson PM (1988) Immunological aspects of recurrent abortion. XVII International Congress of the International Academy of Pathology & 8th World Congress of Academic and Environmental Pathology, Dublin 1988. Abstract Nr. 200

Jones DM (1967) Mycoplasma hominis in abortion. Br Med J 1:338–340

Joshi AK, Muzio LR (1988) Conservative management of a severly alloimmunized pregnancy: case report. Am J Obstet Gynecol 158:479–480

Jost P, Galvin MC, Brewer JH, Lookwood GF (1984) Campylobacter septic abortion. South Med J 77:924

Kabawat SE, Mostoufi-Zadeh M, Driscoll SG, Bhan AK (1985) Implantation site in normal pregnancy. Am J Pathol 118:76–84

Kajii T (1973) Chromosome anomalies in induced abortions. In: Boué A, Thibault C (eds) Les accidents chromosomiques de la reproduction. Inserm, Paris

Kajii T, Ohama K (1977) Androgenic origin of hydatidiform moles. Nature 268:633–634

Kajii T, Ferrier A, Niikawa N, Takahara H, Ohama K, Avirachan S (1980) Anatomic and chromosomal anomalies in 639 spontaneous abortuses. Hum Genet 55:87–98

Kalden JR (1987) Immunologische Erkrankungen. In: Huchzermeyer H (Hrsg) Internistische Erkrankungen und Schwangerschaft, Bd 2. Kohlhammer, Stuttgart Berlin Köln Mainz, S 195–221

Kalousek DK (1987) Anatomic and chromosome anomalies in specimens of early spontaneous abortion: seven-year experience. Birth Defects 23:153–168

Kalousek DK, Poland BJ (1984) Embryonic and fetal pathology of abortion. In: Perrin EVDK (ed) Pathology of the placenta. Contemporary issues in surgical pathology, vol. 5. Churchill Livingstone, New York

Kalousek DK, Dill FJ, Pantzar T, McGillivray BC, Yong SL, Wilson RD (1987) Confined chorionic mosaicism in prenatal diagnosis. Hum Genet 77:163–167

Kalter H (1985) Diabetes and spontaneous abortion. Am J Obstet Gynecol 152:603

Kalter H (1986) Antineoplastic drugs and spontaneous abortion. N Engl J Med 314:1048

Kalter H (1987) Diabetes and spontaneous abortion: a historical review. Am J Obstet Gynecol 156:1243–1253

Kaplan D (1986) Fetal wastage in patients with rheumatoid arthritis. J Rheumatol 13:875–877

Karegard M, Gennser G (1986) Incidence and recurrence rate of abruptio placentae in Sweden. Obstet Gynecol 67:523–528

Kaufmann P (1981a) Entwicklung der Plazenta. In: Becker V, Schiebler Th, Kubli F (Hrsg) Die Plazenta des Menschen. Thieme, Stuttgart

Kaufmann P (1981b) Fibrinoid. In: Becker V, Schiebler Th, Kubli F (Hrsg) Die Plazenta des Menschen. Thieme, Stuttgart

Kaulhausen H (1986) Spezielle Komplikationen in der Spät-Schwangerschaft. In: Schneider J, Kaulhausen H (Hrsg) Lehrbuch der Gynäkologie und Geburtshilfe. Kohlhammer, Stuttgart

Kaulhausen H, Hirsch T, Mitzkat HJ, Niesert S (1986) Mütterliche Krankheiten und Schwangerschaft. In: Schneider J, Kaulhausen H (Hrsg) Lehrbuch der Gynäkologie und Geburtshilfe. Kohlhammer, Stuttgart

Kaunitz AM, Rovira EZ, Grimes DA, Schulz KF (1985) Abortion that fail. Obstet Gynecol 66:533–537

Kessler HH, Dohr G, Desoye G, Winter R (1988) Expression von Histokompatibilitätsantigenen an menschlichen Präimplantationsembryonen. Ber Gynäk Geburtsh 125:672

Khudr G, Benirschke K (1972) Placental lesions in viral hepatitis. Obstet Gynecol 40:381–384

Kissane JM (1981) Reproductive failure. A survey of pathogenic mechanism with the emphasis on mechanisms for repeated failures. In: Naeye RL, Kissane JM, Kaufman N (eds) Perinatal diseases. Williams & Wilkins, Baltimore

Kline J, Stein Z (1985) Environmental causes of aneuploidy: why so elusive? Basic Life Sci 36:149–164

Kline J, Stein Z, Susser M, Warburton D (1975) Spontaneous abortion as a screening device. Am J Epidemiol 102:275–290

Kline J, Stein Z, Shraout P, Susser M, Warburton D (1980a) Drinking during pregnancy and spontaneous abortion. Lancet II:176–180

Kline J, Stein Z, Susser M, Warburton D (1980b) Environmental influences on early reproductive loss in a current New York City study. In: Porter IH, Hook EB (eds) Human embryonic and fetal death. Academic Press, New York

Kline J, Stein Z, Susser M, Warburton D (1985) Fever during pregnancy and spontaneous abortion. Am J Epidemiol 121:832–842

Kline J, Stein Z, Susser M, Warburton D (1986) Induced abortion and the chromosomal characteristics of subsequent miscarriages (spontaneous abortions). Am J Epidemiol 123:1066–1079

Kloos K, Vogel M (1974) Pathologie der Perinatalperiode. Thieme, Stuttgart

Klopper A, Ahmed AG (1985a) New applications for the assay of placental proteins. Placenta 6:173–184

Klopper A, Ahmed AG (1985b) Subclinical abortion in infertile women. In: Bischof P, Klopper A (eds) Proteins of the placenta. Karger, Basel

Knörr K (1987) Chromosomale Ursachen und morphologische Befunde beim Abortus. In: Künzel W, Gips H (Hrsg) Gießener gynäkologische Fortbildung 1987. Springer, Berlin Heidelberg New York, S 255–268

Knowles S (1987) Spontaneous abortion and the pathology of early pregnancy. In: Keeling JW (ed) Fetal and neonatal pathology. Springer, Berlin Heidelberg New York, pp 77–97

Knox WF, Fox H (1984) Villitis of unknown aetiology: its incidence and significance in placentae from a British population. Placenta 5:395–402

Krieg H, Bohn H (1981) Immunologie der Plazenta. In: Becker V, Schiebler Th, Kubli F (Hrsg) Die Plazenta des Menschen. Thieme, Stuttgart New York

Krohn M, Voigt L, McKnight B, Daling JR, Starzyk P, Benedetti TJ (1987) Correlates of placental abruption. Br J Obstet Gynaecol 94:333–340

Krone HA (1962) Häufigkeit der Abortiveier in Abhängigkeit vom Alter der Mutter. Geburtshilfe Frauenheilkd 22:1294–1296

Labarrere C, Althabe O (1987) Chronic villitis of unknown aetiology in recurrent intrauterine fetal growth retardation. Placenta 8:167–174

Lala PK, Kearns M (1985) Immunobiology of the decidual tissue. In: Toder V, Beer AE (eds) Immunology and immunopathology of reproduction. Karger, Basel (Contributions to Gynecology and Obstetrics, vol 14)

Lancaster PAL (1985) High incidence of preterm births and early losses in pregnancy after in vitro fertilisation. Br Med J [Clin Res] 291:1160–1163

Las Heras J, Leal G, Haust MD (1986) Congenital leukemia with placental involvement – report of a case with ultrastructural study. Cancer 58:2278–2281

Lauritsen GJ (1975) The significance of oral contraceptives in causing chromosome anomalies in spontaneous abortion. Acta Obstet Gynecol Scand [Suppl] 54:261–264

Lauritsen GJ, Jorgensen J, Kissmeyer-Nielsen F (1976) Significance of HLA and blood-group incompatibility in spontaneous abortion. Clin Genet 9:575–582

Lawler SD, Fisher RA (1987) Genetic studies in hydatiform mole with clinical correlate. Placenta 8:77–88

Le CT, Chang RS, Lipson MH (1983) Epstein-Barr virus infections during pregnancy. Am J Dis Child 137:466–468

Lenz W (1982) Genetische Ursachen von Fehlbildungen beim Menschen. Verh Dtsch Ges Pathol 66:16–37

Leschot NJ, Verjaal M, Treffers PE (1985) Risks of midtrimester amniocentesis; assessment in 3000 pregnancies. Br J Obstet Gynaecol 92:804–807

Leschot NJ, Wolf H, Verjaal M, Prooijen-Knegt LC van, Boer EG de, Kanhai HHH, Christiaens GCML (1987) Chorionic villi sampling: cytogenetic and clinical findings in 500 pregnancies. Br Med J [Clin Res] 295:407–410

Liebhardt M, Wojcicka J (1970) Microscopic patterns of placenta in cases of pregnancy complicated by intrahepatic cholestasis (idiopathic jaundice). Polish Med J 9:1589–1600

Lippman A, Vekemans MJJ, Perry TB (1984) Fetal mortality at the time of chorionic villi sampling. Hum Genet 68:337–339

Maas DHA (1986) Sterilität und Infertilität. In: Schneider J, Kaulhausen H (Hrsg) Lehrbuch der Gynäkologie und Geburtshilfe. Kohlhammer, Stuttgart

MacGowan AP, Terry PB (1987) Streptococcus milleri and second trimester abortion. J Clin Pathol 40:292–293

Mackenzie WE, Holmes DS, Newton JR (1988) Spontaneous abortion rate in ultrasonographically viable pregnancies. Obstet Gynecol 71:81–83

Madan E, Meyer MP, Amortegui AJ (1988) Isolation of genital mycoplasmas and Chlamydia trachomatis in stillborn and neonatal autopsy material. Arch Pathol Lab Med 112:749–751

Maier DB (1987) Genetic and infectious causes of habitual abortion. In: Gondos B, Riddick DH (eds) Pathology of infertility. Thieme, Stuttgart New York

Malinak LR, Wheeler JM (1984) Endometriosis. In: Aiman J (ed) Infertility. Diagnosis and management. Springer, New York Berlin Heidelberg Tokyo (Clinical perspectives in obstetrics and gynecology, pp 255–275)

Maroni E (1985) Der habituelle Abort. Schweiz. Rundschau Med 74:371–377

Martimbeau PW, Welch JS, Weiland LH (1975) Crohn's disease and pregnancy. Am J Obstet Gynecol 122:746–749

Martin RH, Rademaker AW, Hildebrand K, Long-Simpson L, Peterson D, Yamamoto J (1987) Variation in the frequency and type of sperm chromosomal abnormalities among normal men. Hum Genet 77:108–114

Martius G (1986) Geburtshilflich-perinatologische Operationen. Thieme, Stuttgart New York

Maxson WS (1986) Hormonal causes of recurrent abortion. Clin Obstet Gynecol 29:941–952

Mazor M, Leiberman JR (1987) Abortion caused by electrical current. Arch Gynaecol Obstet 241:71–72

McDonald IA (1963) Incompetent cervix as a cause of recurrent abortion. J Obstet Gynaecol 70:105–109

McDonald AD, Armstrong B, Cherry NM, Delorme C, Diodati-Nolin A, McDonald C, Robert D (1986) Spontaneous abortion and occupation. J Occup Med 28:1232–1238

McFayden IR (1985) Missed abortion, and later spontaneous abortion, in pregnancies clinically normal at 7–12 wk. Eur J Obstet Gynecol Reprod Biol 20:381–384

McIntyre JA, Faulk WP (1987) Laboratory and clinical aspects of research in chronic spontaneous abortion. Diagn Immunol 3:163–170

McManus SP, Arce MA de (1986) Cytogenetics of recurrent spontaneous aborters. Ir J Med Sci 155:216–220

Meisser A, Bishof P, Bohn H (1985) Placental protein 5 (PP5) inhibits thrombin-induced coagulation of fibrinogen. Arch Gynecol 236:197–201

Menge AC, Beer AE (1985) The significance of human leucocyte antigen profiles in human infertility, recurrent abortion, and pregnancy disorders. Fertil Steril 43:693–695

Mettler L (1985) Diagnose und Therapie der immunologischen Sterilität. Gynakologe 18:98–110

Metzger DA, Olive DL, Stohs FG, Franklin RF (1986) Association of endometriosis and spontaneous abortion: effect of controll group selection. Fertil Steril 45:18–22

Miedaner-Maier I, Gerhard I, Eggert-Kruse W, Runnebaum B (1988) Prävalenz ätiologischer Faktoren bei 70 Paaren mit habituellen Aborten. Ber Gynäk Geburtsh 125:673

Mimouni F, Miodovnik M, Tsang RC, Holroyde J, Dignan PS, Siddiqi TA (1987) Decreased maternal serum magnesium concentration and adverse fetal outcome in insulin-dependent diabetic women. Obstet Gynecol 70:85–88

Miodovnik M, Lavin JP, Knowles HC, Holroyde J, Stys SJ (1984) Spontaneous abortion among insulin-dependent diabetic women. Am J Obstet Gynecol 150:372–376

Miodovnik M, Skillman C, Holroyde JC, Butler JB, Wendel JS, Siddiqi TA (1985) Elevated maternal glycohemoglobin in early pregnancy and spontaneous abortion among insulin-dependent diabetic women. Am J Obstet Gynecol 153:439–424

Mones M-L, Wiegel U, Schuler A (1988) Die pränatale Toxoplasmose. Dtsch Med Wochenschr 113:847–850

Monif GRG, Dische MR (1972) Viral placentitis in congenital cytomegalovirus infection. Am J Clin Pathol 58:445–449

Monson RR (1980) Occupational hazards and fetal deaths. In: Porter IH, Hook EB (eds): Human embryonic and fetal death. Academic Press, New York

Monteiro AA, Inocencio AC, Jorge CS (1987) Placental abruption with disseminated intravascular coagulopathy in the second trimester of pregnancy with fetal survival. Br J Obstet Gynaecol 94:811–812

Mortimer G, Smeeth A, MacDonald DJ (1985a) A pilot study of the frequency and significance of placental villitis. Br J Obstet Gynaecol 92:629–635

Mortimer PP, Cohen BJ, Buckley MM (1985b) Parvovirus and the fetus. Lancet II:1012

Morton NE, Chiu D, Holland C, Jacobs PA, Pettay D (1987) Chromosome anomalies as predictor of recurrence risk for spontaneous abortion. Am J Med Genet 28:353–360

Mostoufi-Zadeh M, Driscoll SG, Biano SA, Kundsin RB (1984) Placental evidence of cytomegalovirus infection of the fetus and neonate. Arch Pathol Lab Med 108:403–406

Mühlenstedt D, Holzgreve W, Dame WR, Schneider HPG (1988) Die Frühschwangerschaft. In: Schneider HPG, Lauritzen C, Nieschlag E (Hrsg) Grundlagen und Klinik der menschlichen Fortpflanzung. De Gruyter, Berlin

Mulvihill JJ, Stewart KR (1986) Antineoplastic drugs and spontaneous abortion. N Engl J Med 314:1049

Munday PE, Porter R, Falder PF, Carder JM, Holliman R, Lewis BV, Taylor-Robinson D (1984) Spontaneous abortion – an infectious aetiology? Br J Obstet Gynaecol 91:1177–1180

Müntefering H, Becker K, Schleiermacher E (1982) Korrelation zwischen morphologischen und zytogenetischen Befunden bei Spontanaborten. Verh Dtsch Ges Pathol 66:372–377

Müntefering H, Schmidt Ch, Geisler M (1987) Korrelation zwischen morphologischen und zytogenetischen Befunden an der Chorionzotte. Verh Dtsch Ges Pathol 71:454

Murphy TF (1985) The moral significance of spontaneous abortion. J Med Ethics 11:79–83

Naessens A, Foulon W, Cammu H, Goossens A, Lauwers S (1987) Epidemiology and pathogenesis of Ureoplasma ureolyticum in spontaneous abortion and preterm labor. Acta Obstet Gynecol Scand [Suppl] 66:513–516

Naeye RL (1981) Common environmental influences on the fetus. In: Naeye RL, Kissane JM, Kaufman N (eds) Perinatal diseases. Williams & Wilkins, Baltimore

Naeye RL (1985) Maternal floor infarct. Hum Pathol 16:823–828

Naeye RL, Harkness WL, Utts J (1977) Abruptio placentae and perinatal death: a prospective study. Am J Obstet Gynecol 128:740–746

Naib ZM, Nahmias AJ, Josey WE, Wheeler JH (1970) Association of maternal genital herpetic infection with spontaneous abortion. Obstet Gynecol 35:260–263

Naples JD, Batt RE, Sadigh H (1981) Spontaneous abortion rate in patients with endometriosis. Obstet Gynecol 57:509–512

Nauvoma AK, Favorov MO, Keteladze ES, Nosikov VV, Kisselev LL (1985) Nucleotide sequences in human chromosomal DNA from nonhepatic tissues homologous to the hepatitis B virus genome. Gene 35:19–25

Noll K-J (1977) Histometrische Untersuchungen an Plazentazotten von Spontanaborten mit Chromosomenanomalien. Inaug-Diss, FU Berlin

Noor PJ, Hassan K (1984) Cytogenetics of aborters and abortuses: a review. Singapore Med J 25:306–312

Norgaard O (1985) A new method for estimation of illegal abortion. Dan Med Bull 32:76–78

Norton RA, Patterson JF (1972) Pregnancy and regional enteritis. Obstet Gynecol 40:711–712

Ockleford CD, Reti LL, Calvert JP (1983) Histopathological diagnosis of hydatiform mole. J Pathol 140:51–67

Öney M (1986) Pathologie der Frühschwangerschaft. In: Schneider J, Kaulhausen H (Hrsg) Lehrbuch der Gynäkologie und Geburtshilfe. Kohlhammer, Stuttgart

Ogita S, Imanaka M, Matsumoto M, Oka T, Sugawa T (1988) Transcervical infusion of antibiotics: a basic study for managing premature rupture of the membranes. Am J Obstet Gynecol 158:23–27

Ohama K, Ueda K, Okamoto E, Takenaka M, Fujiwara A (1986) Cytogenetic and clinicopathological studies of partial moles. Obstet Gynecol 68:259–262

Parussis E (1984) Angeborene Leukämie mit exzessiver tumoröser Infiltration des Pankreas. Pathologe 5:173–176

Pastorek II JG, Miller JM, Summers PR (1988) The effect of hepatitis B antigenaemia on pregnancy outcome. Am J Obstet Gynecol 158:486–489

Pearson PL, Geraedts JPM, Pawlowitzki IH (1973) Chromosomal studies on human male gametes. In: Boué A, Thibault C (eds) Les accidents chromosomiques de la reproduction. Inserm, Paris

Peckman CS, Marshall WC (1983) Infections in pregnancy. In: Baron SL, Thomson AM (eds) Obstetrical epidemiology. Academic Press, London

Pedersen J (1977) The pregnant diabetic and her newborn: problems and management, 2nd edn. Munksgaard, Kopenhagen

Perkins RP, Zhou S, Butler C, Skipper BJ (1987) Histologic chorioamnionitis in pregnancies of various gestational ages: implications in preterm rupture of membranes. Obstet Gynecol 70:856–860

Perrin EVDK (1984) Placenta as a reflection of fetal disease: a brief overview. In: Perrin EVDK (ed) Pathology of the placenta. Contemporary issues in surgical pathology, vol 5. Churchill Livingstone, New York

Pernoll ML (1986) Abortion induced by chemicals encountered in the environment. Clin Obstet Gynecol 29:953–958

Pezeshkian R, Fernando N, Carne CA, Simanowitz MD (1984) Listeriosis in mother and fetus during the first trimester of pregnancy. Br J Obstet Gynaecol 91:85–86

Pfeiffer RA, Ulmer R, Kniewald A, Wagner-Thiessen E (1984) Prenatal diagnosis of trisomy 9 mosaicism possibly limited to fetal membranes. Prenat Diagn 4:387–389

Philippe E (1973) Consequences des anomalies chromosomiques sur le developpement. In: Boué A, Thibault C (eds) Les accidents chromosomiques de la reproduction. Inserm, Paris

Piekarski G (1977) Die Toxoplasmose – Infektionsweg, Diagnostik, therapeutische Konsequenzen. Gynakologe 10:9–14

Pijnenborg R, Dixon G, Robertson WB, Brosens I (1980) Trophoblastic invasion of human decidua from 8 to 18 weeks of pregnancy. Placenta 1:3–19

Poland BJ (1970) Conception control and embryonic development. Am J Obstet Gynecol 106:365–368

Poland BJ, Miller JR (1973) Effect of karyotype on zygotic development. In: Boué A, Thibault C (eds) Les accidents chromosomiques de la reproduction. Inserm, Paris

Poland BJ, Miller JR, Jones DC, Trimble BK (1977) Reproductive counselling in patients who have had a spontaneous abortion. Am J Obstet Gynecol 127:685–691

Ponnath H (1986) Methoden des Schwangerschaftsabbruchs. In: Schneider J, Kaulhausen H (Hrsg) Lehrbuch der Gynäkologie und Geburtshilfe. Kohlhammer, Stuttgart

Procter SE, Gray ES, Watt JL (1984) Triploidy, partial mole and dispermy. An investigation of 12 cases. Clin Genet 26:46–51

Psychoyos A, Martel D (1985) Embryo-endometrial interactions at implantation. In: Edwards RG, Purdy JM, Stepoe PC (eds) Implantation of the human embryo. Academic Press, London

Redman CWG, Stirrat GM, Sunderland CA, Ting A (1984) Class 1 major histocompatibility complex antigens on human extra-villous trophoblast. Immunology 52:457

Rehder H, Sanchioni L, Cefis F, Gropp A (1978) Pathologisch-embryologische Untersuchungen an Abortusfällen im Zusammenhang mit dem Seveso-Unglück. Schweiz Med Wochenschr 108:1617–1625

Remotti G, Virgiliniis G de, Bianco V, Candiani GB (1981) The morphology of early trophoblast after Dioxin poisining in the Seveso area. Placenta 2:53–62

Rempen A (1988) Spontanabortrate nach sonographisch intakter Frühschwangerschaft. Ber Gynäk Geburtsh 125:675

Reus WA, Geppert M (1988) Teratom der Placenta. Geburtshilfe Frauenheilkd 48:459–461

Risk JM, Johnson PM (1985) Antigen expression by human trophoblast and tumour cells. models for gene regulation? Contrib Gynecol Obstet, vol 14. Karger, Basel, pp 74–82

Robb JA, Benirschke K, Barmeyer R (1986) Intrauterine latent Herpes simplex infection: I. Spontaneous abortion. Hum Pathol 17:1196–1209

Roberts CJ, Lowe CR (1975) Where have all the conceptions gone? Lancet I:498

Robertson WB (1988) Early pregnancy wastage. XVII International Congress of the International Academy of Pathology & 8th World Congress of Academic and Environmental Pathology, Dublin 1988. Abstract Nr 198

Robinson H-P, Caines JS (1977) Sonar evidence of early pregnancy failure in patients with twin conceptions. Br J Obstet Gynaecol 84:22–25

Rock JA, Murphy AA (1986) Anatomic abnormalities. Clin Obstet Gynecol 29:886–911

Rock JA, Guzick DS, Sengos C, Schweditsch M, Sapp KC, Jones HW (1981) The conservative surgical treatment of endometriosis: evaluation of pregnancy success with respect to the extent of disease as categorized using contemporary classification systems. Fertil Steril 35:131–137

Röckelein G, Huth M, Ulmer R (1988a) Immunohistochemical investigations in spontaneous abortuses of early pregnancy: β-HCG, SP 1 and transferrin. XVII International Congress of the International Academy of Pathology & 8th World Congress of Academic and Environmental Pathology, Dublin 1988. Abstract Nr 310

Röckelein G, Mischke U, Voigt H-J (1988b) Cholämische Plazentose. Ein Beitrag zur Stoffwechselstörung der Plazenta. Geburtshilfe Frauenheilkd 48:453–455

Röckelein G, Schröder J, Ulmer R (1988c) Qualitative und quantitive Analyse von spontanen Frühabortzotten unter Berücksichtigung des Karyotypes. Unveröffentlicht

Roemer VM (1986) Blutungen in der Schwangerschaft. In: Wulf K-H, Schmidt-Mathiesen H (Hrsg) Die gestörte Schwangerschaft. Klinik der Frauenheilkunde und Geburtshilfe, Bd 5. Urban & Schwarzenberg, München

Roman E, Alberman E (1980) Spontaneous abortion, gravidity, pregnancy order, age, and pregnancy interval. In: Porter IH, Hook EB (eds) Human embryonic and fetal death. Academic Press, New York

Roman E, Stevenson AC (1983) Spontaneous abortion. In: Baron SL, Thomson AM (eds) Obstetrical epidemiology. Academic Press, London

Rott H-D, Richter E, Rummel W-D, Schwanitz G (1972) Chromosomenbefunde bei Ehepaaren mit gehäuften Aborten. Arch Gynäk 213:110–118

Rud B, Klünder K (1985) The course of pregnancy following spontaneous abortion. Acta Obstet Gynecol Scand [Suppl] 64:277–278

Rüschoff J, Böger A, Zwiens G (1985) Chronic placentitis – a clinicopathological study. Arch Gynecol 237:19–25

Rüttgers H (1981) Blutungen plazentarer Genese. In: Becker V, Schiebler Th, Kubli F (Hrsg) Die Plazenta des Menschen. Thieme, Stuttgart New York

Rushton DI (1978) Simplified classification of spontaneous abortions. J Med Genet 15:1–9

Rushton DI (1981) Examination of the products of conception from previable human pregnancies. J Clin Pathol 34:819–835

Rushton DI (1984a) Placenta as a reflection of maternal disease. In: Perrin EVDK (ed) Pathology of the placenta. Contemporary issues in surgical pathology, vol 5. Churchill Livingstone, New York

Rushton DI (1984b) The classification and mechanisms of spontaneous abortion. Perspect Pediatr Pathol 8:269–287

Rushton DI (1988) The value of pathological examination of spontaneously aborted products of conception. XVII International Congress of the International Academy of Pathology & 8th World Congress of Academic and Environmental Pathology, Dublin 1988. Abstract Nr 199

Russel P (1980) Inflammatory lesions of the human placenta. III: The histopathology of villitis of unknown aetiology. Placenta 1:227–244

Rutanen E-M, Koistinen R, Wahlström T, Sjöberg J, Stenman U-H, Seppälä M (1984) Placental protein 12 (PP12) in the human endometrium: tissue concentration in relation to histology and serum levels of PP12, progesterone and oestradiol. Br J Obstet Gynaecol 91:377–381

Rutanen E-M, Seppälä M, Pietilä R, Bohn H (1984) Placental protein 12 (PP12) factors affecting levels in late pregnancy. Placenta 5:243–348

Sander CH, Kinnane L, Sevens NG, Echt R (1986) Haemorrhagic endovasculitis of the placenta: a review with clinical correlation. Placenta 7:551–574

Sander J, Niehaus C (1983) Häufigkeit der Toxoplasmose-Erstinfektion bei Schwangeren. Dtsch Med Wochenschr 108:455–457

Sarrut S, Charlas J, Vodovar M (1983) Placenta et infection bactérienne. Arch Anat Cytol Pathol 31:117–127

Sato H (1965) Chromosome studies in abortuses. Lancet I:128

Sauerbrei EE, Pham DH (1986) Placental abruption and subchorionic hemorrhage in the first half of pregnancy: US appearance and the clinical outcome. Radiol 160:109–112

Schuhmann R, Wehler V (1971) Histologische Unterschiede an Plazentazotten innerhalb der materno-fetalen Strömungseinheit. Arch Gynäk 210:425–439

Schulze B, Schlesinger C, Miller K (1987) Chromosomal mosaicism confined to chorionic tissue. Prenat Diagn 7:451–453

Schwarz BE (1984) Habitual abortion. In: Aiman J (ed) Infertility. Diagnosis and management. Springer, New York Berlin Heidelberg Tokyo (Clinical perspectives in obstetrics and gynecology, pp 247–254)

Schwarz TF, Roggendorf M, Simader R (1987) Intrauteriner Fruchttod nach Erythema infectiosum. Dtsch Med Wochenschr 112:38–39

Schweppe K-W (1984) Morphologie und Klinik der Endometriose. Schattauer, Stuttgart, S 62

Seeliger HPR (1987) Listeriose – aktuell. Dtsch Med Wochenschr 112:359–361

Seeliger HPR, Emmerling P, Emmerling H (1968) Zur Verbreitung der Listeriose in Deutschland. Dtsch Med Wochenschr 93:2037–2043

Seibel MM (1988) Aneuploidy in reproductive technology. N Engl J Med 318:828–834

Seidel K (1979) Rheumatische Erkrankungen. In: Kyank H, Gülzow M (Hrsg) Erkrankungen während der Schwangerschaft, 3. Aufl. Thieme, Leipzig

Selevan SG, Lindbohm M-L, Hornung RW, Hemminki K (1985) A study of occupational exposure to antineoplastic drugs and fetal loss in nurses. N Engl J Med 313:1173–1178

Semm K (1988) Endometriose. In: Schneider HPG, Lauritzen C, Nieschlag E (Hrsg) Grundlagen und Klinik der menschlichen Fortpflanzung. De Gruyter, Berlin

Sever JL (1980) Infectious causes of human reproductive loss. In: Porter IH, Hook EB (eds) Human embryonic and fetal death. Academic Press, New York

Shanklin DR, Perrin EDKV (1984) Multiple gestation. In: Perrin EVDK (ed) Pathology of the placenta. Contemporary issues in surgical pathology, vol 5. Churchill Livingstone, New York

Sher G (1977) Pathogenesis and management of uterine inertia complicating abruptio placentae with consumption coagulopathy. Am J Obstet Gynecol 129:164–170

Siekmann U, Daschner F, Heilmann L (1985) Chorioamniale Infektionen nach diagnostischer Amniocentese im II. Trimenon. Z Geburtshilfe Perinatol 189:119–124

Sievers BU (1982) Wie bedeutsam können Befunde des Pathologen für den genetischen Berater sein? Verh Dtsch Ges Pathol 66:393–395

Silverman J, Kline J, Hutzler M, Stein Z, Warburton D (1985) Maternal employment and the chromosomal characteristics of spontaneous aborted conceptions. J Occup Med 27:427–438

Singh RP, Carr DH (1967) Anatomic findings in human abortions of known chromosomal constitution. Obstet Gynecol 29:806–818

Singhania L, Taluker G, Sharma A (1985) Chromosome factors in repeated fetal loss. J Indian Med Assoc 83:168–169

Soma H, Sayama S, Okudera K, Laka K, Takayama M (1985) Biological function of placental Protein PP5 on coagulation and fibrinolytic activities during placental separation. In: Bischof P, Klopper A (eds) Proteins of the placenta. Karger, Basel

Song H-ZH, Wu P, Wang Y, Yang X, Dong S (1988) Pregnancy outcomes after successful chemotherapy for choriocarcinoma and invasive mole: long-term follow up. Am J Obstet Gynecol 158:538–545

Steier JA, Bergsjoo P, Myking OL (1984) Human chorionic gonadotropin in maternal plasma after induced abortion, spontaneous abortion, and removed ectopic pregnancy. Obstet Gynecol 64:391–394

Steier JA, Sandvei R, Myking OL (1986) Human chorionic gonadotropin in early normal and pathologic pregnancy. Am J Obstet Gynecol 154:1091–1094

Stein Z, Kline J, Susser E, Shrout P, Warburton D, Susser M (1980) Maternal age and spontaneous abortion. In: Porter IH, Hook EB (eds) Human embryonic and fetal death. Academic Press, New York

Steinbrück P, Lachmann B (1979) Erkrankungen der Lunge. In: Kyank H, Gülzow M (Hrsg) Erkrankungen während der Schwangerschaft, 3. Aufl. Thieme, Leipzig

Stene J, Stene E, Mikkelsen M (1984) Risk for chromosomal abnormality at amniocentesis following a child with non-herited chromosome aberration. Prenat Diagn 4:81–95

Stiller AG, Skafish PR (1986) Placental chorioangioma: a rare cause of fetomaternal transfusion with maternal hemolysis and fetal distress. Obstet Gynecol 67:296–298

Stirrat GM (1983) Recurrent abortion – a review. Br J Obstet Gynaecol 90:881–883

Strauss F, Benirschke K, Driscoll SG (1967) Placenta. In: Uehlinger E (Hrsg) Handbuch der speziellen pathologischen Anatomie und Histologie, Bd VII/5. Springer, Berlin Heidelberg New York

Stray-Pedersen B, Eng J, Reikvam TM (1978) Uterine T-mycoplasma colonization in reproductive failure. Am J Obstet Gynecol 130:307–311

Strobino B, Pantel-Silverman J (1987) First-trimester vaginal bleeding and the loss of chromosomally normal and abnormal conceptions. Am J Obstet Gynecol 157:1150–1154

Strobino B, Kline J, Lai A, Stein Z, Susser M, Warburton D (1986) Vaginal spermicides and spontaneous abortion of known karyotype. Am J Epidemiol 123:431–443

Sutcliffe RG, Davies M, Hunter JB, Waters JJ, Parry JE (1982) The protein composition of the fibrinoid material at the human uteroplacental interface. Placenta 3:297–308

Sutherland HW, Pritchard CW (1987) Increased incidence of spontaneous abortion in pregnancies complicated by maternal diabetes mellitus. Am J Obstet Gynecol 156:135–138

Sweet RL, Schachter J, Landers DV (1983) Chlamydial infections in obstetrics and gynecology. Clin Obstet Gynecol 26:143–164

Szulman A, Phillipe E, Boué JG, Boué A (1981) Human triploidy: Association with partial hydatiform mole and nonmolar conceptuses. Hum Pathol 12:1016–1021

Szulman AE (1965) Chromosomal aberrations in spontaneous abortions. N Engl J Med 272:272

Szulman AE (1984) Complete and partial hydatiform moles. In: Perrin EVDK (ed) Pathology of the placenta. Contemporary issues in surgical pathology, vol 5. Churchill Livingstone, New York

Szulman AE (1987) Trophoblastic disease: complete and partial hydatiform moles. Verh Dtsch Ges Pathol 71:456

Szulman AE (1988) Timing of embryo/fetal death in spontaneous abortion. XVII International Congress of the International Academy of Pathology & 8th World Congress of Academic and Environmental Pathology, Dublin 1988. Abstract Nr 282

Taslami MM, Herrick CN (1986) Caffeine consumption during pregnancy and association with late spontaneous abortion. Am J Obstet Gynecol 155:1146–1147

Tavmergen E, Michelmann HW (1988) Polyploidien in der menschlichen In-vitro-Fertilisation. Fertilität 4:17–20

Teng NNH, Ballon SC (1984) Partial hydatiform mole with diploid karyotype: report of three cases. Am J Obstet Gynecol 150:961–964

Thalhammer O (1981) Toxoplasmose. Dtsch Med Wochenschr 106:1051–1053

Thiede HA, Salm SB (1964) Chromosome studies of human spontaneous abortions. Am J Obstet Gynecol 90:205

Thomson AM, Baron SL (1983) Perinatal mortality. In: Baron SL, Thomson AM (eds) Obstetrical epidemiology. Academic Press, London

Tobin JO, Jones DM, Fleck DG (1977) Aetiology, diagnosis, prevention and control of infections affecting pregnancy in humans. In: Coid CR (ed) Infections and pregnancy. Academic Press, London

Toder V, Blank M, Nebel L (1985) Cytotoxic T lymphocytes, interleukin-2 and trophoblast involvement. In: Toder V, Beer AE (eds) Immunology and immunopathology of reproduction. Karger, Basel (Contributions to gynecology and obstetrics, vol. 14)

Tommerup N, Vejerslev LO (1985) Identification of triploidy by DA/DAPI staining of trophoblastic cells. Placenta 6:363–367

Töndury G (1965) Ätiologische Faktoren bei menschlicher Mißbildung. Triangel 7:90–100

Töndury G, Smith DW (1966) Fetal rubella pathology. J Pediatr 68:867–879

Tóth A, Szepesi J, Szigetvári I, László J (1987) Direct chromosomal preparation for studying hydatiform moles. Placenta 8:587–590

Ulmer R, Rehder H, Trotnow S, Kniewald A, Kniewald T, Pfeiffer RA (1985) Triploid embryo after in vitro fertilisation. Arch Gynecol 237:101–107

Vanoli V, Fabio G, Bonara P, Eisera N, Pardi G, Acaja B, Smeraldi RS (1985) Histocompatibility in Italian couples with recurrent spontaneous abortions of unknown origin and with normal fertility. Tissue Antigens 26:227–233

Varma TR (1979) Ultrasound evidence of early pregnancy failure in patients with multiple conceptions. Br J Obstet Gynaecol 86:290–292

Verjaal M, Leschot NJ, Wolf H, Treffers PE (1987) Karyotypic differences between cells from placenta and other fetal tissues. Prenat Diagn 7:343–348

Vogel M (1968) Placentabefunde beim Abort. Virchows Arch [A] 346:212–223

Vogel M (1984) Pathologie der Schwangerschaft, der Plazenta und des Neugeborenen. In: Remmele W (Hrsg) Pathologie 3. Springer, Berlin Heidelberg New York Tokyo, S 509–574

Vogel M (1986) Histologische Entwicklungsstadien der Chorionzotten in der Embryonal- und der frühen Fetalperiode (5. bis 20. SSW). Pathologe 7:59–61

Vogel M, Kloos K (1975) Diabetes in der Schwangerschaft; neue morphologische Befunde an Plazenta und Fet. In: Dudenhausen JW, Saling E, Schmidt E (Hrsg) Perinatale Medizin, Bd 6. Thieme, Stuttgart, S 14

Voisin AG (1985) Levels and nature of immunoregulatory mechanisms in pregnancy. In: Toder V, Beer AE (eds) Immunology and immunopathology of reproduction. Karger, Basel (Contributions to gynecology and obstetrics, vol. 14)

Warburton D, Stein Z, Kline J, Susser M (1980) Chromosome abnormalities in spontaneous abortion: data from the New York City study. In: Porter IH, Hook EB (eds) Human embryonic and fetal death. Academic Press, New York

Warburton D, Kline J, Stein Z, Hutzler M, Chin A, Hassold T (1987) Does the karyotype of a spontaneous abortion predict the karyotype of a subsequent abortion? – Evidence from 273 women with two karyotyped spontaneous abortions. Am J Hum Genet 41:465–483

Warren CW, Gold J, Tyler CW jr, Smith JC, Paris AL (1980) Seasonal variation in spontaneous abortions. Am J Public Health 70:1297–1299

Wegmann TG (1985) Self-sterility, MHC polymorphism, and spontaneous abortion. In: Toder V, Beer AE (eds) Immunology and immunopathology of reproduction. Karger, Basel (Contributions to gynecology and obstetrics, vol. 14)

Weiss PAM, Hofmann H (1985) Diabetes und Schwangerschaft. In: Burghardt E (Hrsg) Spezielle Gynäkologie und Geburtshilfe mit Andrologie und Neonatologie. Springer, Wien

Wernicke K (1987) Mehrlingsschwangerschaften. In: Halberstadt E (Hrsg) Frühgeburt. Mehrlingsschwangerschaften. Klinik Frauenhlk Geburtsh, Bd 6. Urban & Schwarzenberg, München

Wheeler JM, Johnston BM, Malinak LR (1983) The relationship of endometriosis to spontaneous abortion. Fertil Steril 39:656–660

Wilcox AJ, Weinberg CR, O'Connor JR, Baird DD, Schlatterer JP, Canfield RE, Armstrong EG, Nisula BC (1988) Incidence of early loss of pregnancy. N Engl J Med 319:189–194

Wildführ G, Wilken H, Naumann G (1979) Infektionskrankheiten, intrauterine Infektionen und Impfungen. In: Kyank H, Gülzow M (Hrsg) Erkrankungen während der Schwangerschaft, 3. Aufl. Thieme, Leipzig

Witkin SS, David SS (1988) Effect of sperm antibodies on pregnancy outcome in a subfertile population. Am J Obstet Gynecol 158:59–61

Womack C, Elston CW (1985) Hydatiform mole in Nottingham: a 12-year retrospective epidemiological study. Placenta 6:93–106

Wong S, Gray E, Finlayson J, Johnson FWA (1985) Acute placentitis in spontaneous abortion caused by Chlamydia psittaci of sheep origin: a histological and ultrastructural study. J Clin Pathol 38:707–711

Woods DL, Edwards JNT, Sinclair-Smith CC (1986) Amniotic fluid infection syndrome and abruptio placentae. Pediatr Pathol 6:81–85

Wulf H (1963) Störungen der intrauterinen Atmung. Arch Gynäkol 198:40–50

Wynn RM (1975) Principles of placentation and early placental development. In: Gruenwald P (ed) The placenta and its maternal supply line. MTP, Lancaster

Ylä-Outinen A, Palander M, Heinonen PK (1987) Abruptio placentae – risk factors and outcome of the newborn. Eur J Obstet Gynecol Reprod Biol 25:23–28

Ziegenhausen DJ, Crombach G, Dieckmann M, Zehnter E, Wienand P, Baldamus CA (1988) Schwangerschaft unter Ciclosporin-Medikation nach Nierentransplantation. Dtsch Med Wochenschr 113:260–263

Ziegler R (1981) Hyper-, Hypoparathyreoidismus und Schwangerschaft. Akt Endokrin 2:46–52

Zinserling AV, Shastina GV, Melnikova VF (1986) Pathomorphologie von Placenta und fetalen Organen bei intrauterinen Mykoplasmeninfektionen. Zentralbl Allg Pathol 132:109–117

Zowislo B, Mallmann P, Krebs D (1988) Immunologische Diagnostik und Therapie beim habituellen Abort. Ber Gynäk Geburtsh 125:672

Sachverzeichnis

W. Doerr, G. Seifert (Hrsg.)

Spezielle pathologische Anatomie

Ein Lehr- und Nachschlagewerk

Begründet von W. Doerr, E. Uehlinger
Gesamtübersicht

1. Band: **G. Seifert, K. Häupl, H. Riedel**
Mundhöhle, Mundspeicheldrüsen, Tonsillen und Rachen.
Zähne und Zahnhalteapparate
1966. XV, 580 S. 406 Abb. Geb. DM 200,–
Subskriptionspreis: Geb. DM 160,–
ISBN 3-540-03666-0

2. Band: 1. Teil: **H. Chiari, M. Wanke**
Oesophagus, Magen
1971. XVII, 1077 S. 474 Abb. in 675 Einzeldarst.
Geb. DM 460,– Subskriptionspreis: Geb.
DM 368,– ISBN 3-540-05249-6

2. Teil: **H. F. Otto, G. Töndury, M. Wanke, H. Zeitlhofer**
Darm und Peritoneum. Hernien
1976. XX, 989 S. 393 z. T. farb. Abb. 139 Tab.
Geb. DM 530,– Subskriptionspreis: Geb.
DM 424,– ISBN 3-540-05308-5

3. Band: **H. U. Zollinger**
Niere und ableitende Harnwege
1966. XV, 1034 S. 738 z. T. farb. Abb. Geb.
DM 320,– Subskriptionspreis: Geb. DM 256,–
ISBN 3-540-03667-9

4. Band: **K. Köhn, B. Walthard, C. Froboese**
Nase und Nasennebenhöhlen.
Kehlkopf und Luftröhre.
Die Schilddrüse. Mediastinum
1969. XVIII, 655 S. 275 Abb. in 365 Einzeldarst.
Geb. DM 240,– Subskriptionspreis: Geb.
DM 192,– ISBN 3-540-04710-7

Springer-Verlag Berlin
Heidelberg New York London
Paris Tokyo Hong Kong

5. Band: **F. Henschen, B. Maegraith**
Grundzüge einer historischen und geographischen Pathologie. Pathological Anatomy of Mediterranean and Tropical Diseases
1966. XX, 586 S. (208 S. in Englisch). 186 Abb.
Geb. DM 180,– Subskriptionspreis: Geb.
DM 144,– ISBN 3-540-03668-7

6. Band: **V. Becker**
Bauchspeicheldrüse
Inselapparat ausgenommen
1973. X, 586 S. 296 Abb. in 379 Einzeldarst. Geb.
DM 320,– Subskriptionspreis: Geb. DM 256,–
ISBN 3-540-05859-1

7. Band:
Histopathologie der Haut
2., neubearb. u. erw. Aufl..

1. Teil: Dermatosen
Redigiert von U. W. Schnyder
1978. XXII, 562 S. 298 Abb. in 435 Einzeldarst.
17 Tab. Geb. DM 368,– Subskriptionspreis: Geb.
DM 294,– ISBN 3-540-08636-6

2. Teil: Stoffwechselkrankheiten und Tumoren
Redigiert von U. W. Schnyder
1979. XV, 513 S. 206 Abb., 1 Farbtafel, 16 Tab.
Geb. DM 368,– Subskriptionspreis: Geb.
DM 294,– ISBN 3-540-08957-8

9. Band: **W. Schätzle, J. Haubrich**
Pathologie des Ohres
1975. X, 258 S. 129 Abb. Geb. DM 145,–
Subskriptionspreis: Geb. DM 116,–
ISBN 3-540-07042-7

10. Band: **F. Bolck, G. Machnik**
Leber und Gallenwege
1978. XVIII, 1002 S. 346 z. T. farb. Abb., 69 Tab.
Geb. DM 570,– Subskriptionspreis: Geb.
DM 456,– ISBN 3-540-08304-9

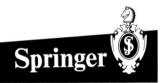

Springer

11. Band: **R. Bässler**

Pathologie der Brustdrüse

1978. XXX, 1134 S. 478 z. T. farb. Abb. 69 Tab.
Geb. DM 690,– Subskriptionspreis: Geb.
DM 552,– ISBN 3-540-08579-3

12. Band: **G. O. H. Naumann**

Pathologie des Auges

Unter Mitarbeit zahlreicher Fachwissenschaftler.
1980. XLIX, 994 S. 546 Abb. in 1003 Einzeldarst.,
davon 115 zweifarbige schematische Skizzen,
1 Farbtafel, 188 differentialdiagnostische Tab.
Geb. DM 780,– Subskriptionspreis: Geb.
DM 624,– ISBN 3-540-09209-9

13. Band:

1. Teil: **J. Cervós-Navarro, H. Schneider**

Pathologie des Nervensystems I

Durchblutungsstörungen und Gefäßerkrankungen des Zentralnervensystems

Redigiert von G. Ule
1980. XXI, 665 S. 263 Abb. in 374 Einzeldarst.,
4 Tab. Geb. DM 420,– Subskriptionspreis: Geb.
DM 336,– ISBN 3-540-09788-0

2. Teil: **H. Berlet, et al.**

Pathologie des Nervensystems II

Entwicklungsstörungen, chemische und physikalische Krankheitsursachen

Redigiert von G. Ule
1983. XX, 957 S. 281 Abb. in 522 Einzeldarst.
Geb. DM 860,– Subskriptionspreis: Geb.
DM 688,– ISBN 3-540-11536-6

3. Teil: **H. D. Mennel, H. Solcher**

Pathologie des Nervensystems III

Entzündliche Erkrankungen und Geschwülste

1988. XVIII, 562 S. 267 z. T. farb. Abb. in 454
Einzeldarst. Geb. DM 740,–. Subskriptionspreis:
Geb. DM 592,– ISBN 3-540-18912-2

Springer-Verlag Berlin
Heidelberg New York London
Paris Tokyo Hong Kong

14. Band: **E. Altenähr, et al.**

Pathologie der endokrinen Organe

Redigiert von G. Seifert
1981. XLIII, 1309 S. (In zwei Bänden, die nur
zusammen abgegeben werden). 669 Abb. in 886
Einzeldarst. Geb. DM 990,– Subskriptionspreis:
Geb. DM 792,– ISBN 3-540-10132-2

15. Band: **J. M. Schröder**

Pathologie der Muskulatur

1982. XXIII, 813 S. 190 Abb. in 582 Einzeldarst.
18 Farbtafeln, 1 Falttafel. Geb. DM 850,–
Subskriptionspreis: Geb. DM 680,–
ISBN 3-540-11069-0

16. Band: **S. Blümcke, et al.**

Pathologie der Lunge I/II

1983. XLVII, 1424 S. (In zwei Bänden, die nur
zusammen abgegeben werden). 609 Abb. in 920
Einzeldarst. Geb. DM 1.200,– Subskriptionspreis: Geb. DM 960,– ISBN 3-540-11538-2

17. Band: **H. F. Otto**

Pathologie des Thymus

1984. XI, 298 S. 116 Abb. in 247 Einzeldarst. und
3 Farbtafeln. Geb. DM 340,– Subskriptionspreis:
Geb. DM 272,– ISBN 3-540-12826-3

18. Band: **M. Aufdermaur et. al.**

Pathologie der Gelenke und Weichteiltumoren I/II

1984. L, 1541 S. (In 2 Bänden, die nur zusammen
abgegeben werden). 891 Abb. in 610 Einzeldarst.
Geb. DM 1250,–. Subskriptionspreis: Geb.
DM 1000,– ISBN 3-540-13136-1

19. Band: **W. Mohr**

Pathologie des Bandapparates. Sehnen, Sehnenscheiden, Faszien, Schleimbeutel

1987. XVIII, 446 S. 239 Abb. in 554 Einzeldarst.
Geb. DM 560,– Subskriptionspreis Geb.
DM 448,– ISBN 3-540-18089-3

(Der Subskriptionspreis gilt bei Verpflichtung
zur Abnahme aller Bände)

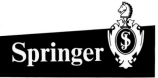